"十四五"职业教育国家规划教材

全国高等职业教育药品类专业
国家卫生健康委员会"十三五"规划教材

供中药制药技术、药品经营与管理、中药学、中草药栽培技术、
中药生产与加工、药品质量与安全、药学专业用

# 中药鉴定技术

### 第 **3** 版

主　编　李炳生　易东阳

副主编　陈效忠　李建民　杨成俊

编　者　（以姓氏笔画为序）

| | |
|---|---|
| 王亚林　宝鸡市食品药品检验检测中心 | 杨成俊　江苏省连云港中医药高等职业技术学校 |
| 闫志慧　重庆医药高等专科学校 | 张　翘　广东食品药品职业学院 |
| 李飞艳　湖南中医药高等专科学校 | 张　静　河北化工医药职业技术学院 |
| 李建民　北京卫生职业学院 | 陈效忠　黑龙江中医药大学佳木斯学院 |
| 李炳生　宝鸡职业技术学院 | 易东阳　重庆三峡医药高等专科学校 |
| 杨东方　山西药科职业学院 | 姚学文　南阳医学高等专科学校 |

人民卫生出版社

**图书在版编目（CIP）数据**

中药鉴定技术／李炳生,易东阳主编.—3版.—
北京：人民卫生出版社,2018
ISBN 978-7-117-25799-2

Ⅰ.①中…　Ⅱ.①李…②易…　Ⅲ.①中药鉴定学－
高等职业教育－教材　Ⅳ.①R282.5

中国版本图书馆CIP数据核字（2018）第182164号

| 人卫智网 | www.ipmph.com | 医学教育、学术、考试、健康,<br>购书智慧智能综合服务平台 |
| 人卫官网 | www.pmph.com | 人卫官方资讯发布平台 |

中药鉴定技术
第3版

主　　编：李炳生　易东阳
出版发行：人民卫生出版社（中继线010-59780011）
地　　址：北京市朝阳区潘家园南里19号
邮　　编：100021
E - mail：pmph @ pmph.com
购书热线：010-59787592　010-59787584　010-65264830
印　　刷：三河市君旺印务有限公司
经　　销：新华书店
开　　本：850×1168　1/16　印张：18　插页：4
字　　数：423千字
版　　次：2009年5月第1版　2018年11月第3版
　　　　　2024年11月第3版第13次印刷（总第24次印刷）
标准书号：ISBN 978-7-117-25799-2
定　　价：49.00元
打击盗版举报电话：010-59787491　E - mail：WQ @ pmph.com
（凡属印装质量问题请与本社市场营销中心联系退换）

# 全国高等职业教育药品类专业国家卫生健康委员会"十三五"规划教材出版说明

　　《国务院关于加快发展现代职业教育的决定》《高等职业教育创新发展行动计划（2015-2018年）》《教育部关于深化职业教育教学改革全面提高人才培养质量的若干意见》等一系列重要指导性文件相继出台，明确了职业教育的战略地位、发展方向。为全面贯彻国家教育方针，将现代职教发展理念融入教材建设全过程，人民卫生出版社组建了全国食品药品职业教育教材建设指导委员会。在该指导委员会的直接指导下，经过广泛调研论证，人民卫生出版社启动了全国高等职业教育药品类专业第三轮规划教材的修订出版工作。

　　本套规划教材首版于 2009 年，于 2013 年修订出版了第二轮规划教材，其中部分教材入选了"十二五"职业教育国家规划教材。本轮规划教材主要依据教育部颁布的《普通高等学校高等职业教育（专科）专业目录（2015 年）》及 2017 年增补专业，调整充实了教材品种，涵盖了药品类相关专业的主要课程。全套教材为国家卫生健康委员会"十三五"规划教材，是"十三五"时期人卫社重点教材建设项目。本轮教材继续秉承"五个对接"的职教理念，结合国内药学类专业高等职业教育教学发展趋势，科学合理推进规划教材体系改革，同步进行了数字资源建设，着力打造本领域首套融合教材。

　　本套教材重点突出如下特点：

　　1. 适应发展需求，体现高职特色　本套教材定位于高等职业教育药品类专业，教材的顶层设计既考虑行业创新驱动发展对技术技能型人才的需要，又充分考虑职业人才的全面发展和技术技能型人才的成长规律；既集合了我国职业教育快速发展的实践经验，又充分体现了现代高等职业教育的发展理念，突出高等职业教育特色。

　　2. 完善课程标准，兼顾接续培养　本套教材根据各专业对应从业岗位的任职标准优化课程标准，避免重要知识点的遗漏和不必要的交叉重复，以保证教学内容的设计与职业标准精准对接，学校的人才培养与企业的岗位需求精准对接。同时，本套教材顺应接续培养的需要，适当考虑建立各课程的衔接体系，以保证高等职业教育对口招收中职学生的需要和高职学生对口升学至应用型本科专业学习的衔接。

　　3. 推进产学结合，实现一体化教学　本套教材的内容编排以技能培养为目标，以技术应用为主线，使学生在逐步了解岗位工作实践，掌握工作技能的过程中获取相应的知识。为此，在编写队伍组建上，特别邀请了一大批具有丰富实践经验的行业专家参加编写工作，与从全国高职院校中遴选出的优秀师资共同合作，确保教材内容贴近一线工作岗位实际，促使一体化教学成为现实。

　　4. 注重素养教育，打造工匠精神　在全国"劳动光荣、技能宝贵"的氛围逐渐形成，"工匠精神"在各行各业广为倡导的形势下,医药卫生行业的从业人员更要有崇高的道德和职业素养。教材更加强调要充分体现对学生职业素养的培养,在适当的环节,特别是案例中要体现出药品从业人员的行为准则和道德规范,以及精益求精的工作态度。

5. 培养创新意识,提高创业能力 为有效地开展大学生创新创业教育,促进学生全面发展和全面成才,本套教材特别注意将创新创业教育融入专业课程中,帮助学生培养创新思维,提高创新能力、实践能力和解决复杂问题的能力,引导学生独立思考、客观判断,以积极的、锲而不舍的精神寻求解决问题的方案。

6. 对接岗位实际,确保课证融通 按照课程标准与职业标准融通,课程评价方式与职业技能鉴定方式融通,学历教育管理与职业资格管理融通的现代职业教育发展趋势,本套教材中的专业课程,充分考虑学生考取相关职业资格证书的需要,其内容和实训项目的选取尽量涵盖相关的考试内容,使其成为一本既是学历教育的教科书,又是职业岗位证书的培训教材,实现"双证书"培养。

7. 营造真实场景,活化教学模式 本套教材在继承保持人卫版职业教育教材栏目式编写模式的基础上,进行了进一步系统优化。例如,增加了"导学情景",借助真实工作情景开启知识内容的学习;"复习导图"以思维导图的模式,为学生梳理本章的知识脉络,帮助学生构建知识框架。进而提高教材的可读性,体现教材的职业教育属性,做到学以致用。

8. 全面"纸数"融合,促进多媒体共享 为了适应新的教学模式的需要,本套教材同步建设以纸质教材内容为核心的多样化的数字教学资源,从广度、深度上拓展纸质教材内容。通过在纸质教材中增加二维码的方式"无缝隙"地链接视频、动画、图片、PPT、音频、文档等富媒体资源,丰富纸质教材的表现形式,补充拓展性的知识内容,为多元化的人才培养提供更多的信息知识支撑。

本套教材的编写过程中,全体编者以高度负责、严谨认真的态度为教材的编写工作付出了诸多心血,各参编院校对编写工作的顺利开展给予了大力支持,从而使本套教材得以高质量如期出版,在此对有关单位和各位专家表示诚挚的感谢!教材出版后,各位教师、学生在使用过程中,如发现问题请反馈给我们( renweiyaoxue@ 163. com),以便及时更正和修订完善。

人民卫生出版社

2018 年 3 月

# 全国高等职业教育药品类专业国家卫生健康委员会
## "十三五"规划教材
### 教材目录

| 序号 | 教材名称 | 主编 | 适用专业 |
|---|---|---|---|
| 1 | 人体解剖生理学(第3版) | 贺 伟　吴金英 | 药学类、药品制造类、食品药品管理类、食品工业类 |
| 2 | 基础化学(第3版) | 傅春华　黄月君 | 药学类、药品制造类、食品药品管理类、食品工业类 |
| 3 | 无机化学(第3版) | 牛秀明　林 珍 | 药学类、药品制造类、食品药品管理类、食品工业类 |
| 4 | 分析化学(第3版) | 李维斌　陈哲洪 | 药学类、药品制造类、食品药品管理类、医学技术类、生物技术类 |
| 5 | 仪器分析 | 任玉红　闫冬良 | 药学类、药品制造类、食品药品管理类、食品工业类 |
| 6 | 有机化学(第3版)* | 刘 斌　卫月琴 | 药学类、药品制造类、食品药品管理类、食品工业类 |
| 7 | 生物化学(第3版) | 李清秀 | 药学类、药品制造类、食品药品管理类、食品工业类 |
| 8 | 微生物与免疫学* | 凌庆枝　魏仲香 | 药学类、药品制造类、食品药品管理类、食品工业类 |
| 9 | 药事管理与法规(第3版) | 万仁甫 | 药学类、药品经营与管理、中药学、药品生产技术、药品质量与安全、食品药品监督管理 |
| 10 | 公共关系基础(第3版) | 秦东华　惠 春 | 药学类、药品制造类、食品药品管理类、食品工业类 |
| 11 | 医药数理统计(第3版) | 侯丽英 | 药学、药物制剂技术、化学制药技术、中药制药技术、生物制药技术、药品经营与管理、药品服务与管理 |
| 12 | 药学英语 | 林速容　赵 旦 | 药学、药物制剂技术、化学制药技术、中药制药技术、生物制药技术、药品经营与管理、药品服务与管理 |
| 13 | 医药应用文写作(第3版) | 张月亮 | 药学、药物制剂技术、化学制药技术、中药制药技术、生物制药技术、药品经营与管理、药品服务与管理 |

| 序号 | 教材名称 | 主编 | 适用专业 |
|---|---|---|---|
| 14 | 医药信息检索(第3版) | 陈燕 李现红 | 药学、药物制剂技术、化学制药技术、中药制药技术、生物制药技术、药品经营与管理、药品服务与管理 |
| 15 | 药理学(第3版) | 罗跃娥 樊一桥 | 药学、药物制剂技术、化学制药技术、中药制药技术、生物制药技术、药品经营与管理、药品服务与管理 |
| 16 | 药物化学(第3版) | 葛淑兰 张彦文 | 药学、药品经营与管理、药品服务与管理、药物制剂技术、化学制药技术 |
| 17 | 药剂学(第3版)* | 李忠文 | 药学、药品经营与管理、药品服务与管理、药品质量与安全 |
| 18 | 药物分析(第3版) | 孙莹 刘燕 | 药学、药品质量与安全、药品经营与管理、药品生产技术 |
| 19 | 天然药物学(第3版) | 沈力 张辛 | 药学、药物制剂技术、化学制药技术、生物制药技术、药品经营与管理 |
| 20 | 天然药物化学(第3版) | 吴剑峰 | 药学、药物制剂技术、化学制药技术、生物制药技术、中药制药技术 |
| 21 | 医院药学概要(第3版) | 张明淑 于倩 | 药学、药品经营与管理、药品服务与管理 |
| 22 | 中医药学概论(第3版) | 周少林 吴立明 | 药学、药物制剂技术、化学制药技术、中药制药技术、生物制药技术、药品经营与管理、药品服务与管理 |
| 23 | 药品营销心理学(第3版) | 丛媛 | 药学、药品经营与管理 |
| 24 | 基础会计(第3版) | 周凤莲 | 药品经营与管理、药品服务与管理 |
| 25 | 临床医学概要(第3版)* | 曾华 | 药学、药品经营与管理 |
| 26 | 药品市场营销学(第3版)* | 张丽 | 药学、药品经营与管理、中药学、药物制剂技术、化学制药技术、生物制药技术、中药制药技术、药品服务与管理 |
| 27 | 临床药物治疗学(第3版)* | 曹红 | 药学、药品经营与管理、药品服务与管理 |
| 28 | 医药企业管理 | 戴宇 徐茂红 | 药品经营与管理、药学、药品服务与管理 |
| 29 | 药品储存与养护(第3版) | 徐世义 宫淑秋 | 药品经营与管理、药学、中药学、药品生产技术 |
| 30 | 药品经营管理法律实务(第3版)* | 李朝霞 | 药品经营与管理、药品服务与管理 |
| 31 | 医学基础(第3版) | 孙志军 李宏伟 | 药学、药物制剂技术、生物制药技术、化学制药技术、中药制药技术 |
| 32 | 药学服务实务(第2版) | 秦红兵 陈俊荣 | 药学、中药学、药品经营与管理、药品服务与管理 |

| 序号 | 教材名称 | 主编 | | 适用专业 |
|---|---|---|---|---|
| 33 | 药品生产质量管理（第3版）* | 李 洪 | | 药物制剂技术、化学制药技术、中药制药技术、生物制药技术、药品生产技术 |
| 34 | 安全生产知识（第3版） | 张之东 | | 药物制剂技术、化学制药技术、中药制药技术、生物制药技术、药学 |
| 35 | 实用药物学基础（第3版） | 丁 丰 | 张 庆 | 药学、药物制剂技术、生物制药技术、化学制药技术 |
| 36 | 药物制剂技术（第3版）* | 张健泓 | | 药学、药物制剂技术、化学制药技术、生物制药技术 |
| | 药物制剂综合实训教程 | 胡 英 | 张健泓 | 药学、药物制剂技术、药品生产技术 |
| 37 | 药物检测技术（第3版） | 甄会贤 | | 药品质量与安全、药物制剂技术、化学制药技术、药学 |
| 38 | 药物制剂设备（第3版） | 王 泽 | | 药品生产技术、药物制剂技术、制药设备应用技术、中药生产与加工 |
| 39 | 药物制剂辅料与包装材料（第3版）* | 张亚红 | | 药物制剂技术、化学制药技术、中药制药技术、生物制药技术、药学 |
| 40 | 化工制图（第3版） | 孙安荣 | | 化学制药技术、生物制药技术、中药制药技术、药物制剂技术、药品生产技术、食品加工技术、化工生物技术、制药设备应用技术、医疗设备应用技术 |
| 41 | 药物分离与纯化技术（第3版） | 马 娟 | | 化学制药技术、药学、生物制药技术 |
| 42 | 药品生物检定技术（第2版） | 杨元娟 | | 药学、生物制药技术、药物制剂技术、药品质量与安全、药品生物技术 |
| 43 | 生物药物检测技术（第2版） | 兰作平 | | 生物制药技术、药品质量与安全 |
| 44 | 生物制药设备（第3版）* | 罗合春 | 贺 峰 | 生物制药技术 |
| 45 | 中医基本理论（第3版）* | 叶玉枝 | | 中药制药技术、中药学、中药生产与加工、中医养生保健、中医康复技术 |
| 46 | 实用中药（第3版） | 马维平 | 徐智斌 | 中药制药技术、中药学、中药生产与加工 |
| 47 | 方剂与中成药（第3版） | 李建民 | 马 波 | 中药制药技术、中药学、药品生产技术、药品经营与管理、药品服务与管理 |
| 48 | 中药鉴定技术（第3版）* | 李炳生 | 易东阳 | 中药制药技术、药品经营与管理、中药学、中草药栽培技术、中药生产与加工、药品质量与安全、药学 |
| 49 | 药用植物识别技术 | 宋新丽 | 彭学著 | 中药制药技术、中药学、中草药栽培技术、中药生产与加工 |

| 序号 | 教材名称 | 主编 | 适用专业 |
|---|---|---|---|
| 50 | 中药药理学(第3版) | 袁先雄 | 药学、中药学、药品生产技术、药品经营与管理、药品服务与管理 |
| 51 | 中药化学实用技术(第3版)* | 杨 红　郭素华 | 中药制药技术、中药学、中草药栽培技术、中药生产与加工 |
| 52 | 中药炮制技术(第3版) | 张中社　龙全江 | 中药制药技术、中药学、中药生产与加工 |
| 53 | 中药制药设备(第3版) | 魏增余 | 中药制药技术、中药学、药品生产技术、制药设备应用技术 |
| 54 | 中药制剂技术(第3版) | 汪小根　刘德军 | 中药制药技术、中药学、中药生产与加工、药品质量与安全 |
| 55 | 中药制剂检测技术(第3版) | 田友清　张钦德 | 中药制药技术、中药学、药学、药品生产技术、药品质量与安全 |
| 56 | 药品生产技术 | 李丽娟 | 药品生产技术、化学制药技术、生物制药技术、药品质量与安全 |
| 57 | 中药生产与加工 | 庄义修　付绍智 | 药学、药品生产技术、药品质量与安全、中药学、中药生产与加工 |

说明：* 为"十二五"职业教育国家规划教材。全套教材均配有数字资源。

# 全国食品药品职业教育教材建设指导委员会
## 成员名单

主 任 委 员：姚文兵　中国药科大学

副主任委员：刘　斌　天津职业大学　　　　　　马　波　安徽中医药高等专科学校

冯连贵　重庆医药高等专科学校　　　　袁　龙　江苏省徐州医药高等职业学校

张彦文　天津医学高等专科学校　　　　缪立德　长江职业学院

陶书中　江苏食品药品职业技术学院　　张伟群　安庆医药高等专科学校

许莉勇　浙江医药高等专科学校　　　　罗晓清　苏州卫生职业技术学院

昝雪峰　楚雄医药高等专科学校　　　　葛淑兰　山东医学高等专科学校

陈国忠　江苏医药职业学院　　　　　　孙勇民　天津现代职业技术学院

委　　　员（以姓氏笔画为序）：

于文国　河北化工医药职业技术学院　　杨元娟　重庆医药高等专科学校

王　宁　江苏医药职业学院　　　　　　杨先振　楚雄医药高等专科学校

王玮瑛　黑龙江护理高等专科学校　　　邹浩军　无锡卫生高等职业技术学校

王明军　厦门医学高等专科学校　　　　张　庆　济南护理职业学院

王峥业　江苏省徐州医药高等职业学校　张　建　天津生物工程职业技术学院

王瑞兰　广东食品药品职业学院　　　　张　铎　河北化工医药职业技术学院

牛红云　黑龙江农垦职业学院　　　　　张志琴　楚雄医药高等专科学校

毛小明　安庆医药高等专科学校　　　　张佳佳　浙江医药高等专科学校

边　江　中国医学装备协会康复医学装　张健泓　广东食品药品职业学院

　　　　备技术专业委员会　　　　　　张海涛　辽宁农业职业技术学院

师邱毅　浙江医药高等专科学校　　　　陈芳梅　广西卫生职业技术学院

吕　平　天津职业大学　　　　　　　　陈海洋　湖南环境生物职业技术学院

朱照静　重庆医药高等专科学校　　　　罗兴洪　先声药业集团

刘　燕　肇庆医学高等专科学校　　　　罗跃娥　天津医学高等专科学校

刘玉兵　黑龙江农业经济职业学院　　　邴枝花　安徽医学高等专科学校

刘德军　江苏省连云港中医药高等职业　金浩宇　广东食品药品职业学院

　　　　技术学校　　　　　　　　　　周双林　浙江医药高等专科学校

孙　莹　长春医学高等专科学校　　　　郝晶晶　北京卫生职业学院

严　振　广东省药品监督管理局　　　　胡雪琴　重庆医药高等专科学校

李　霞　天津职业大学　　　　　　　　段如春　楚雄医药高等专科学校

李群力　金华职业技术学院　　　　　　袁加程　江苏食品药品职业技术学院

莫国民　上海健康医学院

晨　阳　江苏医药职业学院

顾立众　江苏食品药品职业技术学院

葛　虹　广东食品药品职业学院

倪　峰　福建卫生职业技术学院

蒋长顺　安徽医学高等专科学校

徐一新　上海健康医学院

景维斌　江苏省徐州医药高等职业学校

黄丽萍　安徽中医药高等专科学校

潘志恒　天津现代职业技术学院

黄美娥　湖南食品药品职业学院

# 前　言

为了适应全国高等职业技术教育的迅速发展,在人民卫生出版社的组织下,对《中药鉴定技术》第2版教材进行了修订。

充分考虑到高职高专教育的特点,本次教材修订结合了近几年来我国医药市场发展变化,征求了同行专家的意见并组织行业专家参与教材编写工作,使教材更加突出高等职业教育以"市场需求""岗位需求"为导向的特色。教材内容的编写,遵循"实用为主、够用为度、突出针对性"的编写原则,在理论与实践兼顾的基础上,重点强调学生对中药鉴定技能的掌握与应用,着重培养学生的职业能力与职业素质。

本次修订有以下特点:

1. 结合市场变化,丰富教材内容。近几年,由于中药资源紧张,价格上涨,不法药商制假手段不断翻新,其染色、掺假、增重、硫黄熏制等现象时有发生。中药的染色、增重、熏制多为化工原料,会对人体健康造成严重危害。本教材编写时联合同行专家,结合市场变化,注重制假新动态,着力介绍快速、简便、实用、准确的检测方法。

2. 编写体例新颖,突出职业特色。教材增设了"导学情景""专家教你辨真伪""专家教你识优劣""实例解析"等栏目,其构思巧妙,语言简练,大多来自长期工作及实践的经验总结,实用性及可操作性强。

3. 制作数字教学资源,以适应现代化教学需要。教材中的微课及PPT制作独特,采用了大量植物图、药材图及显微图,图文结合,易学易懂,知识性、趣味性相结合,让学生听了就能懂,看了就能会,学了就能用。

全书共十三章。编写分工为:李建民第一章中药鉴定的基础知识;李炳生第二章中药鉴定的基本方法;王亚林第三章中药鉴定的基本操作;杨东方第四章根及根茎类中药;姚学文第五章茎木类中药,第十一章藻、菌、树脂及其他类中药;张静第六章皮类中药;李飞艳第七章叶类中药;陈效忠第八章花类中药;易东阳第九章果实及种子类中药;杨成俊第十章全草类中药;张翘第十二章动物类中药;闫志慧第十三章矿物类中药。

在编写过程中,得到编者所在学校的大力支持,参考了部分教材及有关中药著作,在此表示感谢!

鉴于编者水平有限,加之时间仓促,难免有不足和错误之处,敬请各位专家、同行批评指正!

编者

2018年3月

# 目　录

# 第五章　茎木类中药　　　　　　　　　　91

# 第十章　全草类中药　　　　　177

# 第一章

---

# 中药鉴定的基础知识

## 导学情景 ∨

情景描述：

　　同学们：大家好！ 新的一学期开始了，很高兴我们又聚到了一起，大家都在积极准备新学期的学习用品及书籍，你准备好了没有？

学前导语：

　　展现在同学们面前这本崭新的课本，它是集全国 11 所职业技术院校的老师及专门从事药检工作的技术人员，历时近一年时间，倾其教学经验与实践经验撰写而成。 当你打开这崭新的课本，淡淡的墨香会迎面而来，你若拥有这本书，等于你手中持有了一把"金钥匙"，它将带领你走进医药学宝库的大门，让你了解祖国传统医药学的奥秘，掌握中药鉴定的方法和技巧，它还会教你怎样练就一双识别中药材的"慧眼"！ 本节课，让我们一起进入中药鉴定基础知识的学习。

## 第一节　中药鉴定技术的定义与任务

扫一扫知
重点

### 一、中药鉴定技术的定义

中药鉴定技术是指依据国家药品标准及有关资料，对中药的真实性、纯度、品质优良度进行检定的基础知识、经验及其实践应用能力。

### 二、中药鉴定技术的任务

（一）鉴定中药品种的真伪

中药真伪鉴定是指对中药品种的鉴定，是中药鉴定技术的首要任务。

《药品管理法》第三十二条规定："药品必须符合国家药品标准。"凡是符合国家药品标准规定的品种均为真品（正品）。凡是不符合国家药品标准规定的品种以及以非药品冒充药品或以他种药材冒充正品的均为伪品。

我国幅员辽阔，中药种类繁多。中医药发展的历史悠久，由于历代本草受到地域性影响，各地区用药名称和使用习惯不尽相同，类同品、代用品和民间用药等因素，中药"同名异物"与"同物异名"

的品种混乱现象普遍存在,直接影响到中药质量及临床用药的有效性和安全性。例如商品中药白头翁多达 20 种以上,分属于毛茛科、蔷薇科、石竹科、菊科、唇形科、玄参科等不同的植物来源,而正品白头翁只有一种,为毛茛科植物白头翁 *Pulsatilla chinensis*（Bge.）Regel 的根。其他如山慈菇、透骨草、王不留行、鸡血藤、金钱草、石斛的"同名异物"也很多。另外,中药"同物异名"现象也有不少,例如玄参科植物阴行草 *Siphonostegia chinensis* Benth,在北方主要作刘寄奴使用,而在南方则作土茵陈或铃茵陈使用。

近年来,在中草药种植中,药农误种误收情况时有发生。例如,在西北、华北地区,常有药农将华北大黄、河套大黄当成正品大黄种植,导致药农损失严重。也偶有药农将大叶柴胡误认为柴胡种植,造成临床中毒事件发生。

特别是因中药资源短缺、价格上涨,不法药商造假情况时有发生,如塑料羚羊角、机制冬虫夏草,以及伪品牛黄、鹿茸、金钱白花蛇等。伪品的出现,造成临床用药安全隐患,严重危害到人民的身体健康。

### （二）鉴定中药质量的优劣

鉴定中药质量优劣是保证其有效性的关键,是中药鉴定的基本任务。中药的品种明确后,必须注意检查其质量,如果中药品种使用正确,但质量不符合标准要求,同样不能入药。

中药质量的优劣受很多因素影响,主要有:

1. 品种是影响中药质量至关重要的因素。中药存在一药多基原的情况,《中华人民共和国药典》(以下简称《中国药典》)收载的常用中药不少来源于同属 2~5 个,甚至 6 个品种,如柴胡、大黄、甘草、龙胆、秦艽、川贝母、石决明等,有的来源于不同科的数种动、植物品种,其化学成分存在差异,造成中药质量控制困难,临床疗效参差不齐。

2. 中药的规范化栽培与中药质量关系密切,是中药质量的源头。部分药农为了追求高产,乱施化肥,造成质量明显下降。另外,中药栽培品中农药残留量和重金属含量超标问题,影响了药材的安全性和有效性,也妨碍了中药进入国际市场。

3. 药材产地不同,其质量优劣也不同。如山东所产的金银花 *Lonicera japonica* Thunb. 中抗菌消炎的有效成分绿原酸含量高达 5.87%,明显高于其他产区。

4. 中药的生长年限、采收季节、采收时间不同,其所含的化学成分也有差异,影响其质量。

5. 中药产地加工与干燥方法不当,也可造成中药质量下降。

6. 在中药的运输、贮藏过程中,霉变、虫蛀等现象的发生,也可造成中药质量下降。

7. 人为掺入异物或混入非药用部位,如羚羊角、天麻药材中夹铁钉、铅粒;冬虫夏草中插铁丝、竹签等,严重影响了其质量。

特别是近些年来,随着中药制药工业的发展,市场对中药材和中药饮片的需求日益增加,药材价格上涨。在经济利益的驱使下,医药市场还出现了仅凭肉眼不易察别的、性质更加恶劣的造假制劣方式。

新的三大造假制劣方式如下:

**1. 化学物质增重掺假**　在炮山甲、天麻片、桔梗片、猪苓片、小通草、白鲜皮中掺入硫酸镁、明矾等,在山药、菊花、金银花等药材中掺入滑石粉、石英粉等。

**2. 药渣复用**　将药厂提取有效成分后的黄柏、黄芩、延胡索等用"金胺O"染色后出售。在连翘、桔梗、川贝母、五味子、益母草等药材中也发现过此类情况。

**3. 染色造假制劣**　如在牛黄中掺入用金胺O、金橙Ⅱ等染料混合染色后的碳酸钙、硅酸盐粉末,将果实尚未成熟、提前采收的五味子用赤鲜红、酸性红73染成成熟果实,用染料铁红将其他植物的根染色后冒充丹参等。

这三种新的造假制劣方式,严重危害了人民的身体健康,不仅达不到治疗效果,贻误治疗,甚至加重病情。其金胺O、金橙Ⅱ、孔雀石绿等化工染料属于接触性致癌物,在国内外早已禁用。

中药鉴定技术的任务还有:继承我国医药学遗产,考证和整理中药品种;研究和制定科学规范的中药质量标准;扩大开发中药资源等。

**点滴积累** ╲╱ ┈┈┈┈┈┈┈┈┈┈┈┈┈┈┈┈┈┈┈┈┈┈┈┈┈┈┈┈┈

1. 中药鉴定技术是指依据国家药品标准及有关资料,对中药的真实性、纯度、品质优良度进行检定的基础知识、经验及其实践应用能力。
2. 中药鉴定技术的主要任务是鉴定中药品种的真伪、鉴定中药质量的优劣。

# 第二节　中药的分类与拉丁名

## 一、中药的分类

中药的种类繁多,为了便于学习、研究和应用,必须按一定的规律进行分类。例如,《神农本草经》将中药按功能和毒性大小分为上、中、下三品,《本草纲目》将中药按自然属性分类。

现代中药的分类,根据不同的需要,分类方法较多,主要有以下几种:

**1. 按中药功能分类**　如解表药、清热药、补益药、泻下药等。

**2. 按药用部位分类**　先将中药分为植物药、动物药和矿物药,植物药再按不同的药用部位分为根及根茎类中药、茎木类中药、皮类中药、叶类中药、花类中药、果实种子类中药和全草类中药等。

**3. 按有效成分分类**　如含苷类的中药、含生物碱的中药、含挥发油的中药等。

**4. 按自然系统分类**　根据中药的原植(动)物在分类学上的位置和亲缘关系,按门、纲、目、科、属和种分类排列。

以上各种分类方法各有优缺点。从培养目标和教学的要求出发,本教材采用按药用部位分类的方法,便于学生学习掌握中药的性状和显微特征及其鉴定方法。

## 二、中药的拉丁名

中药的拉丁名是国际上通用的名称,有利于国际间的交流与合作研究。

中药的拉丁名一般由两部分组成,包括前面的药名(用第二格)和后面的药用部位名(用第一格）。药名为原植（动）物的属名、或种名、或属名和种名。中药拉丁名中的名词和形容词的第一个字母均需大写，连词和前置词一般小写。如黄连 Coptidis Rhizoma、人参 Ginseng Radix et Rhizoma、五味子 Schisandrae Chinensis Fructus、大黄 Rhei Radix et Rhizoma 等。少数中药的拉丁名不加药用部位，直接以属名或种名，或俗名命名，这是遵循习惯用法。有些是国际通用名称，如茯苓 Poria、麝香 Moschus、芦荟 Aloe、蛤蚧 Gecko、蜂蜜 Mel、全蝎 Scorpio 等。

矿物类中药的拉丁名，一般采用原矿物拉丁名，如雄黄 Realgar、朱砂 Cinnabaris 等。

对于中药（生药）拉丁名的命名，国际上还没有统一规定，以往历版《中国药典》和有关教科书中，中药的拉丁名均是药用部位的词排在最前面。根据目前国际通用的表示方法，《中国药典》从2010 年版起，将药用部位排在药名的后面。

**点滴积累**

1. 现代中药分类方法主要有按功能、药用部位、有效成分、自然系统分类。
2. 中药的拉丁名一般由前面的药名（用第二格）和后面的药用部位名（用第一格）两部分组成。

# 第三节 我国中药材的主要产区与资源保护

## 一、我国中药材的主要产区

道地药材也称地道药材，是指传统中药材中具有特定种质、特定产区、特定的生产技术或加工方法的中药材。道地药材与其他地区的同种中药材相比，品质和疗效更好，质量稳定，具有较高知名度。

我国中药材主要产区

按照我国地形地貌的自然特点和民族医药体系的中心来划分道地药材产区的方法，可将我国划分为 10 个中药材产区，现介绍如下。

1. **关药产区** 是指东北地区的道地药材产区。如人参、鹿茸、五味子被誉为"东北三宝"，另有细辛、防风、龙胆、平贝母、升麻、桔梗、牛蒡子、鹿角、哈蟆油等。

2. **北药产区** 指河北、山东、山西等省和内蒙古自治区中部和东部地区为主的道地药材产区。如山西的潞党参、黄芪；山东的阿胶，济南的济银花；河北的知母、酸枣仁、连翘；内蒙古的麻黄、甘草等。另有柴胡、山楂、板蓝根、黄芩、小茴香、全蝎、土鳖虫、滑石、赭石等。

3. **怀药产区** 指以河南省为主的道地药材产区。如怀地黄、怀牛膝、怀山药、怀菊花被誉为"四大怀药"，另有天花粉、瓜蒌、辛夷、红花、金银花、山茱萸、全蝎等。近年来，密县金银花种植影响较大，习称为"密银花"。

4. **浙药产区** 是指以浙江省及沿海大陆架为主的道地药材产区。狭义的浙药是指以"浙八味"为代表的浙江道地药材，即浙贝母、白术、延胡索、山茱萸、玄参、杭白芍、杭菊花、杭麦冬与温郁金。另有温厚朴、杭白芷、莪术、乌梢蛇、蜈蚣等。

5. **南药产区** 指湘、鄂、苏、皖、闽、赣、台等区域的道地药材产区。如湖南的茯苓、白术;湖北的厚朴、麦冬;江苏的薄荷、半夏、茅苍术;安徽的菊花、白芍、太子参;福建的泽泻、乌梅;江西的枳实、枳壳、金钱白花蛇等。另有南沙参、牡丹皮、黄精、玉竹、石斛、木瓜、艾叶、龟甲、鳖甲、蕲蛇等。也有资料将淮河流域以及长江中下游地区(鄂、皖、苏三省)的道地药材产区另称为"淮药产区"。

6. **川药产区** 是指以四川、重庆为主的道地药材产区。如川贝母、川芎、黄连、附子、川乌、丹参、干姜、郁金、姜黄、白芷、半夏、天麻、川牛膝、川楝子、花椒、黄柏、厚朴、金钱草、青蒿、五倍子、冬虫夏草、麝香等。

7. **云药产区** 是指以云南省为主的道地药材产区。如三七、云黄连,云木香、重楼、茯苓、诃子、草果、儿茶等。

8. **贵药产区** 是指以贵州省为主的道地药材产区。如天冬、天麻、黄精、白及、杜仲、吴茱萸、五倍子、朱砂等。

9. **广药产区** 指以广东、广西和海南为主的道地药材产区。如槟榔、砂仁、巴戟天、益智仁被誉为"四大南药"。另有广藿香、广防己、广金钱草、石斛、肉桂、穿心莲、高良姜、泽泻、蛇床子、枳实、枳壳、罗汉果、陈皮、蕲蛇、金钱白花蛇、海龙、海马等。

10. **西药产区** 是指以"丝绸之路"的起点西安以西的广大地区,包括陕、甘、宁、青、新及内蒙古西部为主的道地药材产区。如陕西的天麻、柴胡、丹参、秦艽、酸枣仁、沙苑子;甘肃的当归、黄芪、大黄、党参;宁夏的枸杞;青海的麝香、冬虫夏草、马鹿茸、肉苁蓉等;新疆的甘草、紫草、麻黄、大黄、马鹿茸、肉苁蓉等;内蒙古的甘草、麻黄、黄芪、肉苁蓉、锁阳等。近年来,甘肃渭源县党参种植(习称为"白条党")影响较大。

另外,产于我国少数民族地区的天然药物,如产于内蒙古自治区者习称为"蒙药",产于西藏自治区者称为"藏药",产于新疆维吾尔自治区者称为"维药"等,这些民族药物中的绝大部分也可作为中药使用,它们丰富了中药资源与中药品种。近年来,随着海洋药物的开发利用,我们把海洋药物又称为"海药",具有广阔的开发前景。

在我国中药产区中,四川省所产的中药材最多,居全国第一位,约500余种;浙江、河南两省均产400余种,居全国第二、三位。

▶ **课堂活动**

1. 请说出我国中药材产量最多的三个省。

2. 说说自己家乡有哪些道地药材?

## 二、中药材资源的保护与可持续利用

### (一) 我国的中药资源

中药资源包括植物药资源、动物药资源和矿物药资源。广义的中药资源,还包括栽培和饲养的药用植物和动物以及利用生物技术繁殖的生物个体和活性物质。我国幅员辽阔,地形复杂,气候条件多种多样,蕴藏着极其丰富的天然药物资源。20 世纪 80 年代完成的第三次全国中药资源普查表明:我国现有中药资源达 12807 种(含种下分类单位),其中药用植物 11146 种,约占全部种类的 87%;药用动物 1581 种,占 12%;药用矿物 80 种,不足 1%。中药资源种类最多的三省区是云南(5050 种)、广西(4590 种)、四川(4354 种)。

2011 年 11 月,国家中医药管理局启动了第四次全国中药资源普查试点工作,截至 2017 年 12 月,全国中药资源普查信息管理系统已汇总到 1.3 万多种野生药用资源、736 种栽培药材、1888 种市场流通药材的种类和分布信息,可估算出《中国药典》收载的 563 种药材的蕴藏量,并发现了 54 个新物种,为我国生物多样性增添了新成员。同时,基本建立了中药资源动态监测体系和种子种苗繁育体系。

国家中医药管理局宣布,2018 年已全面启动第四次全国中药资源普查工作,这对中药材资源保护、发展壮大中药产业有意义重大。

(二)中药资源的保护与可持续利用

**1. 中药资源保护的意义** 随着国民经济的迅速发展和人口的急剧增长,中药需求量日益增长,长期以来由于对合理开发利用中药资源的认识不足,以致在全国范围内不同程度地出现对中药资源的过度采挖或捕猎,加之环境质量下降减弱了中药资源再生,造成了中药资源下降和枯竭,许多种类趋于衰退或濒于灭绝。以麝香资源为例,我国在 20 世纪 60 年代时估计有野生麝 250 万头左右,年产麝香 2000kg 上下;至 20 世纪 80 年代中期,由于过量捕猎,麝资源量已降至 60 万头以下,麝香产量下降到 500kg 左右;20 世纪 90 年代初全国野生麝较乐观的估计数量是 20 万~30 万头,仅相当于 20 世纪 60 年代的 10%;1995 年的调查表明,我国麝的数量仅有 10 万余头,相当于 20 世纪 60 年代的 4%,资源已临枯竭。

为从根本上扭转我国麝资源危机的严峻形势,经国务院批准,国家林业局于 2003 年 2 月将麝属所有种由国家二级保护野生动物调整为国家一级保护野生动物,以全面加强麝资源保护,并要求全面禁止猎捕麝和收购麝香的行为,中药生产所需天然麝香全部从现有库存或人工繁殖所获天然麝香中解决。其他如野生人参、厚朴、杜仲、黄柏、麻黄、肉苁蓉、阿魏、冬虫夏草、蛤蚧、豹、象、熊等资源的破坏也十分严重。因此,必须对中药资源进行保护,以达到中药资源的可持续利用。

**2. 中药资源的保护对象** 为保护和合理利用野生药材资源,适应人民医疗保健事业的需要,国务院于 1987 年颁布了《野生药材资源保护管理条例》,将国家重点保护的野生药材物种分为三级,共计野生药材物种 76 种,药材 42 种。一级保护药材物种,禁止采猎,二级和三级保护野生药材物种的采猎,必须按照县以上医药管理部门会同同级野生动物、植物管理部门制定的计划,报上一级医药管理部门批准后执行。

此外,国家公布的《中国珍稀濒危保护植物名录》和《国家重点保护野生动物名录》中列入了更多的动植物种类,其中许多是药用动植物。

**3. 中药资源保护策略**

(1)加强法制观念,认真贯彻执行有关法规:对国家制定的保护野生植物、动物药材和保护一切自然资源的有关法规,如《中华人民共和国野生动物保护法》《中华人民共和国森林保护法》《中华人民共和国渔业法》《野生药材保护管理条例》等,要加强宣传与教育,增强全民法制观念,并认真贯彻执行,对违反者要依法严肃处理。

(2)逐步建立和完善中药资源自然保护区:在中药资源普查的基础上,结合国家自然资源利用与保护计划,根据中药资源的特点,制定相应的规划,建立具有代表性和针对濒危珍稀中药资源的保护区,是保护中药资源的一项长远措施。

(3)迁地保存:即在中药原产地以外的地方保存和繁育中药种质材料。迁地保存包括两种方法:①建立珍稀濒危药用植物园和动物园,进行引种驯化,中国医学科学院药用植物研究所及云南分所、广西分所、海南分所建立了4个药用植物园,引种栽培了2500多种药用植物。②建立保存药用种质资源的种子库,将种子放在低温低湿的环境下长期保存。1993年,我国第一座药用植物种质资源库在浙江省中药研究所建成,目前已存储了200种、50000份重点药材及珍稀、濒危品种种质资源。2005年华南药用植物种质资源库在广州中医药大学成立,可保存800多种华南珍稀、濒危和道地药用植物种质资源。2006年,我国首座现代化的国家药用植物种质资源库在中国医学科学院药用植物研究所内落成,并于2007年1月正式运行,可保存10万份药用植物种质,目前,已入库药用植物种质2万份,实现了对193个科1017个属种质的长期保存,保存期为50年。

(4)变野生为家养家种:许多中药品种由于其野生资源有限,进行人工养殖或栽培是最好的保护办法之一。全国野生药材变家养家种获得成功的有400多种,其中大面积栽培的约有250多种,种植面积已达600万亩。如天麻原为野生药材,经利用苗床栽培,进行大面积无性繁殖栽种,获得成功,目前又发展到有性繁殖,加快了天麻的生产。此外,川贝母、五味子、石斛、肉苁蓉等野生变家种的研究也取得了可喜的成果。

(5)运用现代科学技术,保护与发展种质资源:现代生物科学飞速发展,许多先进技术已应用于动植物资源的保护与开发方面,如离体保护和组织培养、快速繁殖等。

**点滴积累** ∨

1. 2011年11月,国家中医药管理局启动了第四次全国中药资源普查试点工作,截至2017年12月,已汇总到近1.3万多种野生药用资源、736种栽培药材、1888种市场流通药材的种类和分布信息,并新发现54个新物种。2018年已全面启动第四次全国中药资源普查工作。这对中药材资源保护、发展壮大中药产业有重大意义。

2. 必须对中药资源进行保护,以达到中药资源的可持续利用。

# 第四节　中药的采收、加工与贮藏

## 一、中药的采收

### (一)采收与中药质量的关系

中药质量的好坏,取决于有效成分的多少;而有效成分含量的高低与产地、采收的季节、时间、方法等有着密切的关系。这早已被历代医家所重视。陶弘景谓"其根物多以二月八月采者,谓春初津润始萌,未充枝叶,势力淳浓也。"孙思邈在《千金翼方》中指出:"夫药采取,不知时节,不以阴干暴干,虽有药名,终无药实。"

现代科学实践证明,中药的适时采收与其质量关系很大,如甘草在生长初期甘草甜素的含量为6.5%,开花前期为10%,开花盛期为4.5%,生长末期为3.5%,所以甘草在开花前期采收为宜。穿心莲的有效成分穿心莲内酯和新穿心莲内酯的含量在8月(营养期)分别为6.5%和9.0%,在9月(花蕾期)为13.6%和18.5%,在10月(开花结果期)为13.2%和8.5%,显然,穿心莲在9月采收,其质量最佳。内蒙古东部所产草麻黄的总生物碱含量高峰期为9~10月。因此,适宜的采收期还要根据当地的气候情况以及有效成分含量测定的结果来确定。

(二) 一般采收原则

目前,很多中药中的有效成分及其在植物生长发育过程中的变化规律还不明确,因此主要是根据传统的采药经验,结合各种药用部位的生长特点,制定采收的原则。

**1. 根和根茎类**　通常在秋后春前,即植物地上部分开始枯萎时或春初发芽前或刚露苗时采收,此时根或根茎中贮藏的营养物质最为丰富,通常有效成分含量也较高。如牛膝、党参、大黄、黄连等。但柴胡、明党参在春季采收较好,有的中药由于植株枯萎较早,则在夏季采收,如太子参、延胡索、浙贝母等。

**2. 茎木类**　一般在秋、冬两季采收,如鸡血藤、钩藤等。有些木类药材全年可采,如苏木、降香、沉香等。

**3. 皮类**　树皮类多在春夏之交(清明至夏至)采收,此时树皮养分及液汁增多,形成层细胞分裂较快,容易剥离,如黄柏、厚朴、杜仲等。根皮多在秋季采收,通常在挖根后剥取,或趁鲜抽去木心,如牡丹皮、五加皮等。

**4. 叶类**　一般在植株生长最旺盛,开花前或花盛开而果实、种子尚未成熟时采收,如大青叶、紫苏叶等。但桑叶需经霜后采收。

**5. 花类**　一般在花刚开放时采收。有些宜于花蕾期采收,如辛夷、槐米、丁香;红花宜在花冠由黄变红时采收。

**6. 果实种子类**　果实宜在成熟或近于成熟时采收,如瓜蒌、山楂、枸杞子等;少数需采收未成熟的幼果,如枳实、青皮等。

种子应在完全成熟后采收,如牵牛子、决明子、白芥子等。

**7. 全草类**　多在植株充分生长,茎叶茂盛时采收,如青蒿、穿心莲等;有的在开花时采收,如益母草、荆芥等;茵陈则有两个采收时间,春季幼苗高6~10cm时采收(习称"绵茵陈")或秋季花蕾长成时采割(称"花茵陈")。

**8. 藻、菌、地衣类**　采收情况不一,如茯苓在立秋后采收质量好;马勃宜在子实体刚成熟期采收,过迟则孢子飞散;冬虫夏草在夏初子座出土而孢子未发散时采挖;海藻在夏、秋两季采捞;松萝全年均可采收。

**9. 动物类**　动物类中药的采收因种类不同而异,一般根据生长和活动季节捕捉。昆虫类生药,必须掌握其孵化发育活动季节,以卵鞘入药的如桑螵蛸,应在三月中旬前采收,过时则孵化成虫;以成虫入药的,均应在活动期捕捉;有翅昆虫在清晨露水未干时便于捕捉。两栖类动物如中国林蛙,则于秋末当其进入"冬眠期"时捕捉;鹿茸须在清明后适时锯取,过时则骨化为角。

**10. 矿物类**　全年均可采收,大多结合开矿采掘。

在中药采收中要注意保护野生药源,计划采药,合理采挖。凡用地上部分者要留根;凡用地下部分者采大留小,采密留稀,合理轮采;轮采要分区封山育药。野生药用动物严禁滥捕。

## 二、中药的加工

### (一) 产地加工

中药采收后,除少数如鲜石斛、鲜生地、鲜芦根等鲜用外,大多数需进行产地加工,以促使干燥,符合商品规格,保证质量,便于包装、运输与贮藏。常用的加工方法有:

**1. 挑选、洗刷**　将采收的药材除去杂质或非药用部分,如牛膝去芦头、须根;牡丹皮去木心;白芍、桔梗、山药刮去外皮;花类药材去枝梗等。同时还需洗刷除去泥沙,具有芳香气味的药材一般不用水淘洗,如薄荷、细辛、木香等,生地、紫草等洗则变质,也不可水洗。

**2. 切**　较大的根及根茎类、坚硬的藤木类和肉质的果实类药材大多趁鲜切成块、片,以利干燥,如大黄、土茯苓、乌药、鸡血藤、木瓜等。近年来产地趁鲜切片干燥的药材日益增多,使药材体积缩小,便于运输和储藏。

**3. 蒸、煮、烫**　有些富含浆汁、淀粉或糖分的药材,如百部、白及、北沙参、天冬、黄精、玉竹等,用一般方法不易干燥,经蒸、煮或烫的处理则易干燥。某些花类药材如杭菊花,经蒸后可不散瓣;桑螵蛸、五倍子经蒸煮后能杀死虫卵。

**4. 发汗**　有些药材如厚朴、杜仲等,常需用微火烘至半干或微蒸、煮后,堆置起来发热,使其内部水分往外溢,改变颜色、变软,增加香气,减少刺激性,利于干燥。这种方法习称"发汗"。

### (二) 干燥

干燥的目的是为了及时除去新鲜药材中的大量水分,避免发霉、虫蛀及有效成分的分解,保证药材质量,利于贮藏。常用的干燥方法有:

**1. 晒干**　利用阳光直接晒干,是一种最经济、简便的方法,多数药材均可用本法干燥。但需注意:含挥发油的药材如薄荷、当归等;外表色泽或所含有效成分受日晒易变色、变质的药材如黄连、红花、金银花等;在烈日下晒后易开裂的药材如郁金、厚朴等均不宜用本法干燥。

**2. 烘干**　利用人工加温的方法使药材干燥。一般以温度50~60℃为宜,此温度对一般药材的成分没多大的破坏作用,同时抑制了酶的活性。对含维生素C的多汁果实类药材可用70~90℃的温度以便快速干燥。对含挥发油或须保留酶的活性的药材,如薄荷、芥子等,不宜用烘干法。

**3. 阴干**　将药材放置或悬挂在通风干燥的地方,避免阳光直射,使水分在空气中自然蒸发而干燥。主要适用于含挥发性成分的花类、叶类及全草类药材,如薄荷、荆芥、紫苏叶、玫瑰花等。

某些中药不适用上述方法干燥,可在装有石灰的干燥容器中进行干燥,如麝香等。

**知识链接**

**中药干燥新技术**

1. 远红外干燥和微波干燥 红外线是波长为 0.76～1000μm 范围的电磁波,一般将 25～500μm(或 1000μm)区域的红外线称为远红外线。 远红外干燥的原理是电能转变为远红外线辐射出去,被干燥物体的分子吸收后,产生共振,导致物体发热,经过热扩散、蒸发现象或化学变化,最终达到干燥目的。

微波是指频率为 300MHz～300GHz、波长 1m～1mm 的高频电磁波。 微波干燥实际上是一种感应加热和介质加热,药材中的水和脂肪等能不同程度地吸收微波能量,并把它转变成热能。

远红外和微波干燥技术的优点是干燥速度快,加热均匀,且能杀灭微生物和虫卵。

2. 低温冷冻干燥 利用低温冷冻干燥设备,在低温下使药材内部水分冻结,而后在低温减压条件下除去其中的水分,达到干燥目的。 此法可保持药材新鲜时的固有颜色和形状,有效成分基本无损失,如冻干人参。

《中国药典》(2015 年版)对药材干燥的表述方法如下:①烘干、晒干、阴干均可的,用"干燥"表示;②不宜用较高温度烘干的,则用"晒干"或"低温干燥"(一般不超过60℃)表示;③烘干、晒干均不适宜的,用"阴干"或"晾干"表示;④少数药材需要短时间干燥,则用"暴晒"或"及时干燥"表示。

## 三、中药的贮藏

中药品质的好坏,除与采收加工得当与否有密切关系外,贮藏保管对其品质亦有直接影响,如果贮藏保管不当,就会产生不同的变质现象,降低或失去疗效。

### (一)贮藏中常见的变质现象

1. **虫蛀** 指害虫侵入药材内部所引起的破坏作用。虫蛀使药材出现空洞、破碎、被害虫的排泄物污染,甚至完全蛀成粉状,严重影响药材疗效,以致不能药用。一般害虫生长繁殖条件为温度在 16～35℃之间,相对湿度在 70%以上或药材中含水量在 13%以上。一般含淀粉、脂肪油、糖类、蛋白质等成分多的药材较易虫蛀,如山药、白芷、薏苡仁、苦杏仁、桃仁、柏子仁、党参、当归、瓜蒌及蛇类等。含辛辣成分的药材,一般不易虫蛀,如丁香、吴茱萸、花椒等。

2. **发霉** 发霉又称霉变,即真菌在药材表面或内部的滋生现象。霉变的起因是大气中存在着许多真菌孢子,当散落于药材表面,在适当的温度(20～35℃)、湿度(相对湿度在 75%以上,或药材含水量超过 15%)和足够的营养条件下,即萌发成菌丝,分泌酵素,溶蚀药材组织,以致有效成分发生分解变化而失效。

3. **变色** 指药材的颜色发生变异的现象。每种药材都有相对固定的色泽,是药材品质的重要标志之一,如果贮藏不当,则会引起药材色泽变异,以至变质。引起药材变色的原因:有些药材所含成分的结构中具有酚羟基,在酶的作用下,经过氧化、聚合作用,形成大分子的有色化合物,如含黄酮类、羟基蒽醌类、鞣质类的药材;有些药材含有糖及糖酸类分解产生糠醛或其他类似物,这些化合物具有活泼羟基,能与一些含氮化合物缩合成棕色色素;有些药材所含蛋白质中的氨基酸可能与还原糖作用而生成大分子棕色物质。此外,生虫发霉、温度、湿度、日光、氧气和杀虫剂等也与变色有关。因此防止药材变色,常须干燥、避光、冷藏。

**4. 泛油**　"泛油"又称"走油",是指某些含油药材的油质泛于药材表面,也指药材变质后表面泛出油样物质。前者如柏子仁、桃仁、苦杏仁、郁李仁(含脂肪油多);后者如牛膝、党参、天冬、麦冬、枸杞子(含糖质、黏液质多)。药材的泛油,除表明油质成分的损失外,也常与药材的变质相联系,防止泛油的方法是干燥、密封、冷藏和避光保存。

此外,有的药材在贮藏过程中,还可发生气味散失、融化粘结、潮解与风化等品质变异现象,亦应加以防护。

（二）中药的贮藏方法

**1. 仓库的管理**　应按 GAP、GMP 和 GSP 的要求,制定严格的日常管理制度,保持经常性的检查,保证库房干燥、清洁、通风。注意外界温度、湿度的变化,及时采取有效措施调节库内温度和湿度。药材入库前要认真检查药材含水量及有无变质情况。凡有问题的都应进行适当的处理,符合要求后才能入库贮藏。入库后,要定期检查,并根据气候情况和特殊品种,进行不定期检查,发现问题及时处理,以减少损失和防止蔓延。贮存方法可根据药材的特性分类保管。如毒性药材、贵重药材等要单独存放,专人管理;容易吸湿霉变的药材应特别注意通风干燥,必要时可翻晒或烘烤;含淀粉、脂肪、蛋白质、糖类等营养成分容易虫蛀的药材,应放置干燥通风处,并经常检查,必要时进行灭虫处理。

**2. 常用贮藏方法**

（1）干燥法:干燥可以除去药材中多余的水分,同时可杀死害虫和虫卵,起到防治虫、霉,久贮不变质的效果。常用的干燥方法有暴晒法、摊晾法、烘烤法、干燥剂(石灰、木炭等)干燥法、通风去湿干燥法等。对于颗粒较小的药材或粉末状药材,还可用微波干燥法或远红外干燥法。

（2）密封法:利用严密的库房或包装,将药材密封,使药材与外界空气隔离,从而减少了湿气、害虫、真菌等侵入的机会,能较好地保持药材的品质。但密封前,应将药材充分干燥,使含水量不超过安全水分。若有霉变、虫蛀等,应处理好再封存。依密封的设备可分为容器密封、罩帐密封和库房密封。

（3）对抗同贮法:对抗同贮法是利用不同品种的药材所散发的特殊气味、吸潮性能或特有驱虫去霉化学成分,来防止另一种药材生虫、发霉、变色、泛油等现象的贮藏方法。如牡丹皮与泽泻同贮,则泽泻不易生虫,牡丹皮不易变色;西红花与冬虫夏草同贮于低温干燥的地方,则冬虫夏草可久贮不坏;柏子仁与滑石或明矾存放在一起,可防止柏子仁泛油和发霉;花椒、细辛等可防止动物类药材的虫蛀等。

（4）冷藏法:采用低温(2℃以上,10℃以下)贮存药材,可以有效地防止药材的生虫、发霉、变色、泛油等变质现象的发生。由于此法需要一定的设备,成本较高,故主要用于贵重药材、特别容易霉蛀、变色又不宜烘、晒的药材,如人参、哈蟆油、菊花等。

（5）气调养护法:气调养护法是在密闭条件下,人为调整空气的组成,造成一个低氧的环境,抑制害虫和微生物的生长繁殖及药材自身的氧化反应,以保持药材品质的一种方法。该方法可杀虫、防虫、防霉、防变色、防泛油、防气味散失,无残毒,无公害,是一项比较先进的药材养护技术。常用气调养护方法主要有充氮降氧、充二氧化碳和放置气调剂等。气调养护的技术指标是:氧含量在8%以下或二氧化碳含量在20%以上能有效防虫;含氧量在2%以下或二氧化碳含量在35%以上(温度25~28℃,时间15天以上)能有效杀虫。

此外,有应用除氧剂养护药材,辐射灭菌等用于贮藏药材。

(三)毒性中药的保管

毒性药品系指毒性剧烈、治疗剂量与中毒剂量相近,使用不当会致人中毒或死亡的药品。根据国务院1988年颁布的《医疗用毒性药品管理办法》规定的毒性中药品种有28种:砒石(红砒、白砒)、砒霜、水银、生马钱子、生川乌、生草乌、生附子、生白附子、生半夏、生天南星、生巴豆、斑蝥、红娘虫、青娘虫、生甘遂、生狼毒、生藤黄、生千金子、闹羊花、生天仙子、雪上一枝蒿、红升丹、白降丹、蟾酥、洋金花、红粉、轻粉、雄黄。对于毒性药材的保管,必须专人负责,划定仓间或仓位,专柜加锁保管,建立专用账册,记载收入、使用、消耗情况。

---

**点滴积累** ∨

1. 中药的采收、加工与贮藏都是影响中药质量的因素。

2. 中药的采收原则为:根及根茎类中药在秋后或春前采收,皮类中药在春夏之交采收,花类中药在初开或花蕾期采收等。

3. 中药产地加工,是为了促使干燥,符合商品规格,保证质量,便于包装、运输与贮藏。

4. 中药贮藏中常见虫蛀、发霉、变色、泛油等变质现象,宜采用干燥、密封、冷藏、对抗、气调养护等方法贮藏。

5. 毒性中药必须专人负责、划定仓间或仓位、专柜加锁、专用账册保管。

## 目标检测

一、选择题

(一)单项选择题

1. "同名异物"是中药材中的常见情况,下列哪种有此现象(　　)

　　A. 红花　　　　　　　　B. 五味子　　　　　　　　C. 西洋参

　　D. 白头翁　　　　　　　E. 朱砂

2. 药农种植的华北大黄属于(　　)

　　A. 正品大黄　　　　　　B. 大黄的代用品　　　　　C. 大黄的习用品

　　D. 地方用品　　　　　　E. 伪品

3. 中药材烘干的温度一般为(　　)

　　A. 10~30℃　　　　　　B. 20~40℃　　　　　　　C. 50~60℃

　　D. 60~70℃　　　　　　E. 70~90℃

4. 《中国药典》(2015年版)一部中,用于中药材的"干燥"表示(　　)

　　　A. 烘干、晒干、阴干均可　　　B. 自然晒干　　　　　　　C. 高温烘干

　　　D. 烘干、阴干不宜　　　　　E. 及时干燥

5. 下列道地药材中不属于"关药"的是(　　　)

　　　A. 人参　　　　　　　　　　B. 鹿茸　　　　　　　　　C. 当归

　　　D. 细辛　　　　　　　　　　E. 五味子

6. 下列道地药材中不属于"川药"的是(　　　)

　　　A. 川贝母　　　　　　　　　B. 三七　　　　　　　　　C. 川芎

　　　D. 黄连　　　　　　　　　　E. 附子

7. 根和根茎类中药的一般采收期是(　　　)

　　　A. 春季　　　　　　　　　　B. 夏季　　　　　　　　　C. 秋季

　　　D. 秋后春前　　　　　　　　E. 冬季

8. 树皮类中药的一般采收期是(　　　)

　　　A. 秋季　　　　　　　　　　B. 春季　　　　　　　　　C. 春夏之交

　　　D. 秋后春前　　　　　　　　E. 夏季

9. 用气调养护法能有效防虫的含氧量是(　　　)

　　　A. 8%以下　　　　　　　　　B. 10%以下　　　　　　　C. 12%以下

　　　D. 15%以下　　　　　　　　E. 9%以下

10. 用冷藏法贮存中药的温度是(　　　)

　　　A. 0~15℃　　　　　　　　　B. 2~10℃　　　　　　　　C. 5℃以下

　　　D. 0~5℃　　　　　　　　　E. 0℃以下

（二）多项选择题

1. 目前中药市场新的三大造假制劣方式为(　　　)

　　　A. 化学物质增重掺假　　　　B. 增加非药用　　　　　　C. 药渣复用

　　　D. 增加水分　　　　　　　　E. 染色造假制劣

2. 现代中药分类方法主要有(　　　)

　　　A. 按中药功能分类　　　　　B. 按药用部位分类　　　　C. 按有效成分分类

　　　D. 按自然属性分类　　　　　E. 按自然系统分类

3. 下列中药材中属于"北药"的有(　　　)

　　　A. 柴胡　　　　　　　　　　B. 广藿香　　　　　　　　C. 广金钱草

　　　D. 板蓝根　　　　　　　　　E. 黄芩

4. 中药材因贮藏保管不当而发生的变质现象有(　　　)

　　　A. 虫蛀　　　　　　　　　　B. 发霉　　　　　　　　　C. 变色

　　　D. 走油　　　　　　　　　　E. 分化、潮解

5. 防止中药变质的常用方法有(　　　)

　　　A. 干燥法　　　　　　　　　B. 密封法　　　　　　　　C. 冷藏法

D. 对抗同贮法　　　　　　E. 气调养护法

## 二、简答题

1. 什么是中药鉴定技术？中药鉴定技术的任务是什么？

2. 毒性中药的保管有哪些要求？

3. 影响中药质量的因素有哪些？

## 三、实例分析题

某药厂生产一种含丹参的制剂，所用丹参经鉴定为正品，按正规工艺生产出产品，进行质量检测，发现产品中有效成分丹参酮 $II_A$ 含量偏低，请分析原因。

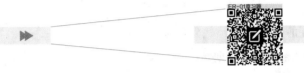

（李建民）

# 第二章

---

# 中药鉴定的基本方法

▲

导学情景  ∨

情景描述：

荀子曰："木受绳则直"。意思是：木材经过墨线规划，工匠根据墨线严格加工后，木材就会成为笔直的有用之材，人们才会制造出精美的家具或宽敞的房屋。

学前导语：

木要笔直，必须绳之以墨，才能成为栋梁之材。工作也如此，必得有正确的方法指导，才能服务于社会，才能有益于人民的健康事业。对于中药鉴定工作者来说，实际工作中的"准绳"在哪里？本节课，老师将带领同学们一起学习中药鉴定的依据及方法。

扫一扫知
重点

中药鉴定的方法有很多，各种方法有其特点和适用对象。因此，要根据检品的具体情况，正确选择鉴定依据和鉴定方法。

## 第一节　中药鉴定的目的与依据

### 一、中药鉴定的目的

中药鉴定的目的就是鉴定中药的真伪优劣，保证人民用药的安全及有效。

### 二、中药鉴定的依据

中药鉴定的依据是《中华人民共和国药典》（简称《中国药典》）和《国家药品监督管理局药品标准》（简称局颁药品标准）。它们都是国家药品标准，药品必须符合国家药品标准。国家药品标准对药品的质量规格和检验方法所作的技术规定，具有法律的约束力，是药品生产、供应、使用、检验部门必须遵循的法定依据。

中华人民共和国成立以来，《中国药典》先后颁布了十版，即 1953 年版、1963 年版、1977 年版、1985 年版、1990 年版、1995 年版、2000 年版、2005 年版、2010 年版以及现行 2015 年版。

《中国药典》1953 年版只有一部，自 1963 年版到 2000 年版均分为一、二部，2005 年版及 2010 年版分为三部。现行的 2015 年版《中国药典》分为四部，其中一部收载中药材和饮片、植物油脂和提取物、成方制剂和单味制剂等；二部收载化学药品、抗生素、生化药品以及放射性药品等；三部收载生物制品;四部收载通则,包括:制剂通则、检验方法、指导原则、标准物质和试液试药相关通则、药用辅料等。2015 年版《中国药典》进一步扩大药物品种的收载和修订,共收载品种 5608 种,其中一部收载中药品种 2598 种,新增品种 440 种,修订品种 517 种。并于 2015 年 12 月 1 日开始实施。

局颁药品标准也是国家标准,是现行药典内容的补充,同样具有法律约束力,各有关单位也必须遵照执行。

现行的《中华人民共和国药品管理法》取消了地方药品标准,但是由于中药品种多,规格不一,地方用药难以统一。因此,对于国家药品标准未收载的中药材和饮片,在本地区可依据各省、自治区、直辖市关于中药材和饮片的地方药品标准进行鉴定,但中成药的地方药品标准已经取消。

点滴积累　V

1. 中药鉴定的目的就是鉴定中药的真伪优劣,保证人民用药的安全与有效。
2. 中药鉴定的依据是《中国药典》和局颁药品标准,在本地区可依据各省、自治区、直辖市关于中药材和饮片的地方药品标准进行鉴定。

## 第二节　中药鉴定的一般程序

中药检品比较复杂,鉴定工作者必须具有熟练、正确的操作技能及严谨的工作程序,才能保证鉴定结果的准确性及公正性。中药鉴定的一般程序是:

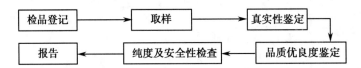

1. **检品登记**　首先必须做好检品登记工作,登记送检单位、送检目的、日期、数量、状态及包装等,以备查对。

2. **取样**　取样前应注意品名、产地、规格等级及包件式样是否一致,检查包装的完整性、清洁程度以及有无水迹、霉变或其他物质污染等情况,并详细记录。凡有异常情况的包件,应单独检验。取样原则:要有代表性和足够的数量。

(1)从同批药材包件中抽取检品:应随机选择几个包件,并在包件的不同部位分别取样。不足 5 件,逐件取样;5~99 件,抽 5 件取样;100~1000 件,按 5% 取样;超过 1000 件,超过部分按 1% 取样。贵重药材,不论包件多少均逐件取样。

(2)破碎的、粉末状的或大小在 1cm 以下的药材:可用采样器(探子)抽取样品,每一包件至少在 2~3 个不同部位各取样品 1 份。

(3)液体药:应混匀后取样,不易混匀的应在顶部、中部、底部分别取样。

每一包件的取样量,一般药材抽取 100~500g;粉末状药材抽取 25~50g;贵重药材抽取 5~10g。

(4)混合拌匀:将所取样品混合拌匀,即为总样品。若抽取样品数量超过检验用量数倍时,可按四分法再取样。即将所有样品摊成正方形,依对角线画"×",使分为四等份,取用对角两份;再如上操作,反复数次至最后剩余的量足够完成必要的试验以及留样为止,此为平均样品。对包件较大或个体较大的药材,可根据实际情况抽取有代表性的样品。

平均样品的量一般不得少于检验所需用量的 3 倍。即 1/3 供实验室分析用,另 1/3 供复核用,其余 1/3 则为留样保存,保存期至少一年。

**3. 真实性鉴定**　真实性鉴定包括性状、显微、理化鉴定等项目。对供鉴定的样品药材,一般先进行性状鉴定,然后做显微鉴定及理化鉴定。如遇到不能确定样品的原植(动)物来源时,还必须从中药的商品流通渠道深入到产地作进一步调查研究。最后通过核对文献、与标准品对照等方法得到鉴定结果。

**4. 品质优良度鉴定**　是指对中药的有效成分,或主要成分,或指标性成分的含量测定,以确定检品质量是否符合规定要求。含量测定方法包括:薄层色谱法、气相色谱法、高效液相色谱法等。但对于化学成分,特别是有效成分目前还不十分清楚的中药,一般采用浸出物测定法确定其品质优良度。

**5. 纯度及安全性检查**

(1)纯度检查:主要是检查药材中有无杂质及其数量是否超过规定的限度。杂质包括有机杂质(非药用部分、来源与规定不同的其他物质等)和无机杂质(砂石、泥块、尘土等)。无机杂质一般采用拣出、过筛将杂质分出,再将各类杂质分别称重,计算其在检品中的含量(%)。对于杂质不易分离者,《中国药典》规定了总灰分、酸不溶性灰分含量的测定。

水分虽不属于杂质,但水分含量超过一定限度容易引起中药材生霉、变质及腐烂,并相对减少了中药材的实际用量,因而,水分测定也被列入纯度的检查范围内。

(2)安全性检查:是指有害物质或有毒物质的检查,主要是测定样品中毒性成分、重金属及有害元素、农药残留量、黄曲霉毒素等成分的含量是否在规定的范围内。

**6. 报告**　即对检品做出结论。检品报告书须经部门主管审核后签发。为此,各项检定项目必须有完整、真实的和原始的检验记录,以备审核。同时要做好样品留样工作。药品检验部门签发的报告书具有法律责任。如果送检(或被检)单位对该检验结果有疑问,可将留样观察的样品送上一级药品检验机构作仲裁检定。

---

**点滴积累** ∨

1. 中药鉴定的一般程序是: 检品登记、取样、真实性鉴定、品质优良度鉴定、纯度及安全性检查、报告。

2. 取样要有代表性及足够的数量, 所取样品的量一般不得少于检验所需用的 3 倍量。

## 第三节　中药鉴定的基本方法

常用的中药鉴定方法有:来源鉴定、性状鉴定、显微鉴定及理化鉴定,简称为"四大鉴定方法"。

## 一、来源鉴定

来源鉴定包括原植物鉴定、原动物鉴定、原矿物鉴定,因中药绝大多数来源于植物,现以植物药为例,分述如下。

来源鉴定

原植物鉴定,是应用植物分类学的方法,把各种植物药的植物来源鉴定清楚,确定其学名。这是中药鉴定工作的基本功,也是中药生产、资源开发及新药研究工作的基础。原植物鉴定一般按以下步骤进行:

**1. 观察植物形态**　对比较完整的检品,应注意根、茎、叶、花、果实、种子等器官的观察,尤其要注意对繁殖器官(花、果实或孢子囊、子实体等)的仔细观察,同时注意对药用部位的观察。观察微小特征时,可借助放大镜或体视显微镜。在实际工作中常遇到不完整的检品,除少数鉴定特征十分突出的品种外,一般都要追究其原植物,包括深入到产区调查,采集实物,以便进一步鉴定。

**2. 核对文献**　根据已观察到的形态特征核对文献。首先应查阅植物分类学方面的专著,如《中国植物志》《中国高等植物图鉴》及有关的地区性植物志,如《秦岭植物志》等。也可查阅中药鉴定方面的专著,如《全国中草药汇编》《中药大辞典》《中华本草》《新编中药志》等,虽然它们中收载的植物种类有限,但针对性强,使用方便,绝大多数基层工作者常采用这种方法进行原植物品种鉴定。必要时还需进一步查对原始文献,即该植物被首次公布的文献资料。

**3. 核对标本**　当初步鉴定出检品所属的科、属后,再将检品与该属、种已定学名的标本进行核对。必要时应核对该植物的模式标本(发表新种时所描述的植物标本)。

## 二、性状鉴定

性状鉴定

性状鉴定就是用眼看、手摸、鼻闻、口尝、水试、火试等十分简便的方法来鉴别中药材的外观性状,而达到鉴定其真伪、纯度和粗略估计中药品质优劣度的一种方法。它具有简单、易行、迅速的特点,多适用于完整的中药材及饮片的鉴定。

性状鉴定常从以下十个方面进行观察:

**1. 形状**　中药的形状一般是比较固定的。如圆柱形、纺锤形、条形、板片状、拳形团块、扁心形、毛笔头状等。有些中药材的经验鉴定术语更加形象,生动地描述了药材的外形特征,如"怀中抱月"(松贝)、"蚯蚓头"(防风)、"马头蛇尾瓦楞身"(海马)。在观察外形时,对容易皱缩变形的叶类、花类、全草类中药材,可用热水浸泡展开后观察。

**2. 大小**　中药大小指其长短、粗细、厚薄等,一般有一定的幅度,允许有少量高于或低于规定的数值。但如果差异太大,应考虑其品种问题。

**3. 色泽**　每种中药材的色泽,一般比较固定,这与其所含的化学成分有关,因此,色泽可作为质量优劣的标志。若药材颜色改变,应首先考虑其品种及质量问题。观察中药材色泽时,最好在白天的自然光下或日光灯下进行。在描述药材色泽时,如果用两种色调复合描述的,应以后一种色调为主。例如棕红色,即以红色为主。

**知识链接**

**色泽是衡量药材质量的重要标志**

色泽可以反映出药材的真伪及质量的好坏。例如红花、丹参以色红者为佳，黄连、黄芩、黄柏以色黄者质优，乌梅、地黄以色黑者为佳，紫草以深紫色者为佳，青黛以深蓝色者质量为好。药材色泽的深浅在很大程度上反映药材中有效成分的含量。另外，药材储藏时间较长或加工方法不当，常会改变其固有颜色，因此，经验丰富的质检人员常以外部或断面色泽的深浅来识别中药材的真伪及优劣。

**4. 表面特征**  指中药表面是光滑还是粗糙,有无皱纹、皮孔、毛茸等。这些特征常是鉴别中药的主要依据之一。

**5. 质地**  指中药的软硬、坚韧、疏松、黏性、粉性、油润、角质等特征。常用术语较多,如松泡:表示质轻而松,如南沙参;黏性:表示具黏液质,如鲜石斛;粉性:表示含有一定量的淀粉;油润:表示柔软而润泽,如当归;角质:表示含多量淀粉的药材因加工时蒸、煮而糊化,呈坚硬、光滑的半透明状,如白附片。

**6. 断面**  包括折断面和切断面。

(1)折断面:折断药材时断面的观察,如折断的难易,有无粉末飞扬、响声,是否平坦,或呈颗粒性、纤维性、胶丝以及层层剥离等。

(2)切断面:横切断药材时断面的观察,如皮部与木质部的比例、色泽、射线与维管束的排列形式,有无分泌组织等。形容中药切断面的术语较多,如"菊花心"(较窄射线与维管束相间排列形成的细密放射状纹理,如甘草等)、"车轮纹"(较宽射线与维管束相间排列形成的稀疏放射状纹理,如防己)、"云锦纹"(何首乌皮部异型维管束)、"星点"(大黄髓部异型维管束)、"罗盘纹"(商陆同心性多环异型维管束)、"朱砂点"(棕红色油室,如茅苍术)等。

**7. 气**  有的药材具有特殊的香气,如薄荷、香加皮、丁香、沉香等。有的药材具有特异臭气,如阿魏有大蒜样臭气、白鲜皮有羊膻气等。这些特异的气与中药中所含的挥发性成分有关,因此通过嗅气不但能鉴定中药的真伪,还能衡量其质量。

**8. 味**  味不仅能辨别中药,还是衡量品质的标准之一。味与中药所含化学成分有关,有苦、酸、甜、辛辣、涩、咸、淡等味。药物变味,就要考虑其品种和质量问题。尝味时应使舌头的各部分充分接触药液,这样才能准确尝味。有毒中药尝味时请务必小心,取样要少,尝后一定要吐出并用水漱口,以免中毒。

**9. 水试**  某些中药在水中能发生一些特殊变化,把这些特殊变化作为鉴别药材的依据之一称为水试。如苏木投入热水中,透明溶液呈鲜艳的桃红色;玄参以水浸泡,水即成黑色;西红花入水,有黄色直线下沉,水液呈黄色,水面无油状物漂浮,水底无沉淀;丁香入水萼管垂直下沉;熊胆粉末投入清水杯中,可逐渐溶解而盘旋,有黄线下垂杯底不扩散。上述特征也与药物所含的某些化学成分有关,故可作为鉴别方法使用。

**10. 火试**  有些中药用火烧之,可产生特殊的气味、颜色、烟雾、响声等,把这些因火烧发生的特殊现象作为鉴别药材的依据之一称为火试。如降香微有香气,点燃则香气浓烈,有油流出,烧后留有白灰;青黛灼烧,有紫红色烟雾发生;海金沙易点燃,发出爆鸣声及闪光。

显微鉴定

## 三、显微鉴定

显微鉴定是指利用显微技术对中药材、中成药进行真伪优劣鉴定的一种方法。显微鉴定具有快速、简便、准确的特点,在中药鉴定的实际工作中具有很高的使用价值。

根据显微鉴定的对象及采用的手段不同,显微鉴定可分为组织鉴定和粉末鉴定两大类,以粉末鉴定应用最为广泛。

组织鉴定就是通过观察中药材内部的组织构造或矿物的光学性质而进行真伪鉴定的一种方法。组织鉴定常适用于:①完整中药材的鉴定;②多来源中药材的对比鉴定;③确定中药材中某种化学成分存在的部位;④形态特征不明显或被破坏,不易辨认区分的中药材。组织鉴定通过观察中药材的内部组织构造可区分双子叶植物、单子叶植物还是蕨类植物:双子叶植物具有放射状结构,单子叶植物内皮层环通常比较明显,并具有散在的维管束,蕨类植物品种不同,内部"分体中柱"的数目及排列也不相同等。通过观察"异型维管束"的特征进行中药材的真伪鉴定。例如人参与伪品商陆的鉴定。通过观察皮层、韧皮部、形成层、木质部存在的部位及所占的比例等而进行易混品及伪品的鉴定。对于矿物类中药,通过观察矿物的光学性质等而进行鉴定。在组织鉴定中,还可通过显微化学反应来鉴定中药材中的有效成分存在部位,如柴胡中有效成分柴胡皂苷存在部位的确认等。

粉末鉴定就是通过观察中药检品中动、植物细胞形态、内含物的特征而鉴定其真伪优劣的一种方法。粉末鉴定常适用于:①粉末药材;②外形大而难以制片,或组织鉴定意义不大,而粉末特征明显的药材;③已破碎,性状鉴定不易区分的中药材;④中成药如丸剂、散剂、片剂、胶囊剂等含有中药粉末的中药制剂。

粉末鉴定时,主要观察检品细胞的形态,如导管、管胞、石细胞、纤维等,同时要观察组织碎块,如油室、柱头、联结乳管及腺毛、非腺毛等。并要注重观察细胞内含物的特征,如淀粉粒、糊粉粒、菊糖、草酸钙晶体、碳酸钙晶体等。例如大黄中的草酸钙晶体,黄连中的石细胞,薄荷中的腺鳞,麻黄表皮组织中的气孔等。在显微观察中,如果需要判定某些细胞壁或内含物的性质,可按显微化学法处理后观察。

显微鉴定时要根据检品的不同情况(完整药材、破碎药材、粉末或中成药等)制作相应的制片,才可进行显微观察。常见的制片方法有:横切片或纵切片、表面制片、粉末制片、透化制片、磨片制片等。

中成药显微鉴定时,为散剂者按照粉末制片法制片;丸剂、片剂者可取2~3丸(片)研细后,按照粉末制片法制片;蜜丸可挑取少量制片,或用热水脱蜜后制片观察。

显微观察注意以下两点:①先在低倍镜下找到目标,再在高倍镜下观察,即"从低倍到高倍"的原则;②为了避免显微观察时对某些显微特征的遗漏,而影响观察结果,可采用"弓"字形移片法,使载玻片沿一定的线路移动,这样可以观测到载玻片各个部位。

显微鉴定是一项专门技术,需要有扎实的植物(动物)的解剖学、矿物学基础知识,显微制片的基本技能,显微化学的基本操作能力,同时必须具备一定的绘图能力,只有通过长期学习,才可熟练运用。

## 四、理化鉴定

理化鉴定是利用物理的或化学的方法,对中药所含的主要化学成分或有效成分进行定性和定量分析,用以鉴定中药真伪和优劣的一种方法。理化鉴定是中药鉴定中发展最为迅速的鉴定方法,适用于含不同化学成分药材、同名异物药材或性状相似而显微特征区别不明显的药材。同时,理化鉴定还可鉴定药材品质的优良度。常用的方法有:

**1. 化学定性反应**　利用中药的化学成分能与某些化学试剂产生颜色、沉淀、结晶等反应,来鉴别其真伪。

**2. 显微化学反应**　中药的粉末、切片或浸出液,滴加特定的化学试剂后,产生结晶、沉淀或颜色变化,利用显微镜观察而进行鉴定的一种方法。

**3. 微量升华**　利用中药中所含的某些化学成分,在一定温度下能升华的性质获得升华物,在显微镜下观察其形状、颜色以及化学反应而进行鉴定的一种方法。

**4. 荧光分析**　利用中药所含有的某些化学成分,在紫外光或自然光下能产生一定颜色荧光的性质,作为中药真伪鉴定的一种简易方法。

**5. 色谱法**　色谱法又称层析法,是将中药进行化学成分分离和鉴别的重要方法。色谱法有纸色谱法、薄层色谱法、柱色谱法、气相色谱法、高效液相色谱法等。在中药鉴定方面,薄层色谱法和高效液相色谱法应用最多,前者主要用于定性鉴定,后者主要用于含量测定。

**6. 水分测定**　中药中水分含量的多少,是贮藏过程中保证质量的一项重要标志。如水分含量超过一定限度,中药易虫蛀霉变,并使有效成分分解,且相对地减少了实际用量。因此,控制中药中水分的含量,对于保证中药的质量有重要意义。

**7. 灰分测定**　中药的灰分来源,包括中药本身经过灰化后遗留的不挥发性无机盐以及中药表面附着的不挥发性无机盐类,常称为总灰分。同一种中药,在无外来掺杂物时,总灰分含量应在一定范围以内。如果总灰分超过一定限度,表明掺有泥土、砂石等无机物质。有些中药本身总灰分有较大差异,尤其是组织中含较多草酸钙结晶的中药,有时测定总灰分不足以说明外来无机盐的存在,还需要测定酸不溶性灰分,即不溶于10%盐酸中的灰分。因中药所含的无机盐类(包括钙盐)大多可溶于稀盐酸中而除去,而来自泥沙的硅酸盐类则不溶解而残留下来,故测定酸不溶性灰分能较准确地表明中药中是否有泥沙等掺杂物以及其含量。

**8. 浸出物测定**　中药的有效成分尚不清楚或还不能进行精确的定量测定时,可根据已知成分的溶解性进行浸出物测定来确定其品质。在水或其他适当溶剂中,在一定条件下,药材中的浸出物的含量有一定范围。因此,测定浸出物的含量对确定中药的质量是有实际意义的。浸出物测定通常包括水溶性浸出物测定法、醇溶性浸出物测定法、挥发性醚浸出物测定法等。

**9. 含量测定**　是指对中药的有效成分,或主要成分,或指标性成分以及有毒成分的含量测定,是中药品质评价的重要量化指标之一，是鉴定中药品质优良度最准确的方法。含量测定方法有化学定量法和仪器分析法等。

此外，测定相对密度、旋光度、折光率、沸点、熔点、凝点等物理常数，对鉴定油脂类、挥发油类以及树脂类中药的真伪优劣有重要的参考价值。

**点滴积累** ∨

1. 中药鉴定方法有来源鉴定、性状鉴定、显微鉴定及理化鉴定四大方法。
2. 来源鉴定包括原植物鉴定、原动物鉴定、原矿物鉴定。原植物鉴定，是应用植物分类学的方法，把各种植物药的植物来源鉴定清楚，确定其学名。一般按以下步骤进行：观察植物形态、核对文献、核对标本。
3. 性状鉴定就是用眼看、手摸、鼻闻、口尝、水试、火试等简便方法来鉴别中药的外观性状。鉴别内容包括形状、大小、色泽、表面特征、质地、断面、气、味、水试、火试十个方面。
4. 显微鉴定是指用显微镜观察中药的组织、细胞以及内含物等特征，用以鉴定中药真伪的一种方法。
5. 理化鉴定是利用物理的或化学的方法，对中药所含的主要化学成分或有效成分进行定性和定量分析，用以鉴定中药真伪和优劣的一种方法。

## 第四节　中药鉴定的新方法

随着现代科技的发展，新设备、新技术的应用，中药的鉴定手段和方法发展也很快。目前中药鉴定的新技术和新方法主要有：

（一）扫描电镜技术

扫描电子显微镜能使物质的图像呈现显著的表面立体结构的特征，放大倍数变化大，能在 10～200 000 倍之间连续调动。样品制备简单，不需超薄切片，有的粉末和某些新鲜材料可直接送入观察。在中药鉴别方面，对难区别的同属多种中药的表面细微特征，如种皮和果皮的饰纹，花粉粒，茎、叶表皮组织的结构（毛茸、腺体、分泌物、气孔、角质层、蜡质等），个别组织和细胞（管胞、导管、纤维、石细胞）以及后含物晶体等，有的动物中药的体壁、鳞片及毛等都有重要鉴别价值。近年来，又将扫描电子显微镜与 X 射线能谱分析技术应用于中药鉴定领域中，两种技术的结合可以在微米和亚微米尺度下观察微小区域上的元素分部数据，从物理、化学的不同侧面对样品进行鉴定。

（二）DNA 分子遗传标记技术

随着分子生物技术的飞速发展，DNA 分子遗传标记技术已在天然药物的品种整理和鉴定中应用。DNA 分子作为遗传信息的直接载体，不受外界因素和生物体发育阶段及器官组织差异的影响，每一个体的任一体细胞均含有相同的遗传信息。不同的物种由于组成 DNA 分子的 4 种碱基排列顺序不同，表现为遗传多样性，可以选择合适的 DNA 分子遗传标记技术，进行准确的物种鉴定。在天然药物鉴定中应用的主要 DNA 分子遗传标记技术有:限制性片段长度多态性(RELP)、聚合酶链式反应(PCR)、随机扩增多态性 DNA(RAPD)和任意引物 PCR(AP-PCR)、PCR 扩增的特定片段的限制性位点分析(PCR-RELP)、扩增酶切片段多态性(AFLP)、DNA 测序方法等。

### (三)中药化学指纹图谱鉴定技术

中药化学指纹图谱是指某种(或某产地)中药材或中成药中所共有的、具有特征性的某类或几类化学成分的色谱或光谱的图谱。因为这些图谱很像人的指纹具有特征性,故而得名。中药化学指纹图谱对控制中药质量有重要意义。其特点是:①通过指纹图谱的特征性,能有效鉴别样品的真伪或产地;②通过指纹图谱主要特征峰的面积和比例的测定,能有效控制样品质量,保证样品质量的相对稳定。中药化学指纹图谱首推色谱方法和联用技术,目前使用最多的中药化学指纹图谱是采用高效液相色谱法构建的。

此外,还有应用显微操作器取出细胞中的结晶、油滴,再用高效液相色谱、气相色谱及气-质联仪分析,鉴定出化学成分的"组织化学色谱法";借助计算机图形学、计算机三维重建、体视学和图像分析系统等手段,将中药组织形态学研究推向三维化、可视化、定量化等新技术应用于中药的鉴定中。

**点滴积累** ∨ ................................................................

目前中药鉴定的新技术和新方法主要有:扫描电镜技术、DNA 分子遗传标记技术、中药化学指纹图谱鉴定技术等。

## 目标检测

一、选择题

(一)单项选择题

1. 中华人民共和国成立以来,《中国药典》先后颁布了(　　)

　A. 10 版　　　　　　　　B. 9 版　　　　　　　　C. 8 版

　D. 7 版　　　　　　　　E. 6 版

2. 中药鉴定中,最简便、最常用的方法是(　　)

　A. 显微鉴定　　　　　　B. 理化鉴定　　　　　　C. 性状鉴定

　D. 原植物鉴定　　　　　E. 生物鉴定

3. 中药鉴定所需样品的量一般不得少于检验用量的(　　)

　A. 2 倍　　　　　　　　B. 3 倍　　　　　　　　C. 4 倍

　D. 5 倍　　　　　　　　E. 数倍

4. 中药鉴定中,发展最为迅速的鉴定方法是(　　)

　A. 原植物鉴定　　　　　B. 性状鉴定　　　　　　C. 显微鉴定

　D. 理化鉴定　　　　　　E. 抽样鉴定

5. 对有效成分还不十分清楚的中药材,一般多采用(　　)确定其品质

　A. 来源鉴定　　　　　　B. 性状鉴定　　　　　　C. 显微鉴定

D. 微量升华 　　　　　　　　E. 浸出物测定

（二）多项选择题

1. 中药鉴定的依据为（　　　）

A.《中华本草》　　　　　　B.《中国药典》　　　　　　C.《企业药品标准》

D.《中药大辞典》　　　　　E.《局颁药品标准》

2. 中药鉴定的四大方法为（　　　）

A. 来源鉴定　　　　　　　　B. 性状鉴定　　　　　　　C. 显微鉴定

D. 理化鉴定　　　　　　　　E. 本草考证

3. 中药鉴定的取样原则（　　　）

A. 检品登记　　　　　　　　B. 每件开箱　　　　　　　C. 要有代表性

D. 逐件鉴定　　　　　　　　E. 要有足够的数量

4. 中药品质优良度鉴定包括（　　　）

A. 检品登记　　　　　　　　B. 取样　　　　　　　　　C. 有效成分的含量测定

D. 主要成分的含量测定　　　E. 指标性成分的含量测定

5. 中药纯净程度检查（纯度检定）主要是检查中药材中的（　　　）

A. 水分　　　　　　　　　　B. 非药用部分　　　　　　C. 其他物质

D. 砂石　　　　　　　　　　E. 泥块

6. 中药材中有机杂质包括（　　　）

A. 非药用部分　　　　　　　　　　　B. 来源与规定不同的其他物质

C. 砂石　　　　　　　　　　　　　　D. 泥块

E. 尘土

7. 在灰分测定时,哪种成分含量较多时,需要进行酸不溶性灰分的测定（　　　）

A. 挥发油　　　　　　　　　B. 淀粉粒　　　　　　　　C. 草酸钙簇晶

D. 草酸钙方晶　　　　　　　E. 草酸钙针晶

8. 有害或有毒物质检查包括（　　　）

A. 中毒性成分　　　　　　　B. 重金属　　　　　　　　C. 有害元素

D. 农药残留量　　　　　　　E. 黄曲霉毒素

9. 中药材水分含量超标的危害有（　　　）

A. 有效成分挥发　　　　　　B. 易虫蛀　　　　　　　　C. 易霉变

D. 有效成分分解　　　　　　E. 相对地减少了实际用量

10. 浸出物测定法包括（　　　）

A. 水溶性浸出物测定法　　　B. 醇溶性浸出物测定法　　C. 挥发性醚浸出物测定法

D. 高效液相色谱法　　　　　E. 原子吸收分光光度法

二、简答题

1. 中药真伪优劣鉴定的依据是什么？

2. 中药鉴定的四大方法是什么？

3. 中药性状包括哪十个方面？

## 三、实例分析题

1. 某同学参加青少年夏令营活动，带来山区特产绞股蓝，由于不知真伪，便与同学在图书馆借来《中国高等植物图鉴》《全国中草药汇编彩色图谱》等工具书进行植物形态核对，该办法采用了哪种鉴定方法，有什么优点？

2. 乙方向甲方提供了一个中药样品，要求进行中药质量分析，甲方进行了检品登记，取样，并进行了真伪鉴定，确认为正品后，随后写出质量合格的报告。请分析甲方遗忘了哪些重要环节？

**（李炳生）**

# 第三章

## 中药鉴定的基本操作

**导学情景** V

**情景描述：**

近年来，国内食品、药品质量安全问题频繁发生，从"地沟油"到"三聚氰胺毒奶粉"，再到"破皮鞋都成了药品胶囊的原材料"，更有甚者"猪饲料加上药粉，裹上胶囊，就成了降低血糖的保健食品"，这些制假者，丧尽天良！不法商贩制造的问题食品、药品，严重威胁着人民群众的健康及生命。

**学前导语：**

此起彼伏的问题食品、问题药品，已严重刺痛了医药工作者的良知，我们在严辞痛斥药品制假者道德沦丧的同时，必须依赖于现代科学技术，借助仪器设备，使制假者无机可乘。本节课，让我们一起进入中药鉴定的基本操作学习。

扫一扫知
重点

中药鉴定对实践能力的要求较高，操作是否规范，关系到实验的结果，关系到药物的真伪及临床用药安全。为此，本章主要介绍中药鉴定实际工作中常用的操作方法与操作规范，包括中药显微制片技术、显微测量技术、显微化学分析，以及常用的定性、定量分析技术。学习并掌握本章内容是进一步培养鉴定中药真伪优劣能力的重要环节。

## 第一节 中药显微制片技术

显微鉴定是中药鉴定的主要方法之一，包括药材的组织鉴定和粉末鉴定，适用于对性状不易识别的药材、性状相近的多基原药材或饮片，也适用于中成药的鉴定。中药显微制片技术是根据药材组织构造、细胞形状及内含物的特性制作相应制片，是显微鉴定的重要组成部分，包括粉末制片、表面制片、徒手切片等。

### 一、中药粉末制片

中药粉末制片对鉴定完整的、破碎的、粉末状的各类药材、饮片及中成药均适用，是中药显微鉴定最常用的制片方法之一。

水装片的制作

（一）水（稀甘油）装片的制作

水（稀甘油）装片适用于观察组织碎片、细胞及内含物的形态等特征，也适合于药

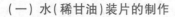

材组织构造的观察。

**仪器与试剂:**生物显微镜、盖玻片、载玻片、镊子、解剖针、擦镜纸、吸水纸、蒸馏水或稀甘油。

**操作方法:**

1. 取一干净的载玻片和盖玻片,置于实验台上。

2. 用镊子或解剖针取少量药材粉末置于载玻片中央。

3. 滴加蒸馏水(或稀甘油)2~3滴,用解剖针搅拌均匀。

4. 左手持载玻片,右手持盖玻片,先将盖玻片边缘与水液(或稀甘油)的边缘接触,待液体展开后,缓缓放下盖玻片,这样可使盖玻片下的空气逐渐被水挤出,以免产生气泡。

5. 盖玻片边缘若有多余水液,用吸水纸吸取。

**注意事项:**

1. 装片时粉末不可挑取太多,适量即可。

2. 供试品粉末过四号筛(65目)。

3. 若水液从盖玻片边缘溢出,用吸水纸吸取多余水液。

（二）透化片的制作

透化片适用于观察细胞形状、组织构造及细胞中的各种结晶体。

水合氯醛透化制片的操作

**仪器与试剂:**生物显微镜、酒精灯、盖玻片、载玻片、镊子、解剖针、擦镜纸、吸水纸、火柴、水合氯醛试液、稀甘油。

**操作方法:**

1. 取一干净的载玻片和盖玻片,置于实验台上。

2. 用镊子或解剖针取少量药材粉末置于载玻片中央。

3. 滴加水合氯醛液3~4滴,用解剖针搅拌均匀,置于酒精灯上小火微微加热(透化),用解剖针搅拌均匀,待液体浓稠时,再滴加水合氯醛液加热透化,重复2~3次,透化至透亮为度。

4. 待载玻片冷却后,滴加稀甘油1~2滴(防止析出水合氯醛结晶),搅拌均匀,盖上盖玻片,用吸水纸吸取多余液体。

**注意事项:**

1. 加热透化时,应先将载玻片在火上预热,以防加热不匀而使载玻片爆裂。

2. 透化时勿使其沸腾,否则产生气泡,妨碍观察。

## 二、表面制片

表面制片可观察表皮细胞、气孔、毛茸等表面特征,适用于叶类、花类及全草类中药的鉴定。另外幼茎、果皮、种皮等亦可制成表面制片观察。

**仪器与试剂:**生物显微镜、酒精灯、盖玻片、载玻片、镊子、解剖针、擦镜纸、吸水纸、火柴、蒸馏水、水合氯醛试液、稀甘油。

**操作方法:**

1. 取一干净的载玻片和盖玻片,置于实验台上。

2. 将供试品湿润软化后,以左手持材料,右手持尖嘴镊子,夹住材料表皮,向下撕取表皮。

3. 用刀片切取表皮面积约 $4mm^2$ 大小,一正一反置载玻片中央,滴加稀甘油 2~3 滴,盖上盖玻片直接观察或透化处理后观察。

**注意事项:**注意分清正、反面,也可分别封藏观察。

## 三、横切片制作

观察药材的组织构造时需切片观察。通常植物的根、根茎、茎、皮、叶等适宜作横切片,果实、种子亦可作横切片,要观察射线的高度、宽度以及油管、乳管等特征时可作纵切片,徒手切片一般不必追求切片完整,只要有边缘到中心能看到,即可了解整个组织结构。

**仪器与试剂:**生物显微镜、酒精灯、盖玻片、载玻片、镊子、刀片、擦镜纸、吸水纸、火柴、水合氯醛试液、稀甘油、蒸馏水。

**操作方法:**

1. 取干净的载玻片和盖玻片置于实验台上。

2. 选取经软化处理后的药材,切成 3~5cm 的小段。

3. 以左手的拇指、食指及中指夹住材料,使之固定不动。为防止刀伤,拇指应略低一些,并使材料上端高出手指 2~3mm。

4. 右手大拇指和食指捏住刀片一角,刀口向内,并与药材垂直。左手保持不动,用右手使刀口自外侧左前方向内侧右后方拉切,同时观察切片的进展情况。注意不要两手同时拉动,材料要一次切下,切忌"拉锯"式切片。切好后,用毛笔将切片轻轻移入培养皿的清水中备用。

5. 挑选薄而平的切片,置于载玻片中央,滴加蒸馏水 2~3 滴,取盖玻片,使盖玻片一边接触液体边缘,待液体沿边缘扩散后缓缓放下盖玻片,以防止产生气泡。盖片后,用吸水纸吸去流溢到盖玻片以外的多余液体。

**注意事项:**

1. 切片时要注意拇指,以防刀伤。

2. 切片时保持刀片与药材垂直。

3. 切片前先将材料和刀口上蘸些水,使之切时滑润。

4. 选片要薄而平整,不求完整。

**点滴积累** V

1. 中药显微制片包括中药粉末制片、表面制片和横切片等。

2. 中药粉末制片操作的关键是取样适量及加盖玻片时防止气泡产生;表面制片操作的关键是撕取表皮,勿带叶肉或其他组织;横切片制作的关键是切片时刀口向内拉切,切忌"拉锯"式切片。

## 第二节 显微描绘技术

绘图是中药鉴定工作者必备的基本技能,绘图的好坏关系到科研成果的准确性。为了更好地绘出显微镜下的植物组织构造及中药粉末显微特征,有时必须借助显微描绘器绘制。

**仪器与设备:**生物显微镜、显微描绘器。

**操作方法:**

1. **安装** 取下显微镜的目镜,在目镜斜筒上装上描绘器,固定后再装上目镜。

2. **装片** 将标本片放入显微镜的载物台,调节物像至清晰。

3. **调试** 调节显微镜光线强度,使能清晰地看到视野中的物像和绘图纸上的铅笔尖。如图 3-1 所示。

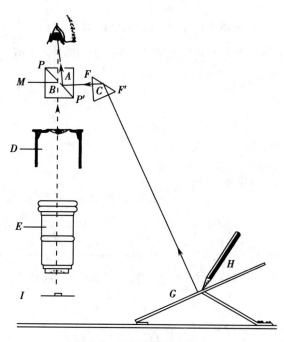

图 3-1 显微描绘器示意图

A. 直角棱镜 B. 直角棱镜 C. 反射棱镜 D. 目镜 E. 物镜 H. 绘图铅笔 G. 绘图板及绘图纸 H. 标本片 FF′. 涂有水银的棱镜面 PP′. 涂有水银的粘合面 M. 未涂水银的部分圆粘合面

4. **绘图** 用铅笔沿着物像的结构轻轻描出组织构造的轮廓;对于粉末特征,选取最有鉴别意义的特征描绘。

5. **草图加工** 按照图像将线条修补完整、圆滑、流畅、粗细均匀。

放大倍数的计算,按下列公式计算:

$$放大倍数 = \frac{绘图纸上描绘的图像长度}{被描绘目的物的实际长度}$$

**注意事项:**

1. 显微描绘器安装后,注意调节显微镜光线强度,使绘图纸、铅笔的图像与显微镜的物像重合。

2. 绘制的显微特征要有代表性。

3. 描绘一个视野容纳不下的长形物像时,可以先描绘完一个视野,然后微微移动标本片,再描绘连接的部分。为了使标本片移动后物像与图像衔接,移动标本片前最好确定2~3个明显的特征。

点滴积累 ∨

> 显微描绘器是描绘显微镜下所见物体的物像时所用的一种仪器。 安装后,注意调节显微镜光线强度,使绘图纸、铅笔的图像与显微镜的物像重合。 草图加工时要注意线条的完整、圆滑、流畅及粗细均匀。

## 第三节 显微测微技术

在中药显微鉴定时,常要对观察的物体测量大小,显微测微尺是用来测量显微镜下所能见物体长度和大小的标尺,包括目镜测微尺和载台测微尺。如图3-2、图3-3所示。

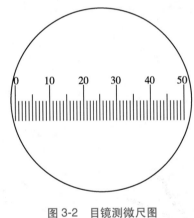

图3-2 目镜测微尺图

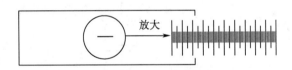

图3-3 载台测微尺图(1mm/100/0.01mm)

**仪器与设备:**生物显微镜、显微测微尺。

**操作方法:**

**1. 目镜测微尺的标定** 由于目镜测微尺每小格所表示的长度随显微镜放大倍数的不同而改变,因而使用前必须将各物镜逐一使用,以确定该目镜测微尺在不同放大倍数下每小格表示的实际长度。

(1)取下目镜,旋下目镜上的透镜,将目镜测微尺放入目镜的中隔板上,再旋上透镜,并将目镜装入镜筒内。

(2)将载台测微尺置于显微镜的载物台上,使有刻度的一面朝上,操作显微镜,使具有刻度的小圆圈位于视野中央。

(3)先用低倍镜观察,对准焦距,待看清载台测微尺的刻度后,转动目镜,使目镜测微尺的刻度与载台测微尺的刻度相平行,并使两尺的左边第一条线相重合,再向右寻找两尺的另外一条重合线。如图3-4所示。

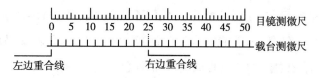

图 3-4　用载台测微尺标定目镜测微尺图

（4）记录两条重合线间的目镜测微尺的格数和载台测微尺的格数,根据两条重合线间小格数的比值,计算目镜测微尺在物镜下每小格的数值(μm)。计算方式:

$$目镜测微尺的每格长度=\frac{两个重叠刻度间物镜测微尺格数×10}{两个重叠刻度间目镜测微尺格数}$$

目镜测微尺的 25 小格与载台测微尺的 13 小格相重合(图 3-4),则目镜测微尺在此组镜头下每小格为 $10\mu m×13÷25=5.2\mu m$。一般需测试数次,取其平均值。

**2. 测量方法**　将被测量物体制片后,置于显微镜下,用已校正的目镜测微尺测量其长度,然后乘以被标定后目镜测微尺每小格的长度,即得。在测量和计算时,必须注意与标定时使用的目镜、物镜一致。

**注意事项:**

1. 测微尺为易碎品,标定时防止压碎。

2. 目镜测微尺在不同放大倍数下每小格表示的实际长度是不同的。

**点滴积累** ╲

目镜测微尺是用来测量物体的长度标尺, 但其刻度所代表的长度随显微镜放大倍数的不同而改变。 因此, 使用目镜测微尺前必须用载台测微尺进行标定, 以确定目镜测微尺上的每一小格所代表的实际长度。

# 第四节　显微化学分析技术

显微化学分析是将药材的切片、粉末或浸出物等置于载玻片上,加特定化学试剂后产生沉淀、结晶或特定的颜色,在显微镜下观察其形状和颜色进行鉴别的一种方法。

**仪器与试剂:**生物显微镜,特定化学试剂。

**操作方法:**将切片、粉末或浸出物置于载玻片上,直接滴加特定化学试剂,加盖玻片,置于显微镜下观察。

现将常见的显微化学反应的鉴定内容及其方法分述如下:

1. 细胞内含物性质的鉴定

（1）淀粉粒:加碘试液,显蓝色或紫色;用甘油乙酸试液装片,置偏光显微镜下观察,未糊化的淀粉粒显偏光现象;已糊化的无偏光现象。

（2）菊糖:用稀甘油装片,加 10% α-萘酚乙醇溶液,再加硫酸,显紫红色并很快溶解。

（3）糊粉粒:糊粉粒加碘试液,显棕色或黄棕色;加硫酸铜和苛性碱试液显紫红色。

（4）草酸钙晶体：草酸钙结晶加稀乙酸不溶解，加稀盐酸溶解而无气泡产生；加硫酸溶液，逐渐溶解，片刻后析出针状硫酸钙结晶。碳酸钙晶体遇乙酸溶解，并放出二氧化碳，而草酸钙晶体则不溶。

（5）脂肪油、挥发油或树脂：加苏丹Ⅲ试液，显橘红色、红色或紫红色；加90%乙醇，脂肪油和树脂不溶解（蓖麻油及巴豆油例外），挥发油则溶解。

（6）黏液：加钌红试液，显红色。

**2. 细胞壁性质的鉴定**

（1）纤维素细胞壁：加氯化锌碘试液显蓝色或紫色。

（2）木质化细胞壁：加间苯三酚试液1~2滴，稍放置，加盐酸1滴，因木化程度不同，显红色或紫红色。

（3）木栓化或角质化细胞壁：加苏丹Ⅲ溶液显红色。

**3. 化学成分的鉴定**　有些药材中含有特殊的化学成分且具有特殊的显微化学反应，在鉴定时可根据药材中化学成分的性质加以设计。

例如：黄连粉末滴加95%乙醇1~2滴及30%硝酸1滴，可见针状、针簇状硝酸小檗碱结晶析出；丁香切片滴加碱液，油室内有针状丁香酚钠结晶析出；肉桂粉末依次滴加氯仿及2%盐酸苯肼，可见黄色针状或杆状结晶。

**4. 显微定位分析**　利用显微化学方法，确定中药材中有效成分存在的部位，以此鉴定药材的质量及品种。如北柴胡横切片加1滴无水乙醇-浓硫酸（1∶1）液，在显微镜下观察，可见木栓层、栓内层和皮层显黄绿色至蓝绿色，表示有效成分柴胡皂苷存在以上部位。

**注意事项：**

1. 必须加盖玻片，防止化学试剂腐蚀镜头。

2. 滴加试剂时，勿使滴头接触被检测的物体，防止污染试剂。

3. 根据供试品中化学成分的性质选用特定化学试剂。

**点滴积累**　∨

　　显微化学分析技术是利用显微镜观察微观理化反应，而进行中药鉴定的技术。该方法既可鉴定中药的真伪、纯度，又可分析中药材中有效成分存在的部位。

# 第五节　常用的定性分析技术

## 一、微量升华

微量升华是利用中药中所含的某些化学成分，在一定温度下能升华的性质，获得升华物，在显微镜下观察其结晶形状、色泽，或取升华物加化学试剂观察其反应作为鉴别特征。例如：大黄的升华物为黄色棱针状或羽毛状蒽醌化合物结晶，加碱液溶解并显红色。

**仪器与试剂**：生物显微镜，微量升华装置，特定化学试剂。

ER-3-4

微量升华法
的操作

**操作方法：**

1. 取金属片放置在有圆孔（直径约2cm）的石棉板上。

2. 金属片上放一小金属圈（高度约0.8cm），对准石棉板上的圆孔。

3. 圈内加入中药粉末适量，圈上放一载玻片。

4. 在石棉板下圆孔处用酒精灯徐徐加热数分钟，至粉末开始变焦，去火待冷后可见有升华物凝聚在载玻片上。

5. 将载玻片取下反转，在显微镜下观察结晶形状，并可加化学试剂观察其反应。

**注意事项：**加热时不宜太过，防止粉末完全焦化，影响效果。

## 二、荧光分析

荧光分析是利用中药中所含的某些化学成分，在紫外光或自然光下能产生特殊荧光的性质进行中药品种鉴别的一种方法。除另有规定外，紫外光灯的波长为365nm，如用短波（254~265nm）时，应加以说明，因两者荧光现象不同。

**仪器与试剂：**紫外光灯、特定化学试剂。

**操作方法：**

将中药材（或断面）直接放到紫外光灯下观察所产生的荧光；或将中药材化学成分提取后，将提取液点于滤纸上在紫外光灯下观察所产生的荧光。必要时喷特殊显色剂观察荧光。例如芦荟水溶液本无荧光，但与硼砂共热，所含芦荟素显黄绿色荧光。

**注意事项：**

1. 紫外光对人的眼睛和皮肤有损伤，应避免与紫外光较长时间接触。

2. 某些中药本身不产生荧光，需要用显色剂处理后，才可产生荧光。

**点滴积累** ∨

1. 微量升华是利用中药中某些化学物质具有升华的性质，并以升华物的理化性质作为鉴定特征，而对中药进行鉴定的方法。

2. 荧光分析是利用中药中所含的某些化学成分，在紫外光或自然光下能产生特殊荧光，而对中药进行鉴定的方法。

# 第六节　常用的定量分析技术

## 一、水分测定技术

中药中水分含量的多少，是贮藏过程中保证质量的一项重要标志。如水分含量超过一定限度，中药易虫蛀霉变，并使有效成分分解，且相对地减少了实际用量。因此，控制中药中水分的含量，对于保证中药的质量有重要意义。《中国药典》（2015年版）规定水分测定的方法有四种：

1. **烘干法**　适用于不含或少含挥发性成分的药材。
2. **甲苯法**　适用于含挥发性成分的药材。
3. **减压干燥法**　适用于含有挥发性成分的贵重药材。
4. **气相色谱法**　适用范围较广。

以上具体方法详见《中国药典》(2015年版)四部。

## 二、灰分测定技术

中药的灰分来源,包括中药本身经过灰化后遗留的不挥发性无机盐以及中药表面附着的不挥发性无机盐类,两者合称为总灰分。同一种中药,在无外来掺杂物时,总灰分含量应在一定范围以内。如果总灰分超过一定限度,表明掺有泥土、砂石等无机物质。《中国药典》(2015年版)规定了中药总灰分的最高限量,如大黄总灰分不得超过10.0%,白术不得超过5.0%,这对于保证中药的纯度具有重要意义。但有些中药本身总灰分量差异较大,尤其是组织中含较多草酸钙结晶的中药,有时测定总灰分不足以说明外来无机盐的存在,还需要测定酸不溶性灰分,即不溶于10%盐酸中的灰分。因中药所含的无机盐类(包括钙盐)大多可溶于稀盐酸中而除去,而来自泥沙的硅酸盐类则不溶解而残留下来,故测定酸不溶性灰分更能准确地表明中药中是否有泥沙等掺杂物以及杂物的含量。总灰分及酸不溶性灰分测定的具体方法详见《中国药典》(2015年版)四部。

## 三、杂质测定技术

1. **杂质来源**　《中国药典》(2015年版)规定,中药材中的杂质系指下列各类物质:

(1)来源与规定相同,但其性状或部位与规定不符。

(2)来源与规定不同的物质。

(3)无机杂质,如沙石、泥块、尘土。

2. **检测方法**

(1)取规定量的供试品,摊开,用肉眼或放大镜(5~10倍)观察,将杂质拣出。

(2)如其中有可筛分的杂质,应通过适当的筛,将杂质分出。

(3)将各类杂质分别称重,计算出在供试品中的含量(%)。

《中国药典》(2015年版)规定:除另有规定外,饮片药屑杂质通常不得过3%。

## 四、挥发油测定技术

挥发油测定技术即利用中药中所含的挥发油成分能与水蒸气同时蒸馏出来的性质,使用挥发油测定器测定其含量。挥发油常是许多中药的有效成分,含挥发油成分的中药,可进行挥发油含量测定,制定相应的含量标准,可实现对其质量的定量控制。《中国药典》(2015年版)规定,挥发油测定法分为甲法和乙法。甲法适用于测定相对密度在1.0以下的挥发油,乙法适用于测定相对密度在1.0以上的挥发油。其仪器装置及测定方法详见《中国药典》(2015年版)

四部。

## 五、浸出物测定技术

中药的有效成分尚不清楚或不能进行精确的定量测定时,可根据已知成分的溶解性质进行浸出物测定来确定其品质。在水或其他适当溶剂中,在一定条件下,药材中的浸出物的含量有一定范围。因此,以浸出物的含量确定中药的质量是有实际意义的。浸出物测定通常包括水溶性浸出物测定法、醇溶性浸出物测定法、挥发性醚浸出物测定法等。测定方法详见《中国药典》(2015 年版)四部。

**点滴积累** ∨ ⋯⋯⋯⋯⋯⋯⋯⋯⋯⋯⋯⋯⋯⋯⋯⋯⋯⋯⋯⋯⋯⋯⋯⋯⋯⋯⋯

常用的定量分析技术有水分测定、灰分测定、杂质检查、挥发油测定、浸出物测定。

## 目标检测

一、选择题

(一)单项选择题

1. 可进行微量升华的中药是(　　)

    A. 大黄           B. 黄连           C. 甘草

    D. 辛夷           E. 木通

2. 制作透化片时,常加(　　)试液进行透化

    A. 甘油乙酸液       B. 蒸馏水       C. 水合氯醛液

    D. 稀甘油         E. 稀盐酸

3. 哪种显微制片是错误的(　　)

    A. 横切片         B. 纵切片       C. 解离组织片

    D. 斜切片         E. 粉末制片

4. 在显微镜下测量细胞及细胞内含物大小时,使用的长度单位为(　　)

    A. nm            B. cm            C. mm

    D. dm            E. $\mu$m

5. 可进行显微化学反应的中药是(　　)

    A. 狗脊           B. 黄连           C. 甘草

    D. 辛夷           E. 菊花

6. 中药荧光分析时,没有特殊说明,紫外灯的波长是(　　)

    A. 165nm       B. 265nm       C. 365nm

    D. 465nm       E. 565nm

7. 可制作横切片的药材种类是(　　)

    A. 根            B. 花            C. 中成药

D. 粉末　　　　　　　　　　　E. 花粉

8. 目镜测微尺的 68 小格与载台测微尺的 23 小格(每小格 = 10μm)相重合,则目镜测微尺在此组镜头下每小格为(　　)

　　A. 2.56μm　　　　　　　B. 3.38μm　　　　　　C. 10.38μm

　　D. 12.23μm　　　　　　E. 18.23μm

9. 测定药材酸不溶性灰分常用的酸是(　　)

　　A. 稀硫酸　　　　　　　B. 稀醋酸　　　　　　C. 稀硝酸

　　D. 稀乙酸　　　　　　　E. 稀盐酸

10. 对含有较多草酸钙或碳酸钙晶体的药材,在控制杂质限量时,应当测定(　　)

　　A. 总灰分　　　　　　　B. 生理灰分　　　　　　C. 炽灼残渣

　　D. 酸不溶性灰分　　　　E. 杂质限量

(二) 多项选择题

1. 中药的显微制片有(　　)

　　A. 锯片　　　　　　　　B. 斜切片　　　　　　C. 表面制片

　　D. 粉末制片　　　　　　E. 横切片制片

2. 哪些属于中药的杂质(　　)

　　A. 泥沙　　　　　　　　B. 水分　　　　　　　C. 非药用部分

　　D. 来源与规定不同的物质　E. 残留农药

3. 横切片制作的主要步骤有(　　)

　　A. 选适当长短的软化药材　　　　　　B. 左手持药材,使之固定不动

　　C. 右手持刀片,并与药材垂直　　　　D. 滑动切片

　　E. 将切片移入清水中备用

4. 化学成分,特别是有效成分,目前还不十分清楚的中药,一般多采用哪些测定方法确定其品质(　　)

　　A. 醚溶性浸出物　　　　B. 沸点　　　　　　　C. 水溶性浸出物

　　D. 醇溶性浸出物　　　　E. 有效成分含量

5. 《中国药典》规定中药材的灰分测定,包括(　　)

　　A. 总灰分测定　　　　　B. 生理灰分测定　　　　C. 酸不溶性灰分测定

　　D. 炽灼残渣测定　　　　E. 干燥失重测定

二、简答题

1. 简述微量升华法的操作步骤。

2. 常用的定量分析技术有哪些,目的是什么?

三、实例分析题

　　某药企质检人员在对某批中药材进行显微鉴定时,将制作好的水合氯醛透化片放在显微镜下

后,观察到有很多气泡,显微特征非常模糊。请分析操作过程可能出现的失误,并说明原因。

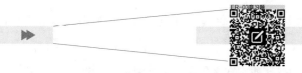

# 实训项目一 显微描绘器的使用

【实训目的】

1. 熟悉显微描绘器的安装与调试。

2. 具有使用显微描绘器绘图的能力。

【实训内容】

(一)实训仪器、试剂、材料

生物显微镜、显微描绘器、铅笔、橡皮、直尺、绘图纸等。

中药永久制片或临时制片。

(二)实训操作

按照"第二节 显微描绘技术"项下的"操作方法"进行安装、装片、调试、绘图及草图加工。

【实训注意】 参照"第二节 显微描绘技术"项下的"实训注意"。

【实训检测】

1. 安装显微描绘器。

2. 使用显微描绘器绘图。

【实训报告】使用显微描绘器绘制中药组织构造图或粉末显微图。

# 实训项目二 显微测微尺的使用

【实训目的】

1. 熟悉显微测微尺的标定方法。

2. 掌握显微测微尺的使用。

【实训内容】

(一)实训器材与药材

生物显微镜、目镜测微尺、载台测微尺。

牛膝永久制片,黄连永久制片。

(二)实验操作

**1. 测微尺的标定** 按"第三节 显微测微技术"项下内容操作。

**2. 细微物体的测量** 取牛膝、黄连永久制片,按"第三节 显微测微技术"项下内容操作,测量导管、石细胞及薄壁细胞直径或长度。

**【实训注意】**

1. 目镜测微尺的标定数值,仅适用于测定时所用显微镜的目镜和物镜,若更换物镜或目镜时,必须再进行校正标定。

2. 微细物体的测量,通常在高倍接物镜下测量,测定结果比较准确,但在测量较长的物体,如纤维、导管或非腺毛的长度时,则用低倍接物镜测量较好。

**【实训检测】** 使用显微测微尺测定特定物体的大小。

**【作业】**

1. 记述显微测微尺标定的步骤及计算结果。

2. 应用显微测微尺测量被测物体的大小。

（王亚林）

# 第四章

## 根及根茎类中药

导学情景  V

情景描述：

"一粒种子躺在泥土中……，它听到外面的世界很热闹，春风在歌唱，泉水在歌唱，小鸟在歌唱，小朋友也在歌唱……，种子挺了挺身子，胚根就破壳而出……"。

学前导语：

种子在萌发后，胚根首先突破种皮，向下生长形成主根，并发展成根系。它们不像花、叶那样惹人注目，被埋没在地下，但却完成着极为不寻常的任务。根具有固着作用，可绿化荒漠、防止水土流失；根具有吸收、输导及支持作用，根深叶茂就是对它的赞美！根具有贮藏和繁殖作用，它为人们提供了丰富的食物资源。近年来研究发现，根还具有合成功能，可合成氨基酸、生物碱、挥发油、生物激素等生理活性物质。本节课，让我们一起进入根及根茎类中药的学习。

根和根茎是植物的两种不同器官，具有不同的外部形态和内部构造。但在商品中药中，许多中药材同时具有根和根茎两部分，如人参、龙胆、细辛等主要以根入药，但却带有少量根茎；黄连、藁本、北豆根等主要以根茎入药，却带有少量根，常难以分开。为了便于学习，本章将根和根茎类中药列为一章叙述。

扫一扫知重点

## 第一节　根及根茎类中药概述

### 一、根类中药概述

根类中药是指药用部位为根或以根为主带有部分根茎的中药。

#### （一）性状鉴定

根的形状通常为圆柱形、圆锥形、长圆锥形或纺锤形等。不同的根类中药，具有不同的外部特征。一般来说，根没有节和节间，无叶和叶痕，无顶芽和侧芽。

双子叶植物一般主根发达，侧根较细。主根常为圆柱形，如甘草、黄芪、牛膝等；或呈圆锥形，如白芷、桔梗等；有的呈纺锤形，如地黄、何首乌等；少数呈须根状，多数细长的须根集生于根茎上，如细辛、威灵仙、龙胆等。

单子叶植物主根不明显,无主根与侧根之分,有的须根先端膨大呈纺锤状块根,如百部、郁金、麦冬等。

根受外界环境影响其形态变异较大,但它的外部特征通常相对稳定,在中药鉴定中有重要意义。根的表面常有横纹、纵皱纹及皮孔,横纹的多少与皮孔的分布,常作为辨别栽培品或野生品的依据。有些根的表面常具有瘤状突起的支根,如三七、附子等;有些根头部具有毛茸或纤维,如白头翁、防风等;有些根头部带有茎基或芽痕,如人参、西洋参,其根茎称"芦头",上面凹陷的茎痕称为"芦碗"。

双子叶植物的根具有次生构造,表面常为栓皮,比较粗糙;单子叶植物终生为初生构造,根表面常为表皮,较光滑。

在生产实践中,医药工作人员通常根据根的外部特征对中药进行辨认和真伪鉴别。

(二) 显微鉴定

在显微镜下,观察根类中药的组织构造,首先根据维管束的类型、排列方式判断是属于双子叶植物还是单子叶植物。

1. **双子叶植物根的构造**　双子叶植物根的特点在于形成层的存在,使根产生了次生结构,由外向里分别为:

(1)周皮:由木栓层、木栓形成层及栓内层组成,位于根的最外方。

(2)皮层:由于根的木栓形成层通常发生于中柱鞘部位,致使根外方的初生皮层常已脱落,因此根的次生皮层一般为发达的栓内层。

(3)韧皮部:由韧皮纤维及韧皮射线组成,包括筛管、伴胞、韧皮纤维和韧皮薄壁细胞等。

(4)形成层:由数列扁平的薄壁细胞组成,具有分生能力,形成层向内产生木质部,向外产生韧皮部。

(5)木质部:由次生的木纤维、木射线、导管及木薄壁细胞组成。形成层的不断活动,使得根不断加粗,形成层产生的木质部总是多于韧皮部,较粗的根主要由木质部构成,在显微镜下,可看到宽广的木心。

由于次生木质部中的导管与木纤维成束出现与射线(薄壁细胞)相间排列,一直分化到中心,因此,可看到放射状结构。

放射状结构是识别双子叶植物根的重要标志,而单子叶植物根的中心为明显的髓部。

2. **单子叶植物根的构造**　绝大多数单子叶植物的根,终生保持初生构造,横切面观察由外至内为:

(1)表皮:由一列薄壁细胞组成,位于根的最外方。

(2)皮层:较宽广,占根的大部分,由薄壁细胞组成,排列相对疏松。最内一列细胞称为内皮层,凯氏带加厚明显可见。

(3)中柱:包括中柱鞘、初生韧皮部、初生木质部和发达的髓部,占横断面的1/2以下。单子叶植物根中的韧皮部束与木质部束相间排列成环,呈辐射型。

(4)髓部:髓部明显,主要由薄壁细胞组成。

辐射型的维管束是识别单子叶植物根的重要依据。

### 3. 根类中药显微鉴定要点

（1）根类中药的横切面显微鉴定：首先应根据维管束的类型、形成层的有无等，区分是双子叶植物根还是单子叶植物根。

（2）根类中药的粉末显微鉴定：应注意观察细胞中的后含物（如草酸钙结晶、淀粉粒、菊糖等）；观察分泌组织（如乳管、树脂道、油室）及厚壁组织（如纤维、石细胞）的有无及形态等特征。

## 二、根茎类中药概述

根茎类中药是指药用部位为根茎或以根茎为主的中药。

### （一）性状鉴定

**1. 根茎的类型及特征**　根茎为变态的茎，包括根状茎、块茎、球茎及鳞茎等。药用者以根状茎多见。

根茎类中药为地下茎的变态，因而保留了茎的特点，在外形上，有节和节间（单子叶植物根茎尤为明显，如黄精、玉竹），节上有膜质鳞叶（如黄连）；先端有顶芽（如天麻）或侧芽，顶端或上面常残留有茎基或茎痕（如重楼）。蕨类植物的根茎表面常有鳞片或者密生棕黄色鳞毛（如狗脊）。根茎的形状不一，有圆柱形、纺锤形、扁球形或不规则团块状等。

根茎类中药横断面特征在鉴定中比较重要。单子叶植物根茎的内皮层环纹明显可见，维管束点状，散在。双子叶植物根茎的维管束多环状排列，略呈放射状，中央有明显的髓部。

**2. 根茎类中药的性状鉴定要点**　在进行根茎类中药性状鉴定时，应注意：①根茎的类型：常因类型不同而形状不同；②表面：节与节间的有无；③横切面：有无髓部，维管束是否散在，有无分泌组织散布等，其余均与根类中药类同。

### （二）显微鉴定

**1. 双子叶植物根茎的构造**　一般均具次生构造，横切面观察由外至内可见：

（1）木栓层：由几列或数列扁平的木栓细胞组成，细胞排列整齐、紧密。

（2）皮层：细胞类圆形或椭圆形，排列比较疏松，常有根迹维管束和叶迹维管束斜向通过。

（3）维管束：为多数无限外韧型维管束，呈环状排列，维管束之间有射线，射线宽窄不一。

（4）髓部：位于中央，明显。

双子叶植物根茎除上述正常构造外，有的还可形成异常构造（如大黄中的"星点"）。

**2. 单子叶植物根茎的构造**　一般为初生构造，横切面观察由外至内可见：

（1）表皮：最外层为表皮细胞或木栓化的皮层细胞组成，位于根的最外方。无次生构造，通常不产生周皮。

（2）皮层：较宽广，占大部分，由薄壁细胞组成，常有叶迹维管束散在。

（3）内皮层：大多内皮层明显，具凯氏带，可将皮层与维管组织区域明显分开。

（4）维管柱（中柱）：中柱的维管束数目较多，常分散存在，为有限外韧型或周木型维管束。

（5）髓部：不明显。

明显的内皮层环及散在的维管束常作为识别单子叶植物根茎的重要特征。

**3. 蕨类植物根茎**　均为初生构造。最外通常为一列表皮,表皮下面有下皮层,为数列厚壁细胞,下皮层内为薄壁细胞组成的基本组织。一般具网状中柱,网状中柱的一个维管束又称为"分体中柱"。

分体中柱的形状、数目和排列形式是鉴别蕨类中药品种的重要依据。

**4. 根茎类中药显微鉴定要点**

(1)根茎类中药的横切面显微鉴定:首先应根据维管束类型和排列方式判断是双子叶植物根茎,还是单子叶植物的根茎,或为蕨类植物根茎。注意少数双子叶植物根茎的异常构造等。

(2)根茎类中药的粉末显微鉴定:应注意观察分泌组织(如乳管、黏液细胞、油细胞),细胞中的后含物(如草酸钙结晶、淀粉粒、菊糖),厚壁组织(如纤维、石细胞)的形态和有无等,这些都是重要的鉴别特征。

---

**点滴积累** ∨

1. 根茎与根的区别为：根茎有节和节间，节上有退化的膜质鳞叶，先端有顶芽或侧芽，中央具有髓部（双子叶植物）。

2. 放射状结构是识别双子叶植物根的重要标志，而单子叶植物根的维管束排列成环，呈辐射型。

3. 明显的内皮层环及散在的维管束是识别单子叶植物根茎的重要特征。

---

# 第二节　根及根茎类中药的鉴定

## 狗脊

### Cibotii Rhizoma

**【来源】**　为蚌壳蕨科植物金毛狗脊 *Cibotium barometz*( L. )J. Sm. 的干燥根茎。

---

**知识链接**

**金毛狗脊——国家二级保护植物**

金毛狗脊生长在含腐殖质丰富的阴湿地带，根茎肥大横走，表面密生金黄色茸毛，形似卧着的金毛小狗，故称为金毛狗脊。 金毛狗脊的孢子囊比较独特，分为两瓣，成熟时张开，形如"海蚌含珠"，属于蚌壳蕨科植物。 由于观赏价值及药用价值很高，其野生资源已处于濒危状态，现已被列为国家二级保护植物。

---

**【性状鉴定】**

**1. 狗脊**　呈不规则的长块状,长 10~30cm,少数可长至 50cm,直径 2~10cm。表面深棕色,被光亮的金黄色茸毛,上部有数个棕红色叶柄残基,下部丛生多数棕黑色细根。质坚硬,难折断。气微,味淡微涩。

2. **生狗脊片** 呈不规则长条形或圆形的切片,厚 0.15~0.5cm。周边不整齐,有时可见残留的金黄色茸毛,外表深棕色。断面浅棕色,近外皮约 1~4mm 处有一条明显凸起的棕黄色木质部环纹。质坚脆,易折断。如图 4-1 所示。

狗脊以肥大、色黄、质坚实无空心、外表略有金黄色茸毛者为佳。生狗脊片以厚薄均匀、坚实无毛、不空心者为佳。

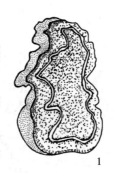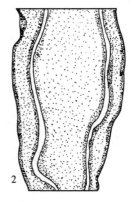

图 4-1 狗脊药材饮片图
1. 横切片 2. 纵切片

▶▶ 课堂活动

1. 狗脊以孢子繁殖,属于哪一类植物?
2. 观察狗脊药材及饮片,找出识别要点。

【化学成分】 根茎含绵马酚、原儿茶醛等,毛茸含鞣质及色素等。

【功效】 祛风湿,补肝肾,强腰膝。

## 大黄
### Rhei Radix et Rhizoma

【来源】 为蓼科植物掌叶大黄 *Rheum palmatum* L.、唐古特大黄 *Rheum tanguticum* Maxim. ex Balf. 或药用大黄 *Rheum officinale* Baill. 的干燥根及根茎。前两种习称"北大黄",后一种习称"南大黄"。

大黄的鉴定

【原植物鉴定】

1. **掌叶大黄** 多年生草本,高可达 2m。茎粗壮直立,中空,节膨大。基生叶具长柄,卵圆形或圆形,掌状 5~7 深裂;茎生叶较小,互生,有短柄;托叶鞘膜质筒状。圆锥花序顶生,紫红色,雄蕊 9 枚,花柱 3。瘦果卵圆形,有三棱,沿棱生翅。花期 6~7 月,果期 7~8 月。如图 4-2 所示。

2. **唐古特大黄** 叶片分裂极深,小裂片再作羽状深裂,深度可达中央叶脉。

3. **药用大黄** 叶片浅裂,深度一般为叶片的 1/4。

【产地与采制】 掌叶大黄主产于甘肃、青海、陕西、西藏、四川等省区,主为栽培品,是商品大黄的主流。唐古特大黄主产于青海、甘肃、西藏及四川等省区,野生或栽培。药用大黄主产于四川、贵州、云南等省,栽培或野生,产量较少。选择生长三年以上的植株,于秋末茎叶枯萎时或第二年初春发芽前采挖,刮去外皮,切成段或块,直接干燥。

【性状鉴定】 呈类圆锥形或不规则块片状,长 3~17cm,直径 3~10cm。表面黄棕色至红棕色,可见类白色网状纹理。质坚实,断面淡红棕色或黄棕色,颗粒性。根茎髓部宽广,有"星点"(异型维管束)环列或散在。根的形成层环明显,木质部发达,具放射状纹理,无星点。气清香,味苦微涩,嚼之黏牙,有沙粒感,唾液染成黄色。如图 4-3、彩图 1、彩图 2 所示。

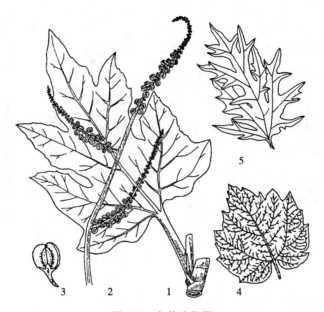

图 4-2　大黄植物图
1. 掌叶大黄茎叶　2. 花枝　3. 果实　4. 药用大黄　5. 唐古特大黄

以个大、质坚实、气清香、味苦微涩者为佳。

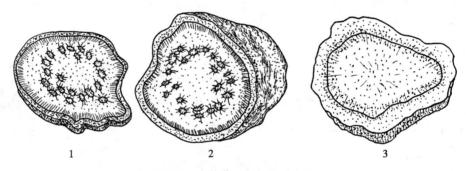

图 4-3　大黄药材及伪品对比图
1. 饮片　2. 药材　3. 伪品(华北大黄)

**【显微鉴定】**

**1. 掌叶大黄根茎横切面**　木栓层及皮层大多已除去。韧皮部射线宽一至数列细胞,内含棕色物。形成层环明显。木质部导管稀疏,非木质化。髓部宽广,有异型维管束,其外侧为木质部,内侧为韧皮部,射线呈星状射出。薄壁细胞含淀粉粒及大型草酸钙簇晶。如图 4-4 所示。

**2. 掌叶大黄粉末**　呈淡黄棕色。大型草酸钙簇晶较多,直径 $20 \sim 160\mu m$,有的可达 $190\mu m$,棱角大多短钝。网纹导管较多,并有具缘纹孔及细小螺纹导管。淀粉粒极多,单粒呈多角形或球形,脐点大多呈星状;复粒由 2~8 粒组成。如图 4-5 所示。

**【化学成分】**游离型蒽醌衍生物类:为大黄酸、大黄素、大黄酚等,游离型蒽醌衍生物是大黄抗菌的主要成分。结合型蒽醌衍生物类:为游离蒽醌类衍生物的葡萄糖苷或双蒽酮苷,是大黄泻下的主要成分,以双蒽酮苷泻下作用最强。鞣质类:约占 5%,为大黄的收敛成分。其他类:挥发油、有机酸、脂肪酸等。

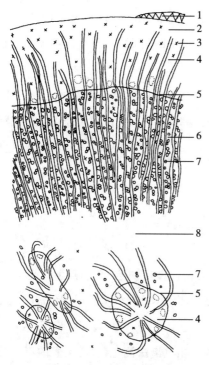

图4-4　大黄根茎横切面简图

1. 木栓层　2. 皮层　3. 草酸钙簇晶　4. 韧皮部
5. 形成层　6. 木质部　7. 导管　8. 髓

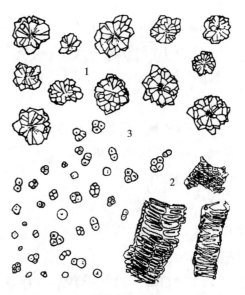

图4-5　掌叶大黄粉末图

1. 草酸钙簇晶　2. 导管　3. 淀粉粒

**【理化鉴定】**

**1. 检查羟基蒽醌衍生物**　大黄粉末遇碱液显红色。

**2. 检查游离型蒽醌衍生物**　大黄粉末微量升华后,可见黄色菱状针晶或羽状结晶,于结晶上滴加碱液,结晶溶解而显红色。

---

**实例分析**

实例

《中国药典》(2015年版)大黄流浸膏中大黄的鉴定方法为:取本品1ml,置瓷坩埚中,在水浴上蒸干后,坩埚上覆以载玻片,置石棉网上直火缓缓加热,至载玻片上呈现升华物后,取下载玻片,放冷,置显微镜下观察,有菱形针状、羽状和不规则晶体,滴加氢氧化钠试液,结晶溶解,溶液显紫红色。

分析

大黄流浸膏是将大黄粗粉,用60%乙醇作溶剂,浸渍、渗漉、浓缩、稀释、滤过而得到的浸膏。由于为提取物,选用理化鉴定方法比较适宜。

先将大黄流浸膏中的乙醇挥去,由于大黄流浸膏中游离型的蒽醌类化合物(如大黄酸、大黄素、大黄酚、大黄素甲醚)具有升华的性质,加热升华,即在载玻片上形成菱状针晶、羽状或不规则晶体。再利用游离的羟基蒽醌类化合物遇碱液显红色,可真伪鉴别。本实验反应现象为紫红色。

**3. 检查土大黄苷** 取本品粉末 0.2g,加甲醇 2ml,温浸 10 分钟,放冷,取上清液 10μl,点于滤纸上,以 45% 乙醇展开,取出,晾干,放置 10 分钟,置紫外光灯(365nm)下检视,不得显持久的亮蓝紫色荧光。

**4. 薄层色谱** 以本品作为供试品,以大黄药材作为对照药材,以大黄酸作为对照品。照《中国药典》(2015 年版)薄层色谱法试验,在供试品色谱中,应有相对应、同颜色的色谱斑点。置氨蒸气中熏后,斑点变为红色。

【检查】

1. **干燥失重** 不得过 15.0%。

2. **总灰分** 不得过 10.0%。

【含量测定】

1. **总蒽醌** 按《中国药典》(2015 版)规定,以高效液相色谱法测定,含总蒽醌以芦荟大黄素($C_{15}H_{10}O_5$)、大黄酸($C_{15}H_8O_6$)、大黄素($C_{15}H_{10}O_5$)、大黄酚($C_{10}H_{10}O_4$)和大黄素甲醚($C_{16}H_{12}O_5$)的总量计,不得少于 1.5%。

2. **游离蒽醌** 按《中国药典》(2015 版)规定,以高效液相色谱法测定,含游离蒽醌以芦荟大黄素($C_{15}H_{10}O_5$)、大黄酸($C_{15}H_8O_6$)、大黄素($C_{15}H_{10}O_5$)、大黄酚($C_{10}H_{10}O_4$)和大黄素甲醚($C_{16}H_{12}O_5$)的总量计,不得少于 0.2%。

【功效】泻下攻积,清热泻火,凉血解毒,逐瘀通经,利湿退黄。

---

**专家教你辨真伪**

### 荧光鉴别简单、可靠

大黄伪品较多,常见的伪品为蓼科大黄属植物河套大黄、华北大黄、天山大黄、藏边大黄等植物的根及根茎。 大黄属植物普遍含有蒽醌类衍生物,根常显黄色,容易与正品混淆。 其中华北大黄主要分布于陕西、甘肃、青海等地,在当地又称为"波叶大黄",误种误收,损失严重。

伪品虽然也含有蒽醌类衍生物成分,但不含泻下主要成分——双蒽酮苷,其泻下作用很差或无泻下作用。 伪品均含有"土大黄苷",利用土大黄苷在紫外灯下显亮蓝色荧光,而正品显棕红色荧光的性质进行鉴定,简单可靠。 如彩图 3 所示。

---

### 何首乌
### Polygoni Multiflori Radix

【来源】为蓼科植物何首乌 *Polygonum multiflorum* Thunb. 的干燥块根。

【性状鉴定】呈团块状或不规则纺锤形,长 6~15cm,直径 4~12cm。表面红棕色或红褐色,有浅沟。体重,质坚实,断面浅黄棕色或浅红棕色,粉性,皮部有 4~11 个类圆形异型维管束环列,状如云朵,习称"云锦纹"。中央木质部较大,有的呈木心。气微,味微苦涩。如图 4-6、图 4-7、彩图 4 所示。

以个大、质坚实而重、红褐色、断面云锦状花纹明显、粉性足者为佳。

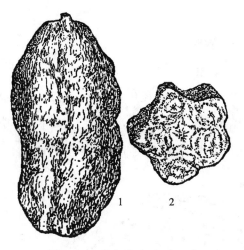

图4-6 何首乌药材及饮片图
1. 药材 2. 饮片

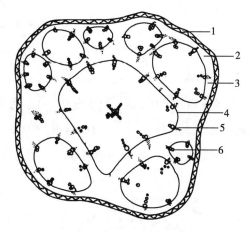

图4-7 何首乌横切面简图
1. 木栓层 2. 皮层 3. 异型维管束 4. 形成层
5. 韧皮部 6. 木质部

### 知识链接

**异型维管束——药材真伪鉴别的重要特征**

异型维管束只产生于少数双子叶植物,例如何首乌的"云锦花纹"、大黄的"星点"、商陆的"罗盘纹"等,异型维管束比较特殊,常作为鉴别药材真伪的重要依据。

【化学成分】蒽醌衍生物:约1.1%,主要为大黄酚、大黄素、大黄素甲醚等。含有卵磷脂:约为3.7%。铁及锌含量较高。

【功效】何首乌:解毒,消痈,润肠通便。

制何首乌:补肝肾,益精血,乌须发,强筋骨,化浊降脂。

### 实例分析

实例

2016年3月30日央广网(北京)报道,湖北省孝昌县一民工,花8000元买回的一株"千年人形何首乌",其人形、头、躯干、四肢轮廓都很明显,甚至五官都一应俱全。到底有没有"千年人形何首乌"?

分析

关于"人形何首乌"媒体多有报道,实为不法分子利用病人病急乱求医的心理,人为造假而成。常见的造假方法有:

1. 雕刻嫁接 将芭蕉的根茎、薯蓣的根,雕刻成男、女人形,利用二者易于成活,易于嫁接的特点,再将何首乌藤茎嫁接其中,经过约半年的生长,就变成了"人形何首乌"。

2. 模内生长 将生长一年多的何首乌移植到人形模型里,几年甚至更长时间后,就成了名副其实的人形何首乌。

"千年人形何首乌"的骗局在全国各地均有出现,应慎防上当受骗。如彩图5所示。

## 牛膝
### Achyranthis Bidentatae Radix

【来源】为苋科植物牛膝 *Achyranthes bidentata* Bl. 的干燥根。

【性状鉴定】呈细长圆柱形,有时稍弯曲,上端较粗,长 15～70cm,直径 0.4～1cm。表面灰黄色或淡棕色,有细纵皱纹及皮孔。质硬脆,易折断,受潮变柔韧,断面淡棕色或棕色,角质样,中央木质部明显,并可见黄白色"筋脉点"(异型维管束)排列成 2～4 轮。气微,味微甜而稍苦涩。如图 4-8 所示。

以根长、肉肥、皮细、黄白色者佳。

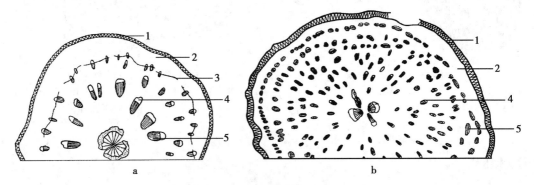

图 4-8　牛膝与川牛膝组织构造对比图
a. 牛膝横切面　b. 川牛膝横切面
1. 木栓层　2. 皮层　3. 形成层　4. 韧皮部　5. 木质部

【化学成分】三萜皂苷类。甾类化合物:如羟基促脱皮甾酮、牛膝甾酮等。

【功效】逐瘀通经,补肝肾,强筋骨,利尿通淋,引血下行。

### 专家教你辨真伪

#### 牛膝与川牛膝鉴别点

市场上存在牛膝和川牛膝混用的情况,但川牛膝为苋科植物川牛膝 *Cyathula officinalis* Kuan 的干燥根,其质坚韧,不易折断,断面可见"筋脉点"(异型维管束)排列成 3～8 轮而区别于牛膝。

## 附子
### Aconiti Lateralis Radix Praeparata

【来源】为毛茛科植物乌头 *Aconitum carmichaelii* Debx 侧根(子根)的加工品。

【原植物鉴定】多年生草本,高 60～120cm。块根通常 2 个连生,栽培品的侧根(子根)肥大。茎直立,叶互生,叶片卵圆形,革质,掌状 3 裂几达基部,两侧裂片再 2 裂,中央裂片先端再 3 浅裂。总状花序顶生,花序轴有贴伏的反曲柔毛,萼片 5 枚,蓝紫色,上萼盔形,侧萼近圆形,花瓣 2,变态成蜜腺叶。雄蕊多数,蓇葖果长圆形。花期 6～7 月。果期 7～8 月。如图 4-9 所示。

【产地与采制】主产于四川江油、平武、绵阳,陕西汉中、城固等地,湖北、湖南、云南、河南等省亦有种植。6 月下旬至 8 月上旬(夏至至立秋间)采挖,摘取子根,除去泥土、须根,习称"泥附子",再按大小分类,进行加工。因加工方法不同,商品附子常分为"盐附子""黑顺片"和"白附片"。

1. **盐附子**　选大小均匀的泥附子,洗净,浸入食用胆巴水溶液中,浸泡过夜,再加食盐继续浸泡,每日取出晾晒,并逐渐延长晾晒时间,直至附子表面出现大量盐霜结晶,质地变硬时为止。

2. **黑顺片**　选择大、中个头的泥附子,洗净,浸入食用胆巴水溶液中,浸泡数日,连同浸液煮至透心,捞出,水漂,纵切成约5mm的厚片,再用水浸漂,用调色液使附片染成浓茶色,取出蒸至出现油面光泽时,烘至半干,再晒干或烘干。

3. **白附片**　选择大小均匀的泥附子,洗净,浸入食用胆巴水溶液中,浸泡数日,连同浸液煮至透心,捞出,剥去外皮,纵切成约3mm的薄片,用水浸漂,取出蒸透,晒干。

【性状鉴定】

1. **盐附子**　呈圆锥形,长4~7cm,直径3~5cm。表面灰黑色,被有盐霜。顶端宽大,中央有凹陷的芽痕,周围有

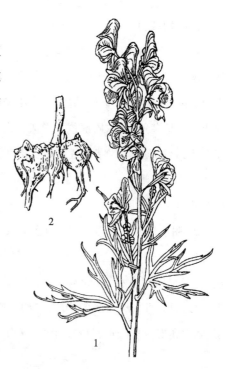

图4-9　乌头植物图
1. 花枝　2. 块根

瘤状突起的支根,习称"钉角"。质重而坚硬,难折断,受潮则变软。断面灰褐色,形成层环多角形。气微,味咸而麻舌。如图4-10、彩图6所示。

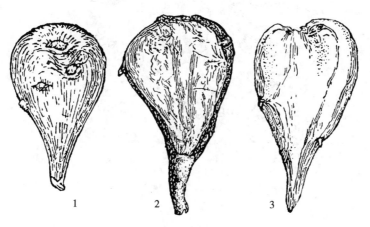

图4-10　附子药材图
1. 盐附子　2. 黑顺片　3. 白附片

2. **黑顺片**　为不规则的纵切片,上宽下窄,厚0.2~0.5cm,外面黑褐色,表面暗黄色,半透明,油润光泽,并有纵向筋脉纹。质硬而脆,断面角质样。气微,味淡。如图4-10、彩图7所示。

3. **白附片**　形状、气味与黑顺片相同,但无外皮,全体黄白色,半透明状,片厚约为0.3cm。如图4-10、彩图8所示。

盐附子以个大、坚实、灰黑色、表面起盐霜者为佳。黑顺片以片大,厚薄均匀,表面油润光泽者为佳。白附片以片大、色白、半透明者为佳。

**【显微鉴定】**

1. **附子根横切面**　后生皮层为黄色的木栓化细胞。皮层薄壁细胞横向延长,有石细胞单个或3~5个成群。内皮层明显。韧皮部宽广,有小型筛管群散在。形成层环呈多角形,木质部位于形成层内侧,以角隅处较发达,导管略呈"V"字形或放射状排列。有时可见1至数个根迹维管束。中央髓部为薄壁细胞,含淀粉粒。如图4-11所示。

2. **附子粉末**　黄白色。石细胞较多,呈长方形或类方形,腔大壁薄,直径53~125μm。导管主为具缘纹孔及网纹导管,直径20~48μm。后生皮层碎片,表面观呈多角形,垂周壁不均匀增厚,有的呈瘤状突入细胞腔,胞腔内含棕色物。淀粉粒极多,单粒类圆形、圆多角形或长圆形,复粒多由2~7分粒组成。如图4-12所示。

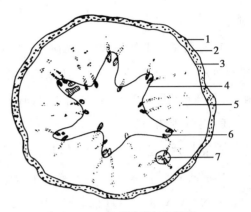

图4-11　盐附子横切面简图
1. 后生皮层　2. 石细胞　3. 内皮层
4. 形成层　5. 筛管群　6. 木质部
7. 根迹维管束

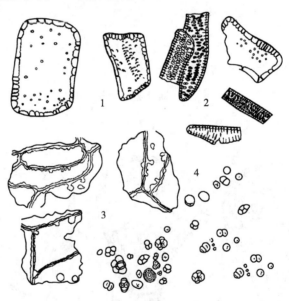

图4-12　附子粉末图
1. 石细胞　2. 导管　3. 后生皮层　4. 淀粉粒

**【化学成分】**　含多种生物碱:①剧毒的双酯型生物碱:乌头碱、中乌头碱及次乌头碱;②单酯型生物碱:苯甲酰乌头胺、苯甲酰中乌头胺和苯甲酰次乌头胺,为加工过程中双酯型生物碱的水解产物,其毒性仅为乌头碱的1/200;③醇胺型生物碱:乌头胺、中乌头胺和次乌头胺,为继续水解产物,生成毒性更小的不带酯键的醇胺类生物碱,其毒性仅为乌头碱的1/2000。

**【理化鉴定】**

1. **检查乌头碱**　取附子粉末,加亚铁氰化钾颗粒少许,再加甲酸1滴,产生绿色。

2. **检查生物碱类**　取附子粉末约1g,加70%乙醇10ml,加热回流15分钟,放冷,过滤,滤液加碘化汞钾2滴,发生黄白色沉淀。

【检查】双酯型生物碱限量:按照《中国药典》(2015年版)规定的方法,本品含双酯型生物碱以新乌头碱($C_{33}H_{43}NO_{11}$)、次乌头碱($C_{33}H_{45}NO_{10}$)和乌头碱($C_{34}H_{47}NO_{11}$)的总量计,不得过0.020%。

【功效】回阳救逆,补火助阳,散寒止痛。

## 川乌
### Aconiti Radix

川乌、草乌和附子的鉴定

【来源】为毛茛科植物乌头 *Aconitum carmichaelii* Debx. 的干燥母根(主根)。主产于四川、陕西等省,为栽培品,以四川江油的附子、乌头最为有名。

【性状鉴定】呈不规则的圆锥形,稍弯曲,中部常向一侧膨大,状如乌之头,长2~7.5cm,直径1.2~2.5cm。表面棕褐色或灰棕色,皱缩,有瘤状突起的支根,习称"钉角"。质地坚实,断面灰白色,形成层环呈多角形。气微,味辛辣、麻舌。如图4-13所示。

以饱满、质坚实、断面色白有粉性者为佳。

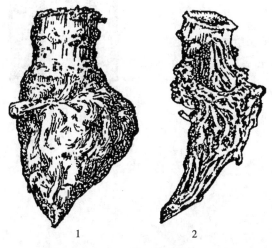

图4-13　川乌、草乌药材图
1. 川乌　2. 草乌

【化学成分】含生物碱及乌头多糖,主要为剧毒的双酯类生物碱。

【功效】祛风除湿,温经止痛。有大毒。

---

**专家教你辨真伪**

如何区分川乌、草乌和附子?

　　川乌、草乌和附子是剧毒中药,三者炮制加工及临床应用不同,不可混淆。但附子为侧根,顶端无茎痕或残茎,而区别于川乌和草乌;川乌为母根,是栽培品,较饱满;草乌是野生品,表面比较枯瘦,纹理较深,颜色较黑而区别于川乌。

---

## 白芍
### Paeoniae Radix Alba

【来源】为毛茛科植物芍药 *Paeonia lactiflora* Pall. 的干燥根。

### 白芍的道地产区

白芍产于于全国大部分地区，主产浙江的白芍习称"杭白芍"，产于安徽者称"亳白芍"，四川者称"川白芍"，以上均为全国著名的道地药材。

**【性状鉴定】** 呈圆柱形，多平直，两端平截，长 5~18cm，直径 1~2.5cm。表面类白色或浅红棕色，光滑，隐约可见横长皮孔及纵皱纹。质坚实，不易折断，断面角质样，类白色或微红色，形成层环明显，木质部有放射状纹理。气微，味微苦而酸。如图 4-14 所示。

以根粗、坚实、无白心或裂隙者为佳。

**【化学成分】** 含芍药苷及少量的羟基芍药苷、苯甲酸、丹皮酚、鞣质等。

**【功效】** 平肝止痛，养血调经，敛阴止汗。

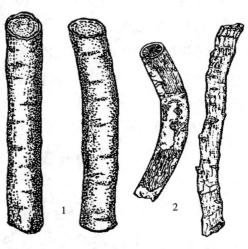

图 4-14　白芍、赤芍药材图
1. 白芍　2. 赤芍

专家教你辨真伪

#### 如何区分白芍与赤芍？

在历代本草中，芍药早有"赤白之分"。区分白芍与赤芍，主要从以下三个方面：①赤芍为野生品芍药或者川赤芍（毛茛科川赤芍 *Paeonia veitchii* Lynch）的干燥根；②赤芍为自然干燥，而白芍为煮至透心，刮去外皮后干燥；③赤芍呈圆柱形，常弯曲，表面棕色较粗糙，有横向凸起的皮孔，断面呈粉白色；而白芍多顺直，表面类白色，因加工煮至透心，断面呈角质状。

## 黄连

### Coptidis Rhizoma

黄连的鉴定

**【来源】** 为毛茛科植物黄连 *Coptis chinensis* Franch.、三角叶黄连 *Coptis deltoidea* C. Y. Cheng et Hsiao 或云连 *Coptis teeta* Wall. 的干燥根茎。药材分别习称"味连""雅连""云连"。

**【原植物鉴定】**

1. **黄连**　多年生草本，高 15~25cm。叶基生，叶片卵状三角形，3 全裂，中央裂片稍呈菱形，羽状深裂，两侧裂片呈不等 2 深裂，边缘具刺状锯齿。花葶 1~2，二歧或多歧聚伞花序，花 3~8 朵，黄绿色，花瓣线形或线状披针形。蓇葖果。花期 2~4 月，果期 3~6 月。如图 4-15 所示。

2. **三角叶黄连**　主要区别为：根茎黄色，不分枝或少分枝；叶片卵形，3 全裂，羽片彼此密集。

3. **云南黄连**　主要区别为：根茎黄色，较少分枝；叶片卵状三角形，3 全裂，羽片彼此疏离。

**【产地与采制】** 味连主产于重庆、四川、湖北等地。主为栽培品,为商品黄连的主要来源。雅连主产于四川洪雅、峨眉等地区,主为栽培品,有少量野生。云连主产于云南及西藏地区,原系野生,现有栽培。秋末冬初(10~11月)采挖,除去地上部分及泥土,晒干,撞去须根。

**【性状鉴定】**

1. **味连** 根茎多簇状分枝,弯曲互抱,形如鸡爪,故有"鸡爪黄连"之称。单枝长3~6cm,直径0.3~0.8cm。表面黄褐色,粗糙,有不规则结节状隆起及须根或须根痕,部分节间光滑,习称"过桥",上部残留棕色膜质鳞叶或叶柄残基。质坚硬,折断面不整齐,皮部呈暗棕色或橙红色,木质部鲜黄色或橙黄色,有放射状纹理,中央髓部红棕色,有时空心。气微,味极苦。如图4-16、彩图9所示。

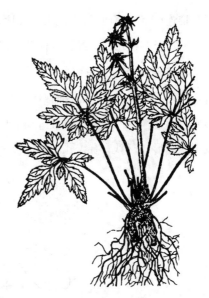

图4-15　黄连植物图

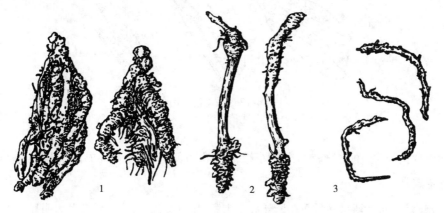

图4-16　黄连药材图
1. 味连　2. 雅连　3. 云连

2. **雅连** 多单枝,略呈圆柱形,微弯曲,长4~8cm,直径0.5~1cm。"过桥"较长,顶端有少许残茎。如图4-16、彩图10所示。

3. **云连** 多为单枝,较细小,弯曲呈钩状,长2~5cm,直径0.2~0.4cm。表面常被有黄粉。如图4-16、彩图11所示。

均以根茎粗壮、坚实、断面红黄色者为佳。

**【显微鉴定】**

1. **味连根茎横切面** 木栓层为数列细胞。皮层较宽,有石细胞散在。中柱鞘纤维束木化,或伴有石细胞,均显黄色。维管束外韧型,断续环列,束间形成层不明显;射线宽窄不一。髓部均为薄壁组织,无石细胞。如图4-17所示。

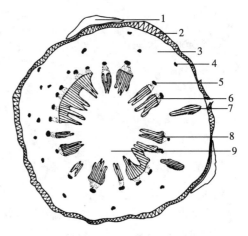

图4-17　味连根茎横切面简图
1. 鳞叶组织　2. 木栓层　3. 皮层
4. 石细胞　5. 中柱鞘纤维　6. 韧皮部
7. 根迹维管束　8. 木质部　9. 髓部

雅连根茎横切面：与味连相似，但髓部有多数石细胞群。

云连根茎横切面：皮层、中柱鞘及髓部均无石细胞。

**2. 味连粉末** 呈黄棕色或黄色，味极苦。石细胞鲜黄色，类多角形或类圆形、直径 25～64μm，壁厚，壁孔明显。鳞叶表皮细胞长方形，壁微波状弯曲，或作连珠状增厚。中柱鞘纤维鲜黄色，纺锤形或梭形，壁厚。木纤维鲜黄色，较细长，壁较薄。导管为网纹或孔纹，节短。木薄壁细胞类长方形或不规则形，壁稍厚，有纹孔。淀粉粒多细小。如图 4-18 所示。

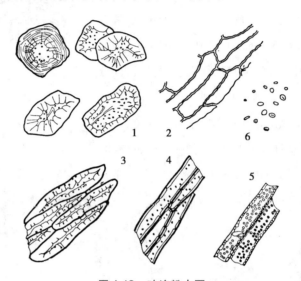

图 4-18 味连粉末图
1. 石细胞 2. 鳞叶细胞 3. 中柱鞘纤维 4. 木纤维 5. 导管 6. 淀粉粒

**【化学成分】** 均含多种生物碱：主要为小檗碱，其次为黄连碱等。酸性成分：如阿魏酸、绿原酸等。

**【理化鉴定】**

**1. 荧光试验** 黄连药材横断面在紫外灯下观察，显金黄色荧光，木质部尤为明显。

**2. 检查小檗碱** 取黄连粉末或切片置于载玻片上，滴加95%乙醇1～2滴及30%硝酸1滴，加盖玻片放置片刻，镜检，有黄色针状或针簇状结晶析出（硝酸小檗碱结晶）。

---

### 实例分析

实例

《中国药典》（2015 年版）收载的香连丸中黄连的鉴定方法为：取香连丸数粒，研细，取样少许于载玻片上，滴加乙醇1～2滴及30%的硝酸1滴，放置片刻，置于显微镜下观察，可见黄色针状或针簇状结晶析出。

分析

香连丸由黄连、木香两味中药组成，粉成细粉，用水泛丸制得。既可选用显微鉴定法，也可选用显微化学鉴定法，本实验以显微化学法检查黄连。

黄连中的主要有效成分是小檗碱，属极性化合物，可选用极性较强的有机溶剂乙醇提取，滴加硝酸，使其形成溶解性极小的硝酸小檗碱，并以黄色针状或针簇状结晶析出。本实验利用小檗碱的性质检查黄连。

【检查】

1. **水分**　不得过 14.0%。

2. **总灰分**　不得过 5.0%。

【含量测定】味连：以高效液相色谱法测定，本品按干燥品计算，以盐酸小檗碱计，含小檗碱（$C_{20}H_{17}NO_4$）不得少于 5.5%，表小檗碱（$C_{20}H_{17}NO_4$）不得少于 0.80%，黄连碱（$C_{19}H_{13}NO_4$）不得少于 1.6%，巴马汀（$C_{21}H_{21}NO_4$）不得少于 1.5%。

【功效】清热燥湿，泻火解毒。

## 防己
### Stephaniae Tetrandrae Radix

防己的鉴定

【来源】　为防己科植物粉防己 *Stephania tetrandra* S. Moore 的干燥根。

【性状鉴定】呈不规则圆柱形、半圆柱形或块状，多弯曲，长 5～10cm。直径 1～5cm。表面淡灰黄色，在弯曲处常有深陷横沟而成结节状的瘤块样。体重，质坚实，断面平坦，灰白色，富粉性，有排列较稀疏的放射状纹理，状如车轮，习称"车轮纹"。气微，味苦。如图 4-19、图 4-20、彩图 12 所示。

以质地坚实、粉性足、去净外皮者为佳。

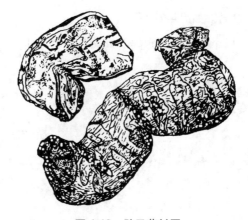

图 4-19　防己药材图

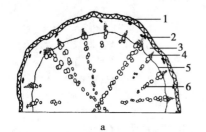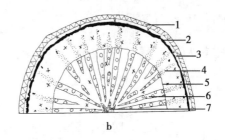

图 4-20　防己与伪品广防己对比图
a. 防己横切面　b. 广防己横切面
1. 木栓层　2. 石细胞环　3. 皮层　4. 韧皮部　5. 形成层　6. 木质部　7. 异型维管束

## 专家教你辨真伪

### 经验丰富的药检人员常说"防己不能挤"！

商品防己分类较复杂，有"广防己""汉中防己""木防己""防己"等，其来源各不相同，容易混淆。但正品防己断面有"稀疏、断续、不规则放射状纹理，状如车轮"，而混淆品断面的维管束均排列比较紧密，一条紧靠一条，有的还向外二歧状分叉，显得"太密太挤"。因而有经验的老药工常根据防己药材断面维管束排列的稀疏程度作为真伪鉴别依据。

【化学成分】含多种异喹啉生物碱。主要为粉防己碱、防己诺林碱等。

【功效】祛风止痛,利水消肿。

## 延胡索
## Corydalis Rhizoma

【来源】 为罂粟科植物延胡索 *Corydalis yanhusuo* W. T. Wang 的干燥块茎。

【性状鉴定】 呈不规则扁球形,直径 0.5 ~ 1.5cm。表面黄色或黄褐色,有不规则网状皱纹,顶端有凹陷的茎痕,底部呈圆锥状突起。质坚硬而脆,断面黄色,角质样,有蜡样光泽。气微,味苦。如图 4-21 所示。

以个大、饱满、质坚实、断面色黄者为佳。

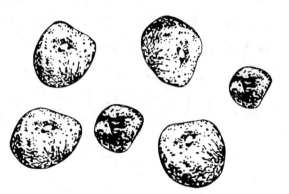

图 4-21 延胡索药材图

### 专家教你辨真伪

#### 山药伪装的延胡索

市场上常以山药的"零余子"加工后冒充延胡索,可从其顶端无凹陷茎痕,断面无蜡样光泽,味淡而区别于正品。

【化学成分】含多种生物碱。

【功效】活血,行气,止痛。

点滴积累 ∨

1. 大黄药材断面髓部宽广,有"星点"环列或散在;荧光实验显棕色至棕红色荧光,而伪品为亮蓝紫色荧光。

2. 何首乌药材皮部有 "云锦纹","云锦纹"是真伪何首乌的鉴别要点。

3. 附子为乌头的侧根,川乌为其主根,草乌为北乌头的块根。 三者表面均具有"钉角",形成层环多角形比较特殊。

4. 商品黄连分"味连""雅连""云连"。 三者均含小檗碱,横断面在紫外灯下显金黄色荧光,木质部尤为明显。

5. 在防己真伪鉴定中,常以导管束排列的稀疏程度作为真伪鉴别要点。

## 苦参
## Sophorae Flavescentis Radix

【来源】为豆科植物苦参 *Sophora flavescens* Ait. 的干燥根。

【性状鉴定】呈长圆柱形,下部常有分枝,长 10 ~ 30cm,直径 1 ~ 6.5cm。表面灰棕色或棕黄色,具纵皱纹及皮孔样突起,外皮薄,多破裂反卷,易剥落,剥落处显黄色,光滑。质硬,不易折断,断面纤维性,黄白色,有的具异型维管束呈同心性环列或不规则散在。气微,味极苦。

以条匀、断面色黄白、无须根、味苦者为佳。

【化学成分】根含 20 多种生物碱,主要为苦参碱及氧化苦参碱。

【功效】清热燥湿,杀虫,利尿。

ER-4-7
甘草的鉴定

## 甘草
### Glycyrrhizae Radix et Rhizoma

【来源】为豆科植物甘草 *Glycyrrhiza uralensis* Fisch.、胀果甘草 *Glycyrrhiza inflata* Bat. 或光果甘草 *Glycyrrhiza glabra* L. 的干燥根及根茎。

---

**知识链接**

**甘草——沙漠的卫士**

甘草的抗旱能力很强,除了它发达的根系外,还与它的植物形态有密切关系。甘草的茎、叶及果实的表面密布毛茸。毛茸既防止了阳光的灼烧,又减少了水分的蒸发,同时阻止了害虫的侵食,因而甘草成了沙漠的卫士。

---

【原植物鉴定】

1. **甘草**　为多年生草本,茎直立,被白色短毛和刺毛状腺体。单数羽状复叶互生,小叶 7~17,全缘,两面有短毛和腺体。总状花序腋生,蝶形花冠紫红色或蓝紫色,荚果弯曲呈镰刀状,表面密被褐色刺状腺毛。种子 6~8 枚,肾形。花期 6~7 月,果期 7~9 月。如图 4-22 所示。

2. **胀果甘草**　荚果短小而直,膨胀,无腺毛。

3. **光果甘草**　荚果扁直,长圆形,光滑。

【产地与采制】甘草主产于内蒙古、甘肃、新疆等省区,以内蒙古所产品质最优。胀果甘草和光果甘草主产新疆和甘肃。春秋两季均可采挖,以春季产者为佳。趁鲜切去茎基、幼芽、支根及须根,再切成长段后晒干。亦有将外面红棕色栓皮刮去者,称"粉甘草"。

【性状鉴定】

1. **甘草**　根呈圆柱形,长 25~100cm,直径 0.6~3.5cm。表面红棕色或灰棕色,具显著的纵皱纹、沟纹及皮孔。质坚实,断面略显纤维性,黄白色,粉性,形成层环明显,木质部放射状,习称"菊花心"。根茎呈圆柱形,表面有芽痕,断面中央有髓。气微,味甜而特殊。如图 4-23 所示。

2. **胀果甘草**　根及根茎木质粗壮,有的分枝,外皮粗糙,多灰棕色,木质纤维多,粉性小。

3. **光果甘草**　根及根茎质地较坚实,外皮不粗糙,多灰棕色,皮孔细而不明显。

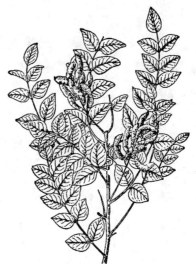

图 4-22　甘草植物图

以外皮细紧、色红棕、质坚实、断面黄白色、粉性足、味甜者为佳。

【显微鉴定】

1. **甘草横切面**　木栓层为数列木栓细胞。皮层较窄。韧皮部射线宽广,多弯曲,常显裂隙;韧皮纤维多成束,周围薄壁细胞常含草酸钙方晶,形成晶纤维。束内形成层明显。木质部导管较多,直径约至160μm;木纤维成束,周围薄壁细胞中亦含草酸钙方晶。薄壁细胞含有淀粉粒。根中央无髓,根茎中央有髓。如图4-24所示。

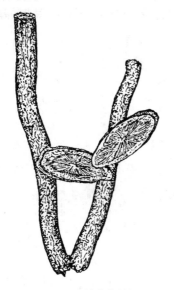

图4-23　甘草药材图

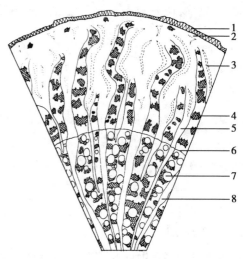

图4-24　甘草横切面简图
1. 木栓层　2. 皮层　3. 裂隙　4. 晶纤维
5. 韧皮射线　6. 形成层　7. 木质部　8. 木射线

2. **甘草粉末**　淡棕黄色,味甜。纤维成束,直径8~14μm,壁厚,周围薄壁细胞含有草酸钙方晶,形成晶纤维。具缘纹孔导管较大。草酸钙方晶多见。木栓细胞红棕色,多角形。淀粉粒多为单粒。如图4-25所示。

【化学成分】　三萜皂苷类成分:含甘草甜素(为甘草酸的钾、钙盐,甘草解毒的有效成分),甘草酸水解后为2分子葡萄糖醛酸和1分子甘草次酸,另含游离的甘草次酸等。黄酮类成分:为甘草苷、甘草苷元、异甘草苷、异甘草苷元等。

【理化鉴定】

1. **检查三萜皂苷类**　取甘草粉末少许,置于试管中,加蒸馏水3~5ml,用力振摇,可产生持久的泡沫(泡沫反应)。

2. **甘草甜素反应**　取甘草粉末少量,置于白瓷板上,加80%的硫酸溶液数滴,均显黄色,渐变为橙黄色。

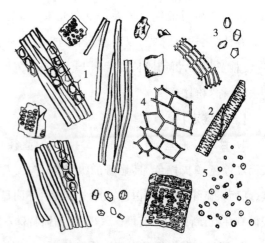

图4-25　甘草粉末图
1. 纤维及晶纤维　2. 导管　3. 草酸钙方晶
4. 木栓细胞　5. 淀粉粒

**3. 薄层色谱**　以本品作为供试品,以甘草药材作为对照药材,以甘草酸单铵盐作为对照品。按照《中国药典》(2015 年版)薄层色谱操作法试验,在供试品色谱中,应有相对应、同颜色的色谱斑点。

【检查】

**1. 重金属及有害元素**　按照《中国药典》(2015 年版)规定的方法测定:铅不得过百万分之五;镉不得过千万分之三;砷不得过百万分之二;汞不得过千万分之二;铜不得过百万分之二十。

**2. 有机氯农药残留量**　按照《中国药典》(2015 年版)规定的方法测定:六六六(总 BHC)不得过千万分之二;滴滴涕(总 DDT)不得过千万分之二;五氯硝基苯(PCNB)不得过千万分之一。

【含量测定】　以高效液相色谱法测定,本品按干燥品计算,含甘草苷($C_{21}H_{22}O_9$)不得少于 0.50%,甘草酸($C_{42}H_{62}O_{16}$)不得少于 2.0%。

【功效】　补脾益气,清热解毒,祛痰止咳,缓急止痛,调和诸药。配伍禁忌:不宜与大戟、芫花、甘遂、海藻同用。

### 黄芪
#### Astragali Radix

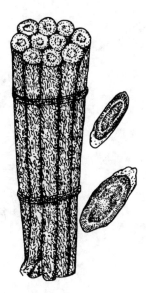

【来源】　为豆科植物蒙古黄芪 *Astragalus membranaceus*(Fisch.) Bge. var. *mongholicus*(Bge.) Hsiao 或膜荚黄芪 *Astragalus membranaceus*(Fisch.) Bge. 的干燥根。

【性状鉴定】　呈圆柱形,极少有分枝,上粗下细,长 30～90cm,直径 1～3.5cm。表面淡棕黄色或淡棕褐色,有纵皱纹及皮孔。质硬而韧,断面纤维性,并显粉性,皮部黄白色,木质部淡黄色,习称为"金井玉栏"。有放射状纹理及裂隙,习称为"菊花心"。老根中央偶呈枯朽状,黑褐色或呈空洞状。气微,味微甜,嚼之稍有豆腥味。如图 4-26 所示。

以条粗长、断面色黄白、味甜、有粉性者为佳。

图 4-26　黄芪药材图

### 专家教你识优劣

"白富美"的黄芪质量有问题

硫黄熏制中药材后可起到防腐、防霉、防虫及杀虫的作用。不法药商利用此特点,在药材的色泽与分量上做起了文章,在药材产地先对药材"注水",然后采用硫黄熏制,经过这样处理,不仅药材变白了,变得干净了,变得圆润了,由于外观形象好,销售也快。这样处理的黄芪不仅分量大增,价格也上涨了不少。但硫黄燃烧以后会产生二氧化硫,极容易残留在药材当中,长期服用会伤害消化道、呼吸道以及肝、肾等脏器。因此,颜色洁白、外形圆润、质地柔软、有刺鼻感的黄芪是硫黄熏制的劣质药材。常见的熏制药材还有当归、党参、山药、白芷、天花粉等,在进行药材鉴定时,对违背"原生态"的"白富美"药材一定要当心!

【化学成分】皂苷类:主含黄芪甲苷,并含黄芪乙苷和黄芪丙苷等。黄酮类:如芒柄花黄素等。多糖类:如黄芪多糖等。多种氨基酸等。

【功效】补气升阳,固表止汗,利水消肿,生津养血,行滞通痹,托毒排脓,敛疮生肌。

## 人参
### Ginseng Radix et Rhizoma

人参别名

【来源】为五加科植物人参 *Panax ginseng* C. A. Mey. 的干燥根及根茎。野生人参称为"野山参"或"山参",栽培品称为"园参",播种在山林野生状态下自然生长者又称"林下山参"或"籽海"。

野山参的鉴定

【原植物鉴定】多年生草本,高 30~70cm。茎单一,不分枝。掌状复叶 3~6 枚,轮生于茎顶,小叶 5 片,中央一片最大,椭圆形至长椭圆形,基部楔形,边缘有锯齿,表面叶脉具有少数刚毛,下表面则无。伞形花序顶生,花小,淡黄绿色。花萼 5,花瓣 5,雄蕊 5。浆果状的核果扁球形,熟时鲜红色。花期 6~7 月,果期 7~9 月。如图 4-27 所示。

林下参的鉴定

园参的鉴定

野山参、林下参和园参的鉴定

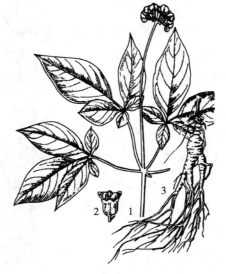

图 4-27　人参植物图
1. 植株　2. 花　3. 根

## 知识链接

### 怎样识别多变的人参

人参确实会变,每年的形态都不一样。1 年生(播种的第二年)的人参,只长出 1 枚三出复叶,采药人称为"三花";2 年生者长出 1 枚五出复叶,形如手掌,习称"巴掌";3 年生者为 2 枚五出复叶,习称"二甲子";4 年生者有三枚复叶,中间长有一花柱,状如古灯,习称"灯台子";5 年生者四枚复叶,习称为"四匹叶"或"四品叶";每年递增 1 枚,最多可达 6 枚复叶,习称"六匹叶"或"六品叶"。

人参虽多变,但生长六年以后外形就稳定了,叶片数目就不再增加了,就是生长上百年,也只有 5 枚或 6 枚复叶。

【**产地与采制**】主产于吉林、辽宁、黑龙江等省。种植5~6年后,于9~10月间,果实红透时采挖,除去地上部分及泥沙,洗净者习称为"圆参水子"。剪去支根,晒干者,称为"生晒参"。不去支根晒干者,称为"全须生晒参"。支根及须根加工成"参须"。将干净鲜参真空冷冻干燥,称为"活性参"。

【**性状鉴定**】

1. **生晒参** 主根呈圆柱形或纺锤形,长3~15cm,直径1~2cm。表面灰黄色、上部或全体有断续的粗横纹及明显的纵皱纹,下部有支根2~3条,着生多数细长须根(全须生晒参),须根上偶有不明显的细小疣状突起。顶端有根茎(习称"芦头"),根茎上具有凹窝状茎痕(习称"芦碗"),有的具不定根(习称"艼")。质较硬,断面淡黄白色,显粉性,形成层环纹棕黄色,皮部有黄棕色点状树脂道散布及放射状裂隙。气微香而特异,味微苦、甘。如图4-28、彩图13所示。

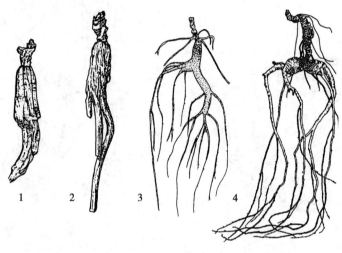

图4-28 人参药材图
1. 生晒参 2. 红参 3. 林下山参 4. 野山参

2. **林下山参** 主根多与根茎近等长或较短,呈圆柱形、菱角形或人字形,长1~6cm。表面灰黄色,具纵皱纹,上部或全体有明显的横向环纹。支根多为2~3条,须根少而细长,清晰不乱,上有较明显的疣状突起(习称"珍珠疙瘩")。根茎细长,少数粗短,中上部具稀疏或密集而深陷的茎痕,不定根较细,多下垂。如彩图15所示。

以条粗、质硬、完整者为佳。

---

**实例分析**

实例

野生人参已很难见到,但在旅游胜地经常会见到包装精美的"野山参",怎样鉴别?

分析

野生人参已濒临灭绝,属于国家一级保护性植物,已很难见到。野山参的识别要点为:"芦长碗密枣核艼,紧皮细纹疙瘩须"。不法商贩常将林下山参或外形特殊的园参稍加工后伪充野山参出售,以谋暴利。虽功效相同,但功力较薄,应注意鉴别。

**【显微鉴定】**

1. **人参主根横切面** 木栓层为数列细胞。皮层较窄。韧皮部中散有树脂道,内含黄色分泌物,近形成层处有较多树脂道环列。形成层成环。木质部导管多成单列,径向稀疏排列;木射线宽广。如图 4-29 所示。

2. **人参粉末** 淡黄白色。草酸钙簇晶,直径 20~68μm,棱角锐尖。树脂道碎片呈管状,内含黄色颗粒状或块状分泌物。导管多网纹或梯纹,稀有螺纹。淀粉粒众多。木栓细胞类方形或多角形。如图 4-30 所示。

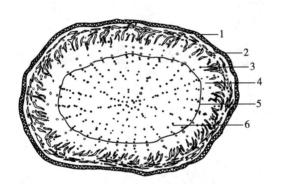

图 4-29 人参横切面简图
1. 木栓层 2. 裂隙 3. 树脂道 4. 韧皮部
5. 形成层 6. 木质部

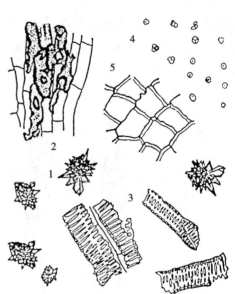

图 4-30 人参粉末图
1. 草酸钙簇晶 2. 树脂道 3. 导管
4. 淀粉粒 5. 木栓细胞

**专家教你辨真伪**

**自古商陆乱人参**

商陆与人参非常相似,记载多有伪充情况。但商陆顶端无"芦头、芦碗",断面无棕黄色形成层环纹,可见凹凸不平的同心性环轮(习称"罗盘纹"),如彩图 14 所示。口嚼有麻舌感,在显微镜下可见草酸钙砂晶,而无簇晶。

**【化学成分】** 根中主含人参皂苷:总皂苷约为 4%,是 14 种以上皂苷的混合物,分别称为人参皂苷 $R_0$、人参皂苷 $Ra_1$、人参皂苷 $Ra_2$、人参皂苷 $Rb_1$、人参皂苷 $Rb_2$、人参皂苷 $Rb_3$、人参皂苷 Rc、人参皂苷 $R_d$、人参皂苷 Re、人参皂苷 Rf、人参皂苷 $R_{20\text{-gluco-f}}$、人参皂苷 $Rg_1$、人参皂苷 $Rg_2$、人参皂苷 $Rh_1$ 等,均为三萜皂苷,其中以四环三萜的达玛脂烷型皂苷为主要活性成分,常用以评价人参的质量。人参多糖类。挥发油类:约为 0.12%。

**【理化鉴定】**

1. **显色反应** 取人参粉末少量,置于白瓷板上,滴加浓硫酸 1~2 滴,显棕褐色。

2. **检查人参皂苷**　取人参粉末约 0.5g,加乙醇 5ml,振摇 5 分钟,过滤。取滤液少量,置蒸发皿中蒸干,滴加三氯化锑的三氯甲烷饱和溶液,再蒸干,呈紫色。

3. **薄层色谱**　以本品作为供试品,以人参药材作为对照药材,以人参皂苷 $Rb_1$、人参皂苷 Re、人参皂苷 Rf、人参皂苷 $Rg_1$ 作为对照品。照《中国药典》(2015 年版)薄层色谱法试验,在供试品色谱中,应有相对应、同颜色的色谱斑点或荧光斑点。

【检查】

1. **水分**　不得过 12.0%。

2. **总灰分**　不得过 5.0%。

【含量测定】　以高效液相色谱法测定,本品按干燥品计算,含人参皂苷 $Rg_1$($C_{42}H_{72}O_{14}$)和人参皂苷 Re($C_{48}H_{82}O_{18}$)的总量不得少于 0.30%,人参皂苷 $Rb_1$($C_{54}H_{92}O_{23}$)不得少于 0.20%。

【功效】　大补元气,复脉固脱,补脾益肺,生津养血,安神益智。

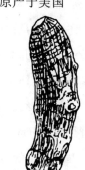

ER-4-13

西洋参的鉴定

## 西洋参
## Panacis quinquefolii Radix

【来源】　为五加科植物西洋参 *Panax quinquefolium* L. 的干燥根。原产于美国及加拿大南部,现全国多有栽培。

【性状鉴定】　呈圆柱形或长纺锤形,长 3~12cm,直径 0.8~2cm。表面淡棕黄色或灰黄色,有密集的环纹及细纵皱纹,主根下部可见支根痕,有的上端有根茎(芦头),茎痕(芦碗)圆形或半圆形。质较坚硬,难折断,断面淡黄白色,略显粉性,形成层环纹棕黄色,皮层散有多数红棕色点状树脂道,木质部放射状。气微香,味微苦后甜。如图 4-31 所示、彩图 16 所示。

图 4-31　西洋参药材图

---

**专家教你辨真伪**

如何识别人参伪装的西洋参?

由于价格原因,市场多有人参伪充西洋参的情况。 它们之间的区别为:西洋参芦头较短,主根也较短,表面多光滑细腻,质地致密,不易折断;而人参芦头较长,主根也较长,表面多粗糙,皮孔突起,皮部及木质部多裂隙,易折断。 以此区别,比较容易。

西洋参饮片与人参饮片极为相似,容易混淆,仔细比较,西洋参片皮部红棕色点状树脂道分布比较明显,质地相对致密,木质部放射状,常无裂隙,苦味明显而区别于人参。 如彩图 17 所示。

---

【化学成分】　主含人参皂苷类成分。

【功效】　补气养阴,清热生津。

# 三七

## Notoginseng Radix et Rhizoma

三七的鉴定

**【来源】** 为五加科植物三七 *Panax notoginseng* (Burk.) F. H. Chen 的干燥根及根茎。支根习称"筋条",根茎习称"剪口",须根习称"绒根"。

---

**知识链接**

### 三七等级划分

三七是以 500g 所含三七的个数来进行划分等级,常以"头"计。有 20 头(一等)、30 头(二等)、40 头(三等)、60 头(四等)、80 头(五等)、120 头(六等)、160 头(七等)、200 头(八等)、无数头。

---

**【性状鉴定】**

1. **主根**　呈纺锤形或类圆锥形,长 1~6cm,直径 1~4cm。表面灰褐色或灰黄色,有断续的纵皱纹,顶端有茎痕,周围有瘤状突起,侧面有支根断痕。质坚实,断面皮部灰绿色、黄绿色或灰白色,木质部颜色较深,微呈放射状,击碎后皮部与木质部常分离,习称"铜皮铁骨"。气微,味苦而后微甜。如图 4-32、彩图 18 所示。

2. **筋条**　呈圆柱形或圆锥形,长 2~6cm,上端直径约 0.8cm,下端直径约 0.3cm。

3. **剪口**　呈不规则的皱缩块状及条状,表面有数个明显的茎痕及环纹,断面中心灰绿色或白色,边缘深绿色或灰色。

以个大、体重、质坚、表面光滑、断面灰绿色或黄绿色者为佳。

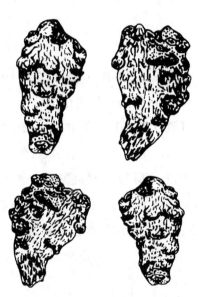

图 4-32　三七药材图

---

**专家教你辨真伪**

### 三七常见伪品

三七常见的伪品为莪术,莪术来源于姜科植物蓬莪术、广西莪术或温郁金的干燥根茎,打碎时也有皮木分离现象,但莪术是以根茎入药,表面有环节而区别于三七。

据统计,全国以"三七"命名的药物有 11 科 20 多种,尤以菊三七和景天三七,时有混淆情况。菊三七为菊科植物菊三七的根及根茎,呈拳形团块状,表面有瘤状突起,但断面具纤维性,没有"铜皮铁骨"的特有现象;景天三七为景天科植物景天三七的全草,茎圆形,易折断,断面中空,叶多脱落,易与三七区别。

---

**【化学成分】** 含多种皂苷:总量为 9.75%~14.90%,和人参所含皂苷类似。含止血活性成分田七氨酸(即三七素)。黄酮苷类等。

【功效】散瘀止血,消肿定痛。

## 当归
### Angelicae Sinensis Radix

【来源】为伞形科植物当归 *Angelica sinensis*(Oliv.)Diels 的干燥根。

---

**知识链接**

岷县——中国当归之乡

　　甘肃省南部的岷县当归栽培历史悠久,《神农本草经集注》曰:"今陇西叨阳黑水当归,多肉少支,气香,名日马尾当归,稍难得。"可见在 1500 多年前岷县就种植当归,且质量优良,因而岷县有"千年药乡"之称。 2001 年,国家命名岷县为"中国当归之乡"。

---

【原植物鉴定】多年生草本,全株有特异香气,高 40~100cm。根圆柱状,主根肥大,黄棕色,分枝,有香气。茎直立,绿色或带紫色,叶为二至三回奇数羽状复叶,叶柄基部膨大成鞘状。复伞形花序顶生,花瓣5,白色。双悬果椭圆形,分果背面棱线5条。花期6~7月,果期8~9月。如图4-33所示。

【产地与采制】主产于甘肃省岷县、武都、漳县等,云南、四川、陕西、湖北等省亦产。当归一般栽培至第二年秋后采挖,除去地上茎叶、须根及泥土,放置,待水分稍蒸发根变软时,捆成小把,上棚,以烟火慢慢熏至七、八成干时,再晾干。

【性状鉴定】根略呈圆柱形,根头称"归头",主根称"归身",支根称"归尾",全体称为"全归",全长 15~25cm。根头膨大,钝圆,具环纹,有残留的叶鞘及茎基;主根粗短,下部有支根3~5条或更多,多扭曲。表面黄棕色至深褐色,有纵皱纹及横长皮孔,质柔韧,断面黄白色或淡黄棕色,皮部厚,散有棕色油点(分泌腔),形成层呈黄棕色环状,木质部色较淡。有浓郁香气,味甘、辛、微苦。如图4-34所示。

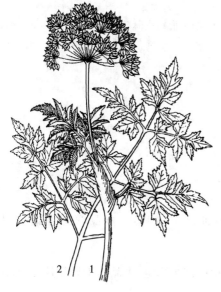

图 4-33　当归植物图
1. 果枝　2. 羽状复叶

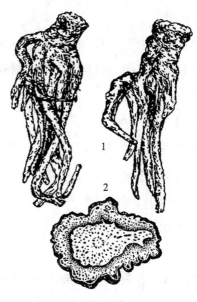

图 4-34　当归药材图
1. 药材　2. 饮片

以主根粗长、油润、外皮色黄棕、断面色黄白、气味浓郁者为佳。

---

**实例分析**

**实例**

《中国药典》（2015 年版）规定，当归按"甲苯法"测定，其含水率不得过 15.0%。

**分析**

中药水分测定的方法有四种：烘干法、甲苯法、减压干燥法和气相色谱法，其中以烘干法简单易行最为常见。当归药材不能采用烘干法测定水分，因为当归中挥发油的含量较高，烘干时，挥发油连同水分一起挥发，会使测定数据产生严重偏差。因而药典规定，当归宜选用"甲苯法"测定水分含量。

---

**【显微鉴定】**

1. **当归主根横切面**　木栓层数列细胞。皮层窄。韧皮部较宽广，散在多数类圆形油室。形成层呈环状。木质部导管单个或 2~3 个相聚。

2. **当归粉末**　淡黄棕色。韧皮薄壁细胞纺锤形，表面有极微细的斜向交错纹理，有时可见菲薄的横隔。油室碎片。梯纹及网纹导管。此外，有木栓细胞、淀粉粒等。如图 4-35 所示。

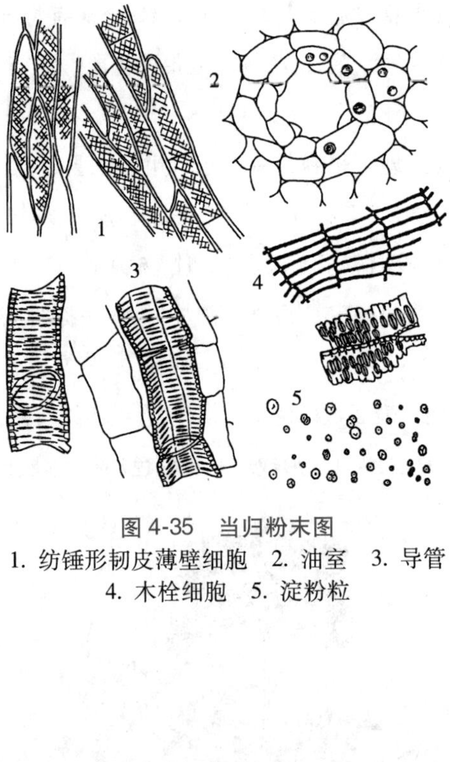

**【化学成分】**含挥发油类：油中主要成分为藁本内酯及正丁烯基酞内酯等。有机酸类：如阿魏酸、烟酸等。多种氨基酸。其他类：如糖类、维生素等。

图 4-35　当归粉末图
1. 纺锤形韧皮薄壁细胞　2. 油室　3. 导管
4. 木栓细胞　5. 淀粉粒

近年据报道，当归的归头中含微量元素铜和锌的量较归身、归尾为高，而归尾中铁的含量较归头、归身为高。

**【检查】**

1. **水分**　不得过 15.0%。

2. **酸不溶性灰分**　不得过 2.0%。

**【含量测定】**

1. **挥发油**　按照《中国药典》（2015 年版）挥发油测定法测定，本品含挥发油不得少于 0.4%（ml/g）。

2. **阿魏酸**　按照《中国药典》（2015 年版）高效液相色谱法测定，本品按干燥品计算，含阿魏酸（$C_{10}H_{10}O_4$）不得少于 0.050%。

**【功效】**补血活血，调经止痛，润肠通便。

## 防风
### Saposhnikoviae Radix

【来源】 为伞形科植物防风 *Saposhnikovia divaricata* （Turcz.） Schischk. 干燥根。

【性状鉴定】 呈长圆锥形或长圆柱形,长 15～30cm,直径 0.5～2cm。根头部有明显密集的环纹,习称"蚯蚓头",环纹上有的有棕褐色毛状残留叶基(叶基维管束),习称"扫把头"。表面灰棕色,粗糙,有多数横长皮孔样突起及点状的细根痕。体轻,质松,易折断,断面不平坦,皮部浅棕色,有裂隙及细小的黄棕色油点,木质部浅黄色。气特异,味微甘。如图 4-36 所示。

以条粗壮、断面皮部色浅棕、木质部浅黄色者为佳。

【化学成分】 含挥发油、色原酮。四种色原酮类化合物均有降压作用。

【功效】 祛风解表,胜湿止痛,止痉。

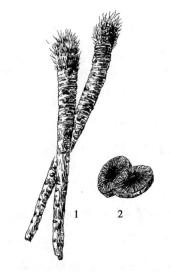

图 4-36 防风药材及饮片图

## 柴胡
### Bupleuri Radix

【来源】 为伞形科植物柴胡 *Bupleurum chinenes* DC. 或狭叶柴胡 *Bupleurum scorzonerifolium* Willd. 的干燥根。前者习称"北柴胡",后者习称"南柴胡"。

【性状鉴定】

1. **北柴胡** 呈圆锥形,常有分枝,长 6～15cm,直径 0.3～0.8cm,根头常有残留的茎基及短纤维状的叶基。表面黑褐色或浅棕色,具纵皱纹、支根痕及皮孔。质硬而韧,不易折断,断面呈片状纤维性,皮部浅棕色,木质部黄白色。气微香,味微苦。如图 4-37 所示。

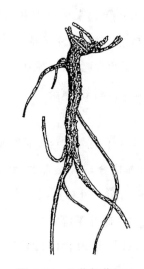

图 4-37 北柴胡药材图

2. **南柴胡** 根较细,多不分枝,根头有纤维状叶基残留。表面红棕色或黑棕色,根头处多具明显的横向环纹及疣状突起。质稍软,易折断,断面略平坦,具败油气。

以身干、粗长、无残留茎叶者为佳。

【化学成分】 含柴胡皂苷、挥发油、多糖类。

【功效】 疏散退热,疏肝解郁,升举阳气。

**专家教你辨真伪**

大 叶 柴 胡

柴胡常见的伪品是大叶柴胡,来源于伞形科植物大叶柴胡 *Bupleurum longiradiatum* Turcz. 的根茎,有毒,不可药用。 大叶柴胡根茎表面有明显环节,中央有髓部或中空而区别于正品柴胡。

## 丹参
### Salviae Miltiorrhizae Radix et Rhizoma

【来源】 为唇形科植物丹参 *Salvia miltiorrhiza* Bge. 的干燥根及根茎。

> **知识链接**
>
> #### 商洛丹参——丹参中的珍品
>
>     商洛市位于秦岭山脉东段南麓，特别适宜于中草药生长，是丹参、柴胡的"故乡"。商洛丹参有效成分含量高而且稳定，比其他产区高出许多，2004年3月，商洛丹参成为我国第一个通过GAP认证的中药材种植品种，从此享誉海内外。

【性状鉴定】 根茎粗短，顶端有时残留茎基；根数条，长圆柱，略弯曲，长10~20cm，直径0.3~1cm。表面棕红色或暗棕红色，粗糙，具纵皱纹。质硬而脆，断面疏松，皮部棕红色，木质部灰黄色或紫褐色，可见黄白色点状导管束呈放射状排列。老根外皮疏松，多显紫棕色，常呈鳞片状剥落。气微，味微苦涩。

栽培品粗大肥厚，直径0.5~1.5cm。表面红棕色，外皮紧贴不易剥落，质坚实，断面较平整等。如图4-38所示。

以条壮、色红、无芦头、无须根者为佳。

【化学成分】 含结晶性菲醌类化合物：丹参酮Ⅰ、丹参酮ⅡA、丹参酮ⅡB等。水溶性酚酸类化合物：丹参酸、原儿茶醛等。

【功效】 活血祛瘀，通经止痛，清心除烦，凉血消痈。

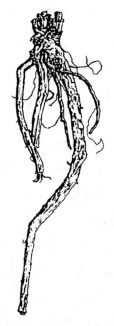

图4-38 丹参药材图

## 黄芩
### Scutellariae Radix

黄芩的鉴定

【来源】 为唇形科植物黄芩 *Scutellaria baicalensis* Georgi 的干燥根。

【性状鉴定】 呈圆锥形，长8~25cm，直径1~3cm。表面棕黄色或深黄色，有扭曲的纵皱或不规则的网纹，上部较粗糙，有茎痕或残留的茎基，下部有顺纹和细皱纹。质硬而脆，易折断，断面黄色，中央红棕色。老根中间呈暗棕色或棕黑色，枯朽状或已成空洞状，习称"枯芩"。气弱，味苦。如图4-39所示。

以条长、质坚实、色黄者为佳。

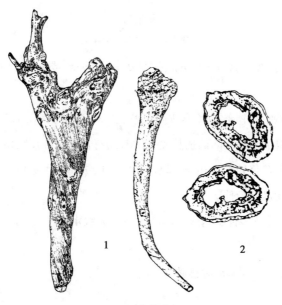

图 4-39　黄芩药材图
1. 药材　2. 饮片

**专家教你识优劣**

色谱法鉴定"染色黄芩"

黄芩的主要有效成分为黄酮类化合物黄芩苷、汉黄芩苷等。优质的黄芩药材有效成分含量较高，颜色也较黄。不法药商投其所好，将生长年限不够，或贮藏变色的劣质黄芩饮片，或将提取后的黄芩药渣喷以工业染料染色后出售，不懂行者常误认为优等品。工业染料品种多，对人体危害大，其附着力又强，很难用一个简单的办法鉴定，药检工作者多采用薄层色谱法定性分析，采用高效液相色谱法定量分析。

【化学成分】含多种黄酮类衍生物：主要为黄芩苷、汉黄芩苷、黄芩素、汉黄芩素等。

【功效】清热燥湿，泻火解毒，止血，安胎。

**点滴积累** ∨

1. 黄芪药材断面皮部黄白色，木质部黄色，习称"金井玉栏"；三七药材体重质坚实，打碎时皮部与木质部常分离，习称为"铜皮铁骨"。

2. 人参的三个识别要点是："芦头""芦碗"，上半部具有断续横纹，断面有棕黄色形成层环纹。

3. 西洋参饮片皮部红棕色点状树脂道分布比较明显，质地相对致密，木质部放射状而区别于人参。

4. 当归干燥时，要捆成小把，上棚，以烟火慢慢熏七、八成干时，再晾干，忌晒干、烘干。

5. 黄芩表面棕黄色有扭曲的纵皱，断面黄色，中央红棕色。老根中间枯朽状者习称"枯芩"。

## 天花粉
## Trichosanthis Radix

【来源】 为葫芦科植物栝楼 *Trichosanthes kirilowii* Maxim 或双边栝楼 *Trichosanthes rosthornii* Harms 的干燥根。

【性状鉴定】 呈不规则圆柱形、纺锤形或瓣块状,长 8~16cm,直径 1.5~5.5cm。表面黄白色或淡棕黄色,有纵皱纹、细根痕及略凹陷的横长皮孔。有的有黄棕色外皮残留。质坚实,断面白色或淡黄色,富粉性,横切面可见黄色导管小孔,略呈放射状排列,纵切面可见黄色筋脉纹。无臭,味微苦。

以色白、质坚实、粉性足者为佳。

【化学成分】 含蛋白质及多种氨基酸。鲜品用丙酮分级沉淀法提取的天花粉蛋白,是引产及抗癌的有效成分。

【功效】 清热泻火,生津止渴,消肿排脓。

### 专家教你辨优劣

#### 小心"加重"药材

在药材市场,不法商贩常将天花粉、山药、白芷等白色的药材拌以滑石粉,以增加药材重量及其品相,常自称为"加重"药材,经验不足的采购员常误听为"家种"药材,而将劣质药材购进。 鉴定人员也要注意鉴别此类"加重"药材。

## 党参
## Codonopsis Radix

党参的鉴定

【来源】 为桔梗科植物党参 *Codonopsis pilosula*(Franch.)Nannf.、素花党参 *Codonopsis pilosula* Nannf. var. *modesta*(Nannf.)L. T. Shen 或川党参 *Codonopsis tangshen* Oliv. 的干燥根。

【产地与采制】 主产于甘肃、山西、陕西、四川等省及东北各地。秋季采挖,晒至半干,反复揉搓 3~4 次,晒至七八成干时,捆成小把,晒干。

### 知识链接

#### 中国党参之乡

党参分布于全国大部分地区,以山西所产者称为"潞党",以长治县最有代表性。 产于西北者称为"西党",以甘肃省定西地区渭源县出产者又称为"白条党"。 近年来,甘肃渭源县及周边地区的党参种植发展快,规模大,已成为全国最大的党参产区,占全国党参总产量的 60% 以上。 甘肃省渭源县与山西省长治县均被命名为"中国党参之乡"。

【原植物鉴定】 党参为多年生草本。茎缠绕,断面有白色乳汁,长而多分枝,下部有短糙毛,上部光滑。叶互生或近对生,有柄,叶片卵形或广卵形,基部截形或浅心形,全缘或微波状。花单生于分枝顶端,花冠钟形,黄绿色带红色斑点,先端 5 裂,雄蕊 5。蒴果圆锥形。花期 8~9 月,果期 9~10 月。

**专家教你辨真伪**

**看、掐、闻三法识别党参!**

　　自然界的花朵常绚丽多彩,而党参花却呈黄绿色钟状,绿花很少见,就成了识别要点;党参的茎、叶、根掐断时有白色乳汁,比较特殊;党参在生长时,还会散发出一种强烈的特异臭气,有经验的采药人员,常能在十几米、几十米以外知道党参的存在。

**【性状鉴定】**

　　1. **党参**　呈长圆柱形,稍弯曲,长 10~35cm,直径 0.4~2cm。根头部有多数疣状突起的茎痕及芽,习称"狮子盘头"。表面黄棕色至灰棕色,中上部有横向的环纹,向下渐稀,全体有纵皱纹及散在的皮孔,支根断落处常有黑褐色胶状物。质软体轻,略带韧性,易折断,断面稍平坦,皮部淡黄白色至淡棕色,木质部淡黄色,有放射状纹理或裂隙,呈"菊花心"状,有特殊香气,味微甜。如图 4-40 所示。

　　2. **素花党参(西党参)**　长 10~35cm,直径 0.5~2.5cm。表面黄白色至灰黄色,根头下致密的环状横纹达全长的一半以上。断面裂隙较多,皮部灰白色至淡棕色,木质部淡黄色。

　　3. **川党参**　长 10~45cm,直径 0.5~2cm。表面灰黄色至黄棕色,有明显不规则的纵沟。顶端有较稀的横纹,质较软而结实,断面裂隙较少,皮部黄白色,木质部淡黄色。

　　均以条粗壮、质柔润、气味浓、嚼之无渣者为佳。

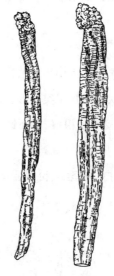

图 4-40　党参药材图

**专家教你识优劣**

**"家党"与"野党"之别**

　　制药厂订购党参药材时,常会遇到有"家党"与"野党"之说,价格差异较大,怎样选购? 党参有栽培与野生之分,栽培者称为"家党参"或"家党",野生者称为"野党参"或"野党",一般来说,野生党参质量更优,价格亦高。 两者虽外形相似,但野生党参生长年限较长,根头明显膨大,芽痕和茎痕较多,质地较致密,上半部分横纹明显且致密而区别于栽培党参。

　　**【化学成分】**含皂苷类化合物。菊糖及植物甾醇。微量生物碱。三萜类化合物:如蒲公英萜醇,蒲公英萜醇乙酸酯等。其他类:17 种氨基酸及 14 种无机元素。

　　**【检查】**

　　1. **水分**　不得过 16.0%。

　　2. **总灰分**　不得过 5.0%。

　　**【含量测定】**本品醇溶性浸出物(热浸法,用 45%乙醇作溶剂)不得少于 55.0%。

　　**【功效】**健脾益肺,养血生津。

## 天南星
### Arisaematis Rhizoma

【来源】　为天南星科植物天南星 *Arisaema erubescens*（Wall.）Schott、东北天南星 *Arisaema amurense* Maxim. 或异叶天南星 *Arisaema heterophyllum* Bl. 的干燥块茎。

【性状鉴定】　呈扁球形，有的块茎周边具球状侧芽，高 1~2cm，直径 1.5~6.5cm。类白色或淡棕色。顶端有凹陷的茎痕，周围有麻点状根痕。质坚硬，不易破碎。断面不平坦，白色，粉性。气微辛，味麻辣。

以体大、色白、粉性足者为佳。

【化学成分】　含 β-谷甾醇及其葡萄糖苷、氨基酸等。

【功效】　散结消肿。外用治痈肿，蛇虫咬伤。

ER-4-18

半夏的鉴定

## 半夏
### Pinelliae Rhizoma

【来源】　为天南星科植物半夏 *Pinellia ternata*（Thunb.）Breit. 的干燥块茎。

【性状鉴定】　呈类球形，有的稍扁斜，直径 1~1.5cm。表面白色或浅黄色，顶端有凹陷的茎痕，周围密布麻点状根痕，下面钝圆，较光滑。质坚实，断面洁白，富粉性。无臭，味辛辣，麻舌而刺喉。如图 4-41 所示。

以色白、质坚实、粉性足者为佳。

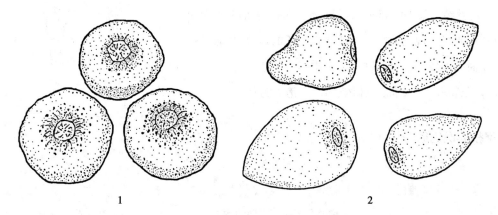

图 4-41　半夏与伪品水半夏对比图
1. 半夏　2. 水半夏

---

**专家教你辨真伪**

当心"整容"了的水半夏！

水半夏来源于天南星科植物鞭檐犁头尖 *Typhonium flagelliforme*（Lodd.）Blume 的干燥块茎，与半夏外形相似，但其一端较尖，不法商贩常将水半夏一端切掉掺到半夏里出售，仔细观察，其区别点为：水半夏一头圆，另一头较尖，常有刀削痕，而半夏呈类球形；水半夏的茎痕突起或平坦，而半夏茎痕凹陷，周围麻点状的根痕明显。

【化学成分】　含多种氨基酸。多糖类成分。微量挥发油类。原儿茶醛等。

【功效】　燥湿化痰,降逆止呕,消痞散结。

# 川贝母
## Fritillariae Cirrhosae Bulbus

川贝母的鉴定

【来源】　为百合科植物川贝母 *Fritillaria cirrhosa* D. Don、暗紫贝母 *Fritillaria unibracteata* Hsiao et K. C. Hsia、甘肃贝母 *Fritillaria Przewalskii* Maxim.、梭砂贝母 *Fritillaria delavayi* Franch.、太白贝母 *Fritillaria taipaiensis* P. Y. Li 或瓦布贝母 *Fritillaria unibracteata* Hsiao et K. C. Hsia var. *wabuensis*（S. Y. Tang et S. C. Yue）Z. D. Liu, S. Wang et S. C. Chen 的干燥鳞茎。按药材性状不同分别称为"松贝""青贝""炉贝"及"栽培品"。

**【原植物鉴定】**

1. **川贝母**　为多年生草本,茎直立,高 15～40cm。单叶 2～3 对,常对生,少数在中部间有散生或轮生;叶片披针形,无柄,上部叶先端常卷曲。花单生茎顶,钟状,下垂,每花具叶状苞片 3 枚,先端多少弯曲成钩状;花被片 6,常紫色,较少黄绿色,有浅绿色小方格斑纹和紫色斑点。雄蕊 6,雌蕊 1 枚。蒴果具 6 纵翅,花期 5～7 月,果期 8～10 月。如图 4-42 所示。

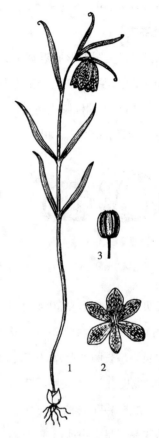

图 4-42　川贝母植物图
1. 植物全形　2. 花　3. 果实

---

**知识链接**

### 从"花似灯笼叶似韭"识别川贝母

野生川贝母常分布于高山荒野的岩石草丛中,草质茎单一不分枝,茎上常散生或轮生没有叶柄、形似韭菜叶的叶片。夏季,川贝母开花了,花单朵,生于茎的顶端,俯垂向下,花冠钟状紫色,形似灯笼,常称为"灯笼花"。贝母品种不同,"灯笼花"的颜色及形态不同,人们常以此识别不同种类的川贝母。

---

2. **暗紫贝母**　花被深紫色,略有黄色小方格。叶状苞片 1 枚。

3. **甘肃贝母**　花 1～2 朵顶生,浅黄色,有黑紫色斑点,叶状苞片 1 枚。

4. **梭砂贝母**　单花顶生,浅黄色,具红褐色斑点,叶状苞片 1 枚。叶片狭卵状至卵状椭圆形。

5. **太白贝母**　花单朵顶生,绿黄色,无方格斑,在花被片先端近两侧边缘有紫色斑带。叶状苞片 3 枚。

6. **瓦布贝母**　花初开黄绿色,内面有或无黑紫色斑点,继后外面出现紫色或橙色浸染。叶状苞

1~4。花被片倒卵形至矩圆状倒卵形。

**【产地与采制】**川贝母主产于四川、西藏、云南等省区。暗紫贝母主产于四川阿坝藏族羌族自治州及青海等省。甘肃贝母主产于甘肃、青海、四川等省。梭砂贝母主产于四川、云南、青海、西藏等省区。采挖季节因地而异,西北山区多在雪融化后采挖,其他地区多夏、秋两季采挖。采挖后,除去须根、粗皮及泥沙,用矾水擦去外皮,晒干或低温干燥。

**【性状鉴定】**

1. **松贝**　呈类圆锥形或近球形,高 0.3~0.8cm,直径 0.3~0.9cm。表面类白色。外层鳞叶 2 瓣,大小悬殊,大瓣紧抱小瓣,未抱部分呈新月形,习称"怀中抱月";顶部闭合,内有类圆柱形的心芽和小鳞叶 1~2 枚;先端钝圆或稍尖,底部平,微凹入,坐立平稳,习称"观音坐莲"。质硬而脆,断面白色,富粉性。气微,味微苦。如图 4-43、彩图 19 所示。

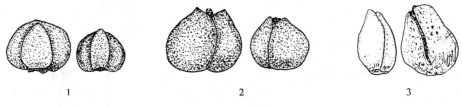

图 4-43　川贝母药材图
1. 松贝　2. 青贝　3. 炉贝

2. **青贝**　呈扁球形,高 0.4~1.4cm,直径 0.4~1.6cm。外层鳞叶 2 瓣,大小相近,相对抱合,顶端开口,内有心芽和小鳞叶 2~3 枚及细圆柱形的残茎。如图 4-43、彩图 20 所示。

3. **炉贝**　呈长圆锥形,高 0.7~2.5cm,直径 0.5~2.5cm。表面类白色或浅棕黄色,有的具棕色斑点,习称"虎皮斑"。外层鳞叶 2 瓣,大小相近,顶部开口而略尖,露出内部细小的鳞叶及心芽,基部多锥形。如图 4-43、彩图 21 所示。

4. **栽培品**　呈类扁球形或短圆柱形,高 0.5~2cm,直径 1~2.5cm。表面类白色或浅棕黄色,有的具浅黄色斑点。外层鳞叶 2 瓣,大小相近,顶部多开裂而较平。

以质坚实、粉性足、色白者为佳。

### 专家教你辨真伪

#### 川贝母常见伪品

川贝母为名贵药材,市场上伪品较多,尤以松贝的伪品最为多见。松贝常见伪品有光慈菇、山慈菇和小浙贝母。如图 4-44、彩图 22、彩图 23 所示。

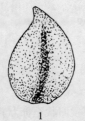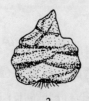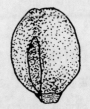

图 4-44　川贝母伪品图
1. 光慈菇　2. 山慈菇　3. 小浙贝母

　　光慈菇和山慈菇的外形虽与正品相似，但外层只有一枚鳞叶，不分瓣，不形成松贝特有的"怀中抱月"现象；小浙贝母虽有"怀中抱月"现象，但小鳞叶不达顶端，常为大鳞叶 1/2 或 2/3，底部亦尖，不能坐立等，不形成松贝特有的"观音坐莲"现象。

　　**【显微鉴定】松贝粉末**　类白色。淀粉粒众多，单粒三角状卵形、广卵形或不规则圆形，有的边缘不整齐或略作分枝状，直径 5～64μm，脐点点状、短缝状、人字状，位于小端，层纹隐约可见。多脐点单粒可见，脐点 2～5(～7) 个；复粒少数，由 2～3 分粒组成；半复粒较多，脐点 2～5 个。表皮细胞类长方形，垂周壁微波状弯曲，偶见不定式气孔。如图 4-45 所示。

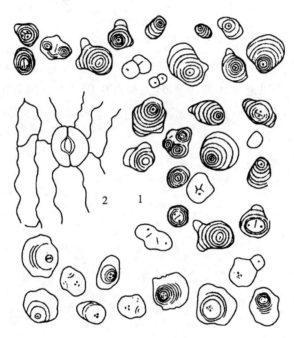

图 4-45　暗紫贝母粉末图
1. 淀粉粒　2. 气孔

　　**【化学成分】**　含多种甾体生物碱。

　　**【理化鉴定】薄层色谱**　以本品作为供试品，以贝母辛、贝母素乙作为对照品。照《中国药典》(2015 年版) 薄层色谱法试验，在供试品色谱中，应有相对应、同颜色的色谱斑点。

　　**【检查】**

　　1. **水分**　不得过 15.0%。

　　2. **总灰分**　不得过 5.0%。

　　**【含量测定】**　本品含生物碱以西贝母碱 ($C_{27}H_{43}NO_3$) 计，不得少于 0.05%。

　　**【功效】**　清热润肺，化痰止咳，散结消痈。

**麦冬**
Ophiopogonis Radix

　　**【来源】**　为百合科植物麦冬 *Ophiopogon japonicus* (L. f) Ker-Gawl. 的干燥块根。

　　**【性状鉴定】**　呈纺锤形，两端渐细，中部充实或略收缩，长 1.5～3cm，直径 0.3～0.6cm。表面黄白色或淡黄色,半透明,具细纵纹。质柔韧,断面黄白色,角质样,中央有细小木心(中柱)。嚼之发黏。气微香,味甘、微苦。如图 4-46 所示。

以肥大、黄白色、半透明、质柔、嚼之发黏者为佳。

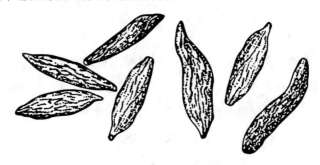

图 4-46 麦冬药材图

【化学成分】皂苷类:麦冬皂苷 A、麦冬皂苷 B、麦冬皂苷 B′、麦冬皂苷 C、麦冬皂苷 C′、麦冬皂苷 D、麦冬皂苷 D′,其中以皂苷 A 的含量最高,约占 0.05%。黄酮类化合物:如麦冬黄酮 A、麦冬黄酮 B,甲基麦冬黄酮 A、甲基麦冬黄酮 B,二氢麦冬黄酮 A、二氢麦冬黄酮 B。糖类成分等。

【功效】养阴生津,润肺清心。

---

**实例分析**

实例:

麦冬为常用中药,是"生脉饮""口炎清颗粒(冲剂)"等中成药的主要原料药。但称为"麦冬"的药材较多,如麦冬、山麦冬、阔叶麦冬、竹叶麦冬,它们是同种中药吗?

分析:

麦冬、山麦冬、阔叶麦冬、竹叶麦冬由于来源不同,功效有差异,属于不同中药品种。

山麦冬 为百合科植物湖北麦冬 *Liriope spicata*(Thunb.)Lour. var. *prolifera* Y. T. Ma 或短葶山麦冬 *Liriope muscari*(Desne)Baily 的干燥块根。过去来源复杂,相互代用,现单列为一种。外形同麦冬,唯块根较小,外皮粗糙,不如麦冬柔软滋润、洁白,甜味较差。

阔叶麦冬 为百合科植物阔叶麦冬 *L. platphylla* Wang et Tang 的块根。唯块根较大,两端钝圆,功效虽与麦冬相同,但质量较差,临床多不应用。

竹叶麦冬 为禾本科植物淡竹叶 *Lophatherum gracile* Brongn. 的块根。其形状与麦冬相似,唯中央无木心,可与正品麦冬区别。本品有毒,有堕胎作用,不可当做麦冬应用。

---

## 山药
### Dioscoreae Rhizoma

【来源】为薯蓣科植物薯蓣 *Dioscorea opposita* Thunb. 的干燥根茎。因加工方法不同,分"毛山药"和"光山药"。

山药的鉴定

**【性状鉴定】**

1. **毛山药**　略呈圆柱形,弯曲而稍扁,长15~30cm,直径1.5~6cm。表面黄白色或淡黄色,有纵沟、纵皱纹及须根痕。体重质坚,不易折断,断面白色,颗粒状,富粉性。气微,味淡、微酸,嚼之发黏。

2. **光山药**　呈圆柱形两端平齐;长9~18cm,直径1.5~3cm。表面光滑,白色或黄白色。

以条粗、质坚实、粉性足、色洁白者为佳。

> **专家教你辨真伪**
>
> **要当心"有心"的山药!**
>
> 山药常见伪品为木薯,为大戟科植物木薯 *Manihot esculenta* Crantz 的块根,其饮片洁白、富有粉性,与山药非常相似,不法商贩常掺入山药饮片中出售。其识别要点为:中央有一细小木心。

**【化学成分】**　黏液中含有甘露聚糖和植酸、3,4-二羟基苯乙胺、尿素、胆碱、多巴胺、山药碱,以及10余种氨基酸。

**【功效】**　补脾养胃,生津益肺,补肾涩精。

### 天麻
### Gastrodiae Rhizoma

天麻的鉴定

**【来源】**　为兰科植物天麻 *Gastrodia elata* Bl. 的干燥块茎。

> **知识链接**
>
> **不含叶绿素的植物**
>
> 天麻无根、无叶,连肉质的茎也不含叶绿体,天麻是怎样获得营养物质的呢?
>
> 天麻是一种与蜜环菌共生的兰科草本植物,通过消化蜜环菌的菌丝来获得营养物质。在长期进化过程中,由于本身不需要制造养料,不需要光合作用,因而叶退化了,根退化了,全身变得一点绿色都没有。
>
> 没有叶绿素,植物组织中就不能产生淀粉粒,正是通过这一点,常可对天麻进行真伪鉴定。

**【原植物鉴定】**　为多年生寄生植物,高30~150cm。茎直立单一,黄红色。叶退化成膜质鳞叶,互生,下部短鞘状抱茎。总状花序顶生,苞片呈披针形、膜质,具细脉。花黄绿色,花被片下部合生成歪壶状。蒴果长圆形,种子多数,细小,呈粉状。花期6~7月,果期7~8月。如图4-47所示。

**【产地与采制】**　主产于四川、云南、贵州等省,东北及华北各地亦产。立冬后至次年清明前采挖,立即洗净,蒸透,敞开低温(60℃以下)干燥。冬季茎叶枯萎时采挖者为"冬麻",春季植株出芽后（习称"抽茎"）采挖者为"春麻"。

**【性状鉴定】** 呈长椭圆形，略扁而稍弯曲，长3～15cm，宽1.5～6cm，厚0.5～2cm。表面黄白色至淡黄棕色，有纵皱纹，有点状突起（潜伏芽）排列而成的多轮横环纹，顶端有红棕色至深棕色干枯芽苞，习称"红小辫"或"鹦哥嘴"，或为残留茎基，另一端有自母麻脱落后的圆脐形疤痕，习称"肚脐疤"。质坚实，不易折断，断面较平坦，黄白色至淡棕色，半透明，角质样，习称"琥珀色"。气微，味甘。如图4-48、彩图24所示。

以质地坚实沉重，有鹦哥嘴，断面明亮，无空心者（冬麻）质佳；质地轻泡，有残留茎基，断面色暗，空心者（春麻）质次。

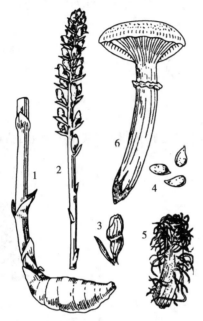

图4-47 天麻植物图
1. 植株下部及块茎 2. 植株顶部（示总状花序）
3. 花 4. 种子（放大） 5. 菌材 6. 蜜环菌的子实体

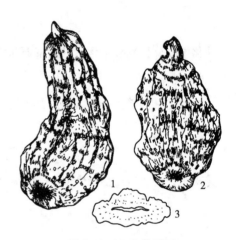

图4-48 天麻药材图
1. 冬麻 2. 春麻 3. 饮片

**专家教你识优劣**

区分"冬麻"与"春麻"

商品天麻常有"冬麻"与"春麻"之分，质量差异较大。"冬麻"多冬季采收，还未"抽茎"，由于贮藏了较多营养物质，质地饱满，坚实而重，顶端多见红色顶芽，质量较优。"春麻"多夏季采收，贮藏的营养物质大部分已转化到天麻的茎中，因而"春麻"外形干瘪，质地轻泡，无红色顶芽，断面常呈空洞状，质量较次。

**【显微鉴定】**

1. **天麻块茎横切面** 最外有残留的表皮组织，下皮由2～3列切向延长的栓化细胞组成。皮层为数列多角形细胞组成，内含草酸钙针晶。中柱内维管束散在，周韧型或外韧型，每束导管2至数个，多角形。

2. **天麻粉末** 黄白色。薄壁细胞含糊化的多糖类颗粒状物质，有的黏结成块，加碘液显棕色或淡棕紫色。草酸钙针晶散在或成束,长 25～93μm。厚壁细胞椭圆形或类多角形,木化,壁孔明显。薄壁细胞近无色,纹孔明显。螺纹、网纹、环纹导管。如图 4-49 所示。

【化学成分】主含天麻苷及天麻苷元,天麻苷的含量一般为 0.3%～0.6%。多糖类物质。

【理化鉴定】

1. **检查多糖类物质**　取粉末 1g,加水 10ml 浸渍 4 小时,时时振摇,过滤。滤液加碘试液 3 滴,显紫红色至酒红色(与淀粉区别)。

2. **检查天麻苷类**　取粉末 1g,加 45% 乙醇 10ml,浸泡 4 小时,随时振摇,过滤。滤液加硝酸汞试液 0.5ml,加热,溶液显玫瑰红色,并发生黄色沉淀。

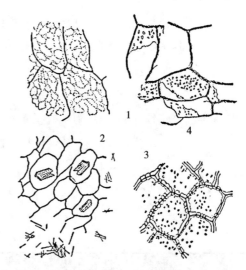

图 4-49　天麻粉末图
1. 含糊化的多糖类颗粒的薄壁细胞　2. 草酸钙针晶　3. 厚壁细胞　4. 薄壁细胞

3. **薄层色谱**　以本品作为供试品,以天麻药材作为对照药材,以天麻素作为对照品。照《中国药典》(2015 年版)薄层色谱法试验,在供试品色谱中,应有相对应、同颜色的色谱斑点。

【检查】

1. **水分**　不得超过 15%。

2. **总灰分**　不得超过 4.5%。

【含量测定】以高效液相色谱法测定,本品按干燥品计算,含天麻素($C_{13}H_{18}O_7$)和对羟基苯甲醇($C_7H_8O_2$)的总量不得少于 0.25%。

【功效】息风止痉,平抑肝阳,祛风通络。

---

**专家教你辨真伪**

**快速鉴别天麻真伪**

天麻是名贵药材,市场上常有伪品出现。常见的伪品有:茄科植物马铃薯的干燥块茎,菊科植物大丽菊的干燥块根,紫茉莉科植物紫茉莉的干燥根,美人蕉科植物芭蕉芋的干燥块茎。如彩图 25 所示。

马铃薯的块茎经加工后与天麻相似,但无"鹦哥嘴",也无点状环节;大丽菊的块根呈纺锤形,先端及尾部明显可见纤维;紫茉莉断面可见点状维管束呈同心环状排列,并有刺喉感;芭蕉芋的根茎带有焦糖气。

以上粉末,其乙醇浸出液,加入米隆试剂并加热,天麻溶液呈玫瑰红色,并生成黄色沉淀,而马铃薯溶液有乳白色絮状沉淀,大丽菊呈淡棕色沉淀,紫茉莉和芭蕉芋二种溶液都呈蓝紫色,马铃薯溶液呈蓝色。

通过以上方法能很快鉴别出天麻的真伪。

**点滴积累** ∨

1. 党参根头部有多数疣状突起的茎痕及芽，习称"狮子盘头"。

2. 天花粉断面白色或淡黄色，富粉性，横切面可见黄色木质部导管呈放射状排列，纵切面可见黄色筋脉。

3. 商品川贝母分"松贝""青贝""炉贝"及"栽培品"。 松贝外层鳞叶两瓣，大小悬殊，大瓣紧抱小瓣，未抱部分呈新月形，习称"怀中抱月"；川贝母常见伪品为光慈菇、山慈菇、小浙贝母，但"怀中抱月"常作为正品与伪品、混淆品的区别要点。

4. "红小辫""肚脐疤""琥珀色"是天麻的三个重要的识别要点。 其水浸液或粉末，遇碘试液显紫红色至酒红色，是常用的理化鉴定方法。

### 其他根及根茎类中药简表

| 药名 | 来源 | 鉴别要点 | 功效 |
|---|---|---|---|
| 拳参 | 为蓼科植物拳参 *Polygonum bistorta* L. 的干燥根茎 | 呈扁圆柱形而弯曲,有的对卷弯曲。表面紫褐色或紫黑色,密具粗环纹。断面具呈环状排列黄白色小点(维管束) | 清热解毒,消肿,止血 |
| 虎杖 | 为蓼科植物虎杖 *Polygonum cuspidatum* Sieb. et Zucc. 的干燥根茎及根 | 呈圆柱形或不规则厚片。外皮棕褐色,皮部较薄,易与木质部分离,木质部宽广,射线放射状。根茎中央有髓,呈空洞状 | 祛风利湿,散瘀定痛,止咳化痰 |
| 板蓝根 | 为十字花科植物菘蓝 *Isatis indigotica* Fort. 的干燥根 | 呈圆柱形,稍扭曲。根头部略膨大,可见轮状排列的暗绿色或暗棕色叶柄残基和密集的疣状突起。表面灰黄色,有纵皱纹及支根痕,皮孔横长。质略软而实,易折断,断面皮部黄白色,木质部黄色。气微,味微甜而后苦涩 | 清热解毒,凉血利咽 |
| 北豆根 | 为防己科植物蝙蝠葛 *Menispermum dauricum* DC. 的干燥根茎 | 呈细长圆柱形。表面黄棕色至暗棕色。质韧,不易折断,纤维性,木质部呈稀疏的放射状排列,状如车轮,习称"车轮纹",中心有髓。味苦 | 清热解毒,祛风止痛 |
| 葛根 | 为豆科植物野葛 *Pueraria lobata* (Willd.) Ohwi 的干燥根 | 呈纵切的长方形厚片或小方块。外皮淡棕色,有纵皱纹,粗糙。切面黄白色,纹理不明显。质韧,富粉性,含有大量的纤维呈绵毛状。味微甜 | 解肌退热,生津,透疹,升阳止泻 |
| 粉葛 | 为豆科植物甘葛藤 *Pueraria thomsonii* Benth. 的干燥根 | 呈圆柱形或为纵切或斜切的厚片。表面黄白色或淡棕色。体重,质硬,富粉性,横切面可见由纤维形成的浅棕色同心性环纹,纵切面可见纤维形成的数条纵纹。味微甜 | 解肌退热,生津,透疹,升阳止泻 |

续表

| 药名 | 来源 | 鉴别要点 | 功效 |
|------|------|----------|------|
| 远志 | 为远志科植物远志 *Polygala tenuifolia* Willd. 或卵叶远志 *P. sibirica* L. 的干燥根 | 呈圆柱形，表面灰黄色至灰棕色，有较密而深陷的横皱纹。质脆，易折断，断面皮部棕黄色，木质部黄白色，皮部易与木部剥离。味苦、微辛，嚼之有刺喉感 | 安神益智，祛痰，消肿 |
| 白芷 | 为伞形科植物白芷 *Angelica dahurica*（Fisch. ex Hoffm.）Benth. et Hook. f. 或杭白芷 *Angelica dahurica*（Fisch. ex Hoffm.）Benth. et Hook. f. var. *formosana*（Boiss.）Shan et Yuan 的干燥根 | **白芷**　呈圆锥形，顶端有凹陷的茎痕，表面灰黄色，可见横向突起的皮孔，习称"疙瘩丁"。质硬，断面灰白色，显粉性，皮部散有多数棕色油点（分泌腔），形成层环圆形，木质部约占断面的 1/3<br>**杭白芷**　主要不同点为：横向皮孔样突起多呈四纵行排列，全根呈类圆锥形而具四纵棱，形成层环略呈方形，木质部约占断面的 1/2 | 解表散寒，祛风止痛，宣通鼻窍，燥湿止带，消肿排脓 |
| 独活 | 为伞形科植物重齿毛当归 *Angelica pubescens* Maxim. f. *biserrata* Shan et Yuan 的干燥根 | 呈圆柱形，根头部膨大，多横皱纹。表面灰褐色或棕褐色，质较硬，受潮则变软，断面皮部灰白色，有多数棕色油点散在，形成层环棕色，木质部黄棕色。有特异香气，味苦、辛、微麻舌 | 祛风除湿，通痹止痛。 |
| 羌活 | 为伞形科植物羌活 *Notopterygium incisum* Ting ex H. T. Chang 或宽叶羌活 *Notopterygium forbesii* Boiss. 的干燥根茎及根 | **羌活**　呈圆柱状，表面棕褐色至黑褐色，呈紧密隆起的环状，形似蚕，习称"蚕羌"；节间延长，形如竹节状，习称"竹节羌"。体轻，质脆，断面有放射状裂隙。皮部有黄色分泌腔，习称"朱砂点"，木质部射线明显，有特异香气。<br>**宽叶羌活**　根茎呈类圆柱形，顶端具茎及叶鞘残基，根呈类圆锥形。表面棕褐色，近根茎处有较密的环节，习称"条羌"。质松脆。断面略平坦，皮部浅棕色，木质部黄白色。气味较淡 | 散寒，祛风，除湿，止痛 |
| 川芎 | 为伞形科植物川芎 *Ligusticum chuanxiong* Hort. 的干燥根茎 | 为不规则结节状拳形团块，表面黄褐色，粗糙皱缩，有多数平行隆起的轮节，顶端有类圆形凹陷的茎痕。质坚实，断面可见波状形成层环纹，散有黄棕色小油点。有特异浓郁的香气，稍有麻舌感，后微甜 | 活血行气，祛风止痛 |
| 北沙参 | 为伞形科植物珊瑚菜 *Glehnia littoralis* Fr. Schmidt ex Miq. 的干燥根 | 呈细长圆柱形，上端常留有根茎残基，表面淡黄白色，粗糙，有细纵皱纹或纵沟、点状皮孔和须根痕，质坚硬而脆，易折断，断向皮部浅黄白色，木质部黄色。气特异，味微甜 | 养阴清肺，益胃生津 |

续表

| 药名 | 来源 | 鉴别要点 | 功效 |
|---|---|---|---|
| 桔梗 | 本品为桔梗科植物桔梗 Platy-codon grandiflorum（Jacq.）A. DC. 干燥根 | 呈圆柱形或圆锥形,表面白色或淡黄白色,具纵向扭曲的深皱纹。上部有横向环纹。质脆,断面皮部类白色,形成层环棕色,木质部淡黄白色。无臭,味微甜后苦 | 宣肺,利咽,祛痰,排脓 |
| 木香 | 为菊科植物木香 Aucklandia lappa Decne. 的干燥根 | 呈圆柱形、枯骨形或为纵剖片。表面黄棕色至灰褐色,栓皮多已除去,可见不规则菱形网纹,有显著纵沟及侧根痕。体重,质坚实,不易折断,断面略平坦,灰褐色至暗褐色,形成层环棕色,有放射状纹理,有散在的褐色点状油室,习称"朱砂点"。老根中心常呈朽木状。气香特异,味微苦。 | 行气止痛,健脾消食 |
| 白术 | 为菊科植物白术 Atractylodes macrocephala Koidz. 的干燥根茎 | 呈肥厚拳状团块,表面灰黄色,有不规则的瘤状突起。质坚硬,不易折断。烘术断面淡黄白色,角质,中央有裂隙;生晒术断面外圈皮部黄白色,中间木质部淡黄色或淡棕色,略有菊花纹及分散的棕黄色油点。气清香,味甜微辛,嚼之略带黏性 | 健脾益气,燥湿利水,止汗,安胎 |
| 苍术 | 为菊科植物茅苍术 Atractylodes lancea（Thunb.）DC. 或北苍术 Atractylodes chinensis（DC.）Koidz. 的干燥根茎 | **茅苍术** 呈不规则连珠状或结节状圆柱形,表面灰棕色,有皱纹,顶端具茎痕。质坚实,断面黄白色或灰白色,散有多数橙黄色或棕红色油点,习称"朱砂点",久置常可析出白色针状结晶,习称"吐脂"或"起霜"。香气特异,味微甘、辛、苦。<br>**北苍术** 呈疙瘩块状或结节状,表面棕黑色,质较疏松,无白色针状结晶析出。香气较淡,味辛、苦。 | 燥湿健脾,祛风散寒,明目 |
| 浙贝母 | 为百合科植物浙贝母 Fritillaria thunbergii Miq. 的干燥鳞茎 | 大贝为鳞茎外层单瓣肥厚的鳞叶,一面凹入,一面凸出,呈新月状,表面类白色至淡黄白色,被白色粉末,质硬而脆,易折断,断面白色,富粉性。味苦 | 清热化痰止咳,解毒散结消痈 |
| 玉竹 | 为百合科植物玉竹 Polygonatum odoratum（Mill.）Druce 的干燥根茎 | 呈长圆柱形略扁,表面黄白色半透明,具微隆起的环节及纵皱纹,有圆盘状茎痕。质硬而脆或稍软,易折断,断面角质样。味甘,嚼之发黏 | 养阴润燥,生津止渴 |
| 重楼 | 为百合科植物云南重楼 Paris polyphylla Smith var. yunnanensis（Franch.）Hand.-Mazz. 或七叶一枝花 Paris polyphylla Smith var. chinensis（Franch.）Hara 的干燥根茎 | 呈结节状的扁圆柱形。表面黄棕色或灰棕色,密具层状突起的粗纹,一面结节明显,具有椭圆形凹陷的茎痕,另一面疏生点状的须根痕,质坚硬,不易折断,断面平坦,白色至浅棕色,粉质或角质化。味苦 | 清热解毒,消肿止痛,凉肝定惊 |

续表

| 药名 | 来源 | 鉴别要点 | 功效 |
|---|---|---|---|
| 莪术 | 为姜科植物蓬莪术 *Curcuma phaeocaulis* Val.、广西莪术 *Curcuma kwangsiensis* S. G. Lee et C. F. Liang 及温郁金 *Curcuma wenyujin* Y. H. Chen et C. Ling 的干燥根茎 | **蓬莪术**　呈卵圆形或长纺锤形,表面灰黄色至灰棕色,上部环节凸起,有圆形微凹的须根痕或有残留的须根。体重,质坚实,断面灰褐色至蓝褐色,蜡样,皮层与中柱易分离,内皮层环纹棕褐色。气微香,味微苦而辛。<br>**广西莪术**　环节稍凸起,断面黄棕色至棕色,常附有淡黄色粉末,内皮层环纹黄白色。<br>**温莪术**　断面黄棕色至棕褐色,常附有淡黄色至黄棕色粉末。气香或微香 | 行气破血,消积止痛 |
| 郁金 | 为姜科植物温郁金 *Curcuma wenyujin* Y. H. Chen et C. ling、姜黄 *C. longa* L.、或广西莪术 *C. kwangsiensis* S. G. Lee et C. F. Liang 或蓬莪术 *C. phaeocaulis* Val. 的干燥块根。前两者称:"温郁金"和"黄丝郁金"。其余按其性状不同习称"桂郁金"或"绿丝郁金" | **温郁金**　呈长圆形或卵圆形稍扁,两端渐尖。表面灰褐色或灰棕色,具不规则的纵皱纹。质坚实,断面灰棕色,角质样;内皮层环明显。气微香,味微苦。<br>**黄丝郁金**　呈纺锤形,有的一端细长,表面棕灰色或灰黄色,具细皱纹,断面橙黄色,外周棕黄色至棕红色。气芳香,味辛辣。<br>**桂郁金**　呈长圆锥形或长圆形,表面具疏浅纵纹或较粗糙网状皱纹。气微,味微辛、苦。<br>**绿丝郁金**　呈长椭圆形,较粗壮,气微,味淡 | 行气化瘀,清心解郁,利胆退黄 |
| 姜黄 | 为姜科植物姜黄 *Curcuma longa* L. 的干燥根茎 | 呈卵圆形、圆柱形或纺锤形,有的叉状分枝,表面深黄色,有明显的环节。质坚实,断面棕黄色至金黄色,角质状,有蜡样光泽,内皮层环明显,维管束呈点状散在。气香特异味苦、辛 | 破血行气,通经止痛 |
| 白及 | 为兰科植物白及 *Bletilla stiata* (Thunb.) Reichb. f. 的干燥块茎 | 呈不规则扁圆形,多有 2~3 个爪状分枝,表面灰白色,有数圈同心环节。质坚硬,不易折断,断面类白色,角质样。味苦,嚼之有黏性 | 收敛止血,消肿生肌 |

## 目标检测

### 一、选择题

（一）单项选择题

1. 双子叶植物根的构造特征为（　　　）

    A. 维管束散在分布　　　　　　　　　　B. 维管束呈辐射状排列

　　C. 维管束呈放射状排列　　　　　　　　D. 维管束为周木型

　　E. 维管束为周韧型

2. 单子叶植物根茎的横断面有一圈环纹,它是(　　　)

　　A. 形成层　　　　　　　　B. 木质部　　　　　　　　C. 韧皮部

　　D. 射线　　　　　　　　　E. 内皮层环

3. 狗脊药材特征比较特殊,其表面(　　　)

　　A. 光滑　　　　　　　　　B. 被光亮的金黄色茸毛　　C. 被硬毛

　　D. 有皮孔　　　　　　　　E. 有环节

4. 大黄的稀甲醇浸出液,滴于滤纸上,再滴加稀乙醇扩散后,置紫外光灯(365nm)下观察可见(　　　)

　　A. 棕色至棕红色荧光　　　　　　　　B. 持久的亮紫色荧光

　　C. 黄色荧光　　　　　　　　　　　　D. 橙黄色荧光

　　E. 碧蓝色荧光

5. 断面角质样,中央木心明显,其外围散有多数"筋脉点",排列成2~4轮,该药材是(　　　)

　　A. 白芍　　　　　　　　　B. 赤芍　　　　　　　　　C. 川牛膝

　　D. 牛膝　　　　　　　　　E. 商陆

6. 盐附子横断面可见(　　　)

　　A. 形成层环圆形　　　　　B. 形成层环多角形　　　　C. 形成层环棕色

　　D. 维管束散在　　　　　　E. 具有异型维管束

7. 在中药粉末显微鉴定中,草酸钙簇晶直径20~68μm,棱角锐尖,该药材为(　　　)

　　A. 半夏　　　　　　　　　B. 大黄　　　　　　　　　C. 人参

　　D. 麦冬　　　　　　　　　E. 牡丹皮

8. 在中药理化鉴定中,黄连粉末加95%乙醇及30%硝酸各一滴,加盖玻片放置片刻,镜检应有(　　　)

　　A. 黄色针晶或针簇状结晶　B. 棱晶　　　　　　　　　C. 方晶

　　D. 无晶体产生　　　　　　E. 扇形结晶

9. "鹦哥嘴""红小辫"及"肚脐疤"是哪种药材的性状特征(　　　)

　　A. 白及　　　　　　　　　B. 知母　　　　　　　　　C. 防风

　　D. 党参　　　　　　　　　E. 天麻

10. 天麻粉末显微鉴定特征为(　　　)

　　A. 含有草酸钙方晶、淀粉粒　　　　　B. 含有草酸钙针晶、淀粉粒

　　C. 含有草酸钙簇晶、多糖类颗粒　　　D. 含有草酸钙针晶、多糖类颗粒

　　E. 含有草酸钙针晶、淀粉粒

(二) 多项选择题

1. 黄连来源于下列哪几种植物的根茎(　　　)

　　A. 黄连　　　　　　　　　B. 雅连　　　　　　　　　C. 三角叶黄连

　　D. 云连　　　　　　　　　E. 太白黄连

2. 党参的性状特征为(　　　)

　　A. 圆柱形,根头部有多数突起的茎痕及芽痕,称为"狮子盘头"

　　B. 中上部有横向的环纹,并有纵皱纹

　　C. 支根断落处常有黑褐色胶状物

　　D. 断面皮部淡黄白色至淡棕色,木质部淡黄色

　　E. 有特殊香气,味微甜

3. 人参(生晒参)的性状鉴定特征有(　　　)

　　A. 有"芦头""芦碗"　　　　　B. 上部有横纹　　　　　　C. 断面形成环棕黄色

　　D. 中央有木心　　　　　　　E. 味淡

4. 麦冬的性状特征(　　　)

　　A. 呈纺锤形,两端渐细　　　　　　　　B. 表面黄白色

　　C. 断面粉性　　　　　　　　　　　　　D. 中央有细小木心(中柱)

　　E. 质柔韧

5. 天麻的性状鉴别特征是(　　　)

　　A. 呈长条形或椭圆形,稍扁而弯曲

　　B. 表面黄白色,具环节,有点状突起排列而成的多轮横环纹

　　C. 一端有红棕色干枯芽苞

　　D. 另一端有自母麻脱落后的圆脐形疤痕

　　E. 断面角质状,半透明

## 二、简答题

1. 简述根茎与根的区别。

2. 大黄伪品较多,常采用哪种理化方法进行真伪鉴定?

3. 怎样区分人参饮片和西洋参饮片?

4. 解释"怀中抱月",简述松贝与青贝的区别。

5. 简述天麻的性状鉴别特征。

## 三、实例分析题

1. 采购员根据药厂制药需求,从南方购进了一批柴胡。车间操作工发现,药材呈红棕色,而不是过去的黑褐色或浅棕色,质地也较软,断面也比较平坦,不比以往的断面刺片状,不具清香气,尤具败油气。操作工根据以往知识认为变色和变味的药材已发生质变。你打算怎样解决?

2. 有一种失去标签的白色中药粉末,应当为半夏或天麻中的一种。工作人员甲认为:天麻为不含叶绿素的植物,有无淀粉粒是区别天麻与半夏的鉴别要点,应当采用粉末显微鉴定法;工作人员乙认为:加碘试液显微镜检视,是否显红棕色是鉴定真伪天麻的常用方法,应当采用显微化学鉴定法。

你若是公司的质检员,将怎样鉴定? 能否说明理由?

3. 在药材的收购与贮藏中,常听老药工说:"山药、天花粉分不清,责任重大",为何?

# 实训项目三　大黄的鉴定

【实训目的】

1. 学会显微制片法。

2. 熟悉大黄的理化鉴定方法。

3. 掌握大黄的性状特征及显微鉴定特征。

【实训内容】

(一) 实训仪器、试剂、材料

生物显微镜、紫外分析仪、升华装置(有孔石棉板、酒精灯、三脚架、金属圈)、临时制片用具(载玻片、盖玻片、解剖针、镊子、吸水纸、擦镜纸等)、学习用具(钢笔或中性笔、铅笔、橡皮、尺子等)。

水合氯醛、蒸馏水、稀甲醇、稀乙醇、氢氧化钠(钾)溶液。

大黄药材、大黄粉末等。

(二) 实训操作

1. **性状鉴定**　观察大黄药材或饮片的性状特征:注意表面颜色及白色网状纹理,断面髓部"星点"的有无,质地,气味,口嚼是否有沙粒感等。

2. **显微鉴定**　取大黄粉末少许,制作水装片,置于显微镜下观察:注意草酸钙簇晶的大小、颜色、棱角等特征。注意网纹导管和具缘纹孔导管的区别。区分单粒与复粒,注意淀粉粒形状、脐点及复粒数目。

3. **理化鉴定**

(1)碱液试验:取大黄粉末少量,置于滤纸上,滴加氢氧化钠(钾)溶液几滴,滤纸显红色(检查大黄中羟基蒽醌类化合物)。

(2)微量升华:按"微量升华法",做大黄粉末的升华实验。升华物置于显微镜下观察可见黄色针状结晶(低温时)或羽毛状结晶(高温时),结晶加氢氧化钠(钾)液或氨水,结晶溶解显红色(羟基蒽醌类反应)。

(3)荧光分析:内容及操作同教材大黄理化鉴定项下的"检查土大黄苷"。

【实训注意】

1. 制片时取样不可太多,以透亮为度。

2. 加热透化时,先进行预热,酒精灯火苗不宜太大。

3. 荧光分析时,必须在暗室进行,紫外光对人的眼睛和皮肤有损伤,应避免与紫外光较长时间接触。

【实训检测】

1. 指出大黄饮片中的"星点",说出存在的部位。

2. 在显微镜下,找出大黄粉末中的草酸钙簇晶及导管。

3. 为什么常采用"荧光分析法"鉴定大黄的真伪?

【实训报告】

1. 记述大黄的性状鉴定特征及理化鉴定方法。

2. 绘出大黄粉末显微特征图。

# 实训项目四 黄连的鉴定

【实训目的】

1. 熟悉黄连的理化鉴定方法。

2. 掌握黄连的性状鉴定特征及粉末显微特征。

【实训内容】

(一)实训仪器、试剂、材料

生物显微镜、紫外分析仪、临时制片用具(载玻片、盖玻片、解剖针、镊子、吸水纸、擦镜纸等)、常用学习用具(钢笔或中性笔、铅笔、橡皮、尺子等)。

蒸馏水、95%乙醇、30%硝酸溶液。

黄连药材、黄连粉末。

(二)实训操作

1. **性状鉴定** 观察黄连药材的性状特征:注意表面颜色、不规则隆起的环节、有无"过桥"、质地、断面纹理、气味等特征。

2. **显微鉴定** 取黄连粉末少许,制作其水装片,置于显微镜下观察:注意石细胞形状,颜色,壁厚程度及孔沟;注意木纤维与木薄壁细胞的区别;鳞叶细胞壁的特点;导管的类型与大小;有无淀粉粒等。

3. **理化鉴定**

(1)荧光分析:黄连根茎横断面在紫外灯(365nm)下观察,显金黄色荧光,木质部尤为明显。

(2)小檗碱反应:取黄连粉末或切片置于载玻片上,加95%乙醇1~2滴及30%硝酸1滴,加盖玻片,放置片刻,置于显微镜下观察,可见黄色针状或针簇状结晶析出(硝酸小檗碱)。

【实训注意】

1. 在理化实验中,滴加硝酸后,必须加盖玻片,方可置于显微镜下观察。

2. 鳞叶细胞长方形,壁波状弯曲,细胞壁较薄,而胞腔较大。

3. 石细胞与木纤维均木质化、呈鲜黄色,但石细胞多角形或类圆形,壁极厚;木纤维呈类长方形,壁相对较薄,胞腔较大。

**【实训检测】**

1. 简述黄连的性状鉴定特征。

2. 黄连中的有效成分是什么？理化鉴定利用它什么性质？

3. 在显微镜下，找出黄连粉末中的石细胞及鳞叶细胞。

**【实训报告】**

1. 记述黄连的性状鉴定特征及理化鉴定结果。

2. 绘出黄连粉末显微特征图。

# 实训项目五　甘草的鉴定

**【实训目的】**

1. 熟悉甘草的理化鉴定方法。

2. 掌握甘草的性状特征及粉末显微特征。

**【实训内容】**

（一）实训仪器、试剂、材料

生物显微镜、紫外分析仪、临时制片用具（载玻片、盖玻片、解剖针、镊子、吸水纸、擦镜纸等）、常用学习用具（钢笔或中性笔、铅笔、橡皮、尺子等）。

蒸馏水、乙醇、80%硫酸溶液。

甘草药材、甘草粉末。

（二）实训操作

**1. 性状鉴定**　观察甘草药材的性状特征，注意其形状、表面木栓层的颜色、栓皮脱落处皮层的颜色、形成层的位置、断面木质部放射纹理（即菊花心），尤其是特殊味道等。

**2. 显微鉴定**　取甘草粉末少许，制作水装片，置于显微镜下观察：注意纤维、晶鞘纤维的颜色与区别；注意具缘纹孔导管、网纹导管的特征；淀粉粒的形状、脐点有无及木栓细胞等特征。

**3. 理化鉴定**

（1）泡沫反应：取甘草粉末少许，置于试管中，加蒸馏水 3～5ml，用力振摇，可产生持久的泡沫。

（2）甘草甜素反应：取甘草粉末少量，置于白瓷板上，加80%硫酸溶液数滴，均显黄色，渐变为橙黄色。

**【实训注意】**

1. 泡沫反应所用的试管，应选用 2cm×10cm 规格试管，加入蒸馏水量一般为试管的 1/5 左右，不宜超过 1/3。

2. 振摇时应缓缓摇摆振摇，不得上下振摇。

3. 晶纤维与纤维外形比较相似，但晶纤维周围的薄壁细胞中带有草酸钙方晶而区别于木纤维。

【实训检测】

1. 说出甘草的识别要点,并解释"菊花心"。

2. 在显微镜下,找出甘草粉末中的晶纤维、导管等显微特征。

3. 泡沫反应是鉴定甘草中哪种化学成分?

【实训报告】

1. 记述甘草的性状鉴定特征及理化鉴定结果。

2. 绘出甘草粉末显微特征图。


# 实训项目六　天麻、半夏的鉴定

【实训目的】

1. 熟悉天麻的理化鉴定方法。

2. 掌握天麻、半夏的性状鉴定特征及粉末显微特征。

【实训内容】

(一) 实训仪器、试剂、材料

生物显微镜、临时制片用具(载玻片、盖玻片、解剖针、镊子、吸水纸、擦镜纸、酒精灯、水合氯醛试剂、稀甘油试剂等)、常用学习用具(钢笔或中性笔、铅笔、橡皮、尺子等)。

蒸馏水、碘试剂。

天麻药材、天麻粉末;半夏药材、半夏粉末。

(二) 实训操作

1. 性状鉴定

(1)观察天麻药材的性状特征:注意形状,表面颜色,点状环纹,"红小辫"或"鹦哥嘴",另一端的"肚脐疤",断面的"琥珀色"等特征。

(2)观察半夏药材的性状特征:注意凹陷的茎痕及周围的点状须根痕,以及质地和味等特征。

2. 显微鉴定

(1)取天麻粉末少许,制作水装片,置于显微镜下观察:注意草酸钙针晶及针晶束的有无;厚壁细胞的细胞壁特点;薄壁细胞内的多糖类颗粒状物质;以及导管的有无及类型等显微特征。

(2)取半夏粉末少许,制作水装片,置于显微镜下观察:注意淀粉粒的类型、形状、脐点等;草酸钙针晶的分布及特征;导管的有无及类型等显微特征。

3. 理化鉴定　检查多糖类物质:制作天麻粉末水装片,置于显微镜下观察多糖类颗粒的颜色与形状;在盖玻片的边缘,滴加1滴碘试液,在显微镜下注意观察多糖类颗粒由无色变为酒红色。

【实训注意】

1. 在使用碘试液时,要按照操作规范要求操作。

2. 理化实验中,振摇时应缓缓摇摆振摇,不得上下振摇。

3. 天麻中的多糖类颗粒状物质,绝大部分糊化,粘连成团,显微鉴定时已不易辨认。

89

【实训检测】

1. 简述天麻、半夏的性状特征。

2. 在显微镜下,找出天麻粉末中的草酸钙针晶、多糖类颗粒及半夏中的草酸钙针晶,并说出两者的显微区别。

【实训报告】

1. 记述天麻、半夏的性状鉴定特征及理化鉴定结果。

2. 绘出天麻或半夏的粉末显微特征图。

（杨东方）

# 第五章

---

# 茎木类中药

导学情景 ∨

情景描述:

　　植物生活在复杂多变的环境中,为了使自己的叶、花和果实展放于空中,并完成水分、无机盐和有机物的运输任务,茎的形态发生了多种变化。有些生长在深山中,凭借高大直立的树干展放枝叶;有些弱小,如五味子、山药的茎又细又长,以致不能直立,但是它可以缠绕着别的植物上升,照样可以使枝叶展放到空中,称为缠绕茎;葡萄和黄瓜的茎也细长,但它的茎上长有卷须,靠着卷须使茎向高处生长,称为攀缘茎;仙人掌、仙人球生活在沙漠中,阳光够充足了,但干旱少雨,茎干极度收缩,变成片状或球状。

学前导语:

　　茎是植物的躯干,具有支持、输导、贮藏和繁殖的作用。有些植物在生长的过程中,茎干产生了树脂类化合物,如鸡血藤;有些在中心部位积蓄了较多的挥发油类,如降香;有些本身不产生树脂类化合物,但受到机械损伤后产生了树脂类,如沉香,它们都可以做为中药使用。下面,让我们一起进入茎木类中药的学习。

ER-5-1

扫一扫知
重点

## 第一节　茎木类中药概述

　　茎类中药的药用部位包括茎藤、茎枝、茎刺、茎髓或茎的附属物等。其中药用茎藤的如川木通、丁公藤、大血藤、青风藤;药用茎枝的如桂枝、槲寄生、钩藤;药用茎刺的如皂角刺;药用茎髓的如灯心草、通草、小通草;药用茎翅状附属物的如鬼箭羽等。草本植物的茎则列入全草类中药如麻黄、石斛等。

　　木类中药是木本植物的树干剥去树皮后的木材部分,包括形成层以内的部分,主要是次生木质部构成。木材可分为边材和心材两部分。边材一般颜色较浅,心材由于积累了较多的挥发油、树脂和色素类物质,颜色较深,质地致密而重,常含有特殊的成分。因此,木类中药大多数采用心材,如沉香、檀香等。

### 一、性状鉴定

　　茎类中药的性状鉴定应注意其形状、大小、表面、颜色、质地、折断现象及气味等。茎类中药多呈圆柱形,也有扁圆柱形、方柱形的。多有明显的节和节间,有的节部膨大,并残存有小枝痕、叶痕或芽痕。表面因有木栓组织而较粗糙,有深浅不一的纵横裂纹或栓皮剥落的痕迹,并可见皮孔。茎的断面有放射状的木质部与射线相间排列,习称"车轮纹""菊花心"等,质地一般较坚硬。中央有时有髓部,有时为空洞状。在进行鉴定时,应注意观察外部形态,有些可用气味鉴别,如海风藤味苦有辛辣感,青风藤味苦却无辛辣感。

木类中药多呈片块状、条状或不规则形、较坚硬,可通过形状、色泽、表面纹理与斑块、质地、密度、气味及水试(是否沉于水底或水浸颜色)或火试(有无特殊香气及其他特殊现象)予以鉴别。

## 二、显微鉴定

### (一) 茎类中药的组织构造

茎类中药一般均为次生构造,横切面切片观察时,应注意以下特征:

**1. 周皮或表皮**　位于木质茎最外方,有的具有明显的落皮层。注意木栓细胞的形状、层数、增厚状况等。幼嫩的茎尚可见到表皮,应注意有无角质层、气孔、毛茸等特征。

**2. 皮层**　观察时应注意皮层的厚度,有无纤维、石细胞、内含物等。有的皮层外缘有石细胞,排列成不连续的环带,如络石藤;有的皮层细胞内充满棕红色物,如鸡血藤。

**3. 韧皮部**　所占比例较小,由筛管、韧皮薄壁细胞及韧皮射线组成,注意其形态及排列情况及有无厚壁组织。

**4. 形成层**　一般排列成环状,注意是否明显。

**5. 木质部**　占茎的大部分,由导管、管胞、木纤维、木薄壁细胞及木射线组成。注意形态及排列情况,尤以射线的宽度及密度。

**6. 髓部**　大多由薄壁细胞构成,有时壁稍增厚,具单纹孔。有的髓周围具厚壁细胞,散在或形成环髓石细胞。草质茎髓部发达,木质茎髓部较小。

### (二) 木类中药的组织构造

显微鉴定木类中药,应做三个方向的切片,即横切面、径向纵切面与切向纵切面切片,从三个不同切面进行观察。

**1. 横切面**　是与茎的纵轴垂直所作的切面。主要观察横切面上导管、管胞、木纤维及木薄壁细胞等组织的形状,各部分的比例,可看呈同心状的年轮,亦可观察射线的宽度。

**2. 径向纵切面**　是通过茎的圆心方向的纵切面。主要观察在径向纵切面上导管、管胞、木纤维及木薄壁细胞等组织的长度、宽度、纹孔及细胞的两端形状。

**3. 切向纵切面**　是不通过圆心且与半径方向垂直的纵切面。除可观察径向纵切面的部分特征外,可观察射线在这个切面的高度、宽度和细胞列数。

茎木类中药显微鉴定应特别注意导管、木纤维、木薄壁细胞、木射线等组织的特征。在横切面切片,主要观察导管、木纤维、木薄壁细胞、木射线各部分的位置及所占比例。在其粉末显微鉴定中,主要观察导管的类型、纤维及木薄壁细胞的形状、大小及表面纹孔的特征。

**点滴积累**　∨

1. 茎类中药的药用部位包括茎藤、茎枝、茎刺、茎髓或茎的附属物等。

2. 木类中药大多数采用心材,因为心材生长年限较长,积累了较多的挥发油、树脂和色素类物质，有效成分的含量相对较高。

3. 显微鉴定茎木类中药粉末，主要观察导管的类型、纤维及木薄壁细胞的形状、大小及表面纹孔等特征。

## 第二节　茎木类中药的鉴定

### 木通
### Akebiae Caulis

木通的鉴定

【来源】为木通科植物木通 *Akebia quinata*（Thunb.）Decne.、三叶木通 *Akebia trifoliate*（Thunb.）Koidz. 或白木通 *Akebia trifoliate*（Thunb.）Koidz. var. *australis*（Diels.）Rehd. 的干燥藤茎。

【原植物鉴定】

1. **木通**　落叶或半常绿木质缠绕藤本，全株无毛。掌状复叶，小叶片 5，倒卵形或椭圆形，先端圆而微凹，全缘。总状花序腋生，花单性，雌雄同株；花序基部着生 1~2 朵雌花，上部着生密而较细的雄花；花被 3 片。膏葖状浆果，长椭圆形，或略呈肾形，熟后紫色，柔软，沿腹缝线开裂。种子多数。花期 4~5 月，果熟期 8 月。如图 5-1 所示。

2. **三叶木通**　为三出复叶；小叶卵圆形、宽卵圆形或长卵形，长宽变化很大，先端钝圆、微凹或具短尖，基部圆形或楔形，有时微呈心形，边缘浅裂或呈波状，侧脉 5~6 对。如图 5-2 所示。

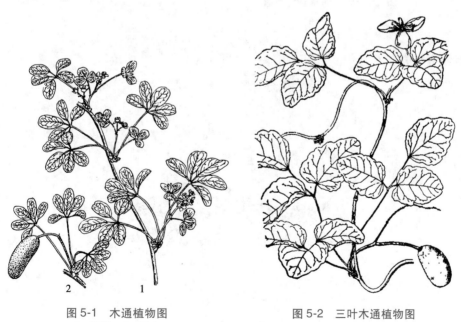

图 5-1　木通植物图　　　　　　　　图 5-2　三叶木通植物图
1. 茎枝　2. 果实

3. **白木通**　与三叶木通相近，但小叶全缘，叶两面均淡绿色，质地较厚。如图 5-3 所示。

【产地与采制】木通主产于浙江、江苏、安徽、江西等省。三叶木通主产于浙江省。白木通主产于重庆、四川等省市。秋季采收，截取茎部，除去细枝，阴干。

**【性状鉴定】**　呈圆柱形,常稍扭曲,长30~70cm,直径0.5~2cm。表面灰棕色至灰褐色,外皮粗糙而有许多不规则的裂纹或纵沟纹,具突起的皮孔。节部膨大或不明显,具侧枝断痕。体轻,质坚实,不易折断,断面不整齐,皮部较厚,黄棕色,可见淡黄色颗粒状小点,木质部黄白色,射线呈放射状排列,髓小或有时中空。气微,味微苦而涩。如图5-4、彩图26所示。

以条均匀、断面色黄者为佳。

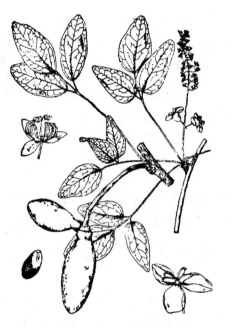

图5-3　白木通植物图

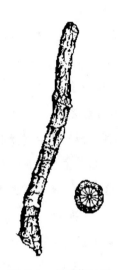

图5-4　木通药材图

### 专家教你辨真伪

**木通髓圆导管散,棕褐皮厚黄粒点**

正品木通断面不整齐,髓圆或有时中空,导管孔散在或排列不规则;皮部棕褐色,较厚,可见淡黄色颗粒小点。而川木通或伪品关木通导管孔排列成若干同心环。关木通髓部狭条状,摩擦残余粗皮有樟脑样气味而区别于木通。如图5-5、彩图26所示。

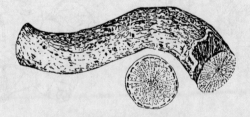

图5-5　关木通图

**【显微鉴定】木通粉末**　浅棕色或棕色。含晶石细胞方形或长方形,胞腔内含1至数个棱晶。中柱鞘纤维细长、梭形,直径10~40μm,胞腔内含密集的小棱晶,周围常可见含晶石细胞。木纤维长梭形,直径8~28μm,壁增厚,具裂隙状单纹孔或小的具缘纹孔。具缘纹孔导管直径20~110(~220)μm,纹孔椭圆形、卵圆形或六边形。如图 5-6 所示。

【化学成分】木通藤茎中含木通皂苷、豆甾醇、β-谷甾醇、胡萝卜苷、白桦脂醇、肌醇、蔗糖等。木通水浸出物含钾 0.254%,白木通、三叶木通的果实含氨基酸及糖类。

【理化鉴定】薄层色谱 以本品作为供试品,以木通苯乙醇苷 B 作为对照品。照《中国药典》(2015 年版)薄层色谱法试验,在供试品色谱中,应有相对应、同颜色的色谱斑点。

【检查】

1. 水分 不得过 10.0%。

2. 总灰分 不得过 6.5%。

【含量测定】以高效液相色谱法测定,本品按干燥品计算,含木通苯乙醇苷 B($C_{23}H_{26}O_{11}$)不得少于 0.15%。

【功效】清心火,利小便,通经下乳。

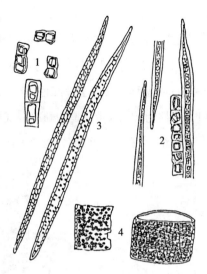

图 5-6 木通粉末图
1. 含晶石细胞 2. 中柱鞘纤维(含晶)
3. 木纤维 4. 导管

## 川木通
### Clematidis Armandii Caulis

【来源】为毛茛科植物小木通 *Clematis armandii* Franch. 或绣球藤 *Clematis Montana* Buch. -Ham. 的干燥藤茎。

【性状鉴定】呈长圆柱形,略扭曲,长 50~100cm,直径 2~3.5cm。表面黄棕色或黄褐色,有纵向凹沟及棱线;节处多膨大,有叶痕及侧枝痕。残存皮部易撕裂。质坚硬,不易折断。切片厚 0.2~0.4cm,边缘不整齐,残存皮部黄棕色,木部浅黄棕色或浅黄色,有黄白色放射状纹理及裂隙,其间布满导管孔,髓部较小,类白色或黄棕色,偶有空腔。气微,味淡。如图 5-7 所示。

以条粗、色黄白者为佳。

【化学成分】含皂苷、植物甾醇、内酯香豆素类及糖类。

【功效】清热利尿,通经下乳。

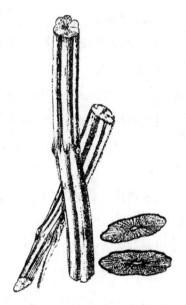

图 5-7 川木通药材图

---

**专家教你辨真伪**

川木通的真伪鉴别

关键在于"棱、麻、圆"三字特征。"棱"是指川木通外表具有明显的纵向凹沟及棱线,比较特殊;"麻"是指横切面导管小孔较大,常数个成群存在,呈大小不等的麻点;"圆"是指髓部圆形,略大而明显。

ER-5-3

苏木的鉴定

## 苏木
## Sappan Lignum

【来源】 为豆科植物苏木 *Caesalpinia sappan* L. 的干燥心材。

【性状鉴定】 呈不规则稍弯曲的长圆柱形或对剖长圆柱形,长 10~100cm,直径 3~12cm。表面黄红色至棕红色,具刀削痕,常见纵向裂缝。质坚硬。断面略具光泽,年轮明显,有的可见暗棕色、质松、带亮星的髓部。气微,味微涩。如图 5-8 所示。

以粗大、质坚而重、色黄红者为佳。

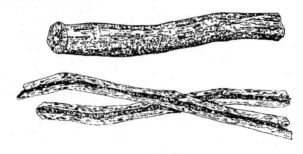

图 5-8 苏木药材图

【化学成分】 主要含苏木素类、原苏木素类、黄酮类、色原酮类和二苯类化合物。

【理化鉴定】

1. **苏木素反应** 取本品碎片投入热水中,水染成桃红色,加酸变成黄色,再加碱仍变为红色。

2. **薄层色谱** 以本品作为供试品,以苏木药材作为对照药材,照《中国药典》(2015 年版)薄层色谱法试验,在供试品色谱中,应有相对应、同颜色的色谱斑点。

【功效】 活血通经,消肿止痛。

## 大血藤
## Sargentodoxae Caulis

【来源】 为木通科植物大血藤 *Sargentodoxa cuneata* ( Oliv. ) Rehd. et Wils. 的干燥藤茎。

【性状鉴定】 呈圆柱形,略弯曲,长 30~60cm,直径 1~3cm。表面灰棕色,粗糙,外皮常呈鳞片状剥落,剥落处显暗红棕色,有的可见膨大的节和略凹陷的枝痕或叶痕。质硬,断面皮部红棕色,有数处向内嵌入木部,木部黄白色,有多数细孔状导管,射线呈放射状排列,状如车轮,习称"车轮纹"。气微,味微涩。如图 5-9 所示。

以条匀、粗如拇指者为佳。

【化学成分】 含鞣质、糖苷类、环多酚类、三萜皂苷类、木质素类、粗黄酮类、毛柳苷等成分。

【功效】 清热解毒,活血,祛风止痛。

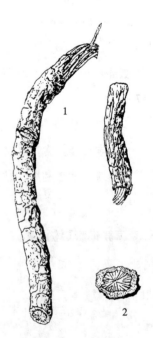

图 5-9 大血藤药材图
1. 药材 2. 饮片

▶▶ **课堂活动**

　　1. 观察苏木水浸液颜色，加碱液观察颜色的变化，然后再加酸观察颜色的变化。说出苏木水浸液、加碱、加酸各呈现什么颜色？

　　2. 观察大血藤药材，找出其外皮和断面的主要特征各是什么？

　　3. 显微鉴定木类中药，观察到不同切面上的组织构造显微特征各是什么？

## 鸡血藤
### Spatholobi Caulis

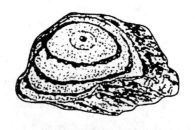

　　【来源】为豆科植物密花豆 *Spatholobus suberectus* Dunn 的干燥藤茎。

　　【性状鉴定】呈椭圆形、长矩圆形或不规则的斜切片，厚 0.3~1cm。栓皮灰棕色，有的可见灰白色斑，栓皮脱落处显红棕色。质坚硬。切面木部红棕色或棕色，导管孔多数；韧皮部有树脂状分泌物呈红棕色至黑棕色，与木部相间排列呈 3~8 个同心性椭圆形环或偏心性半圆形环。髓部偏向一侧。气微，味涩。如图 5-10、彩图 27 所示。

　　以树脂状分泌物较多者为佳。

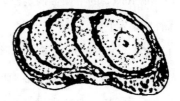

图 5-10　鸡血藤药材图

**专家教你辨真伪**

### 鸡血藤常见混淆品

　　鸡血藤常见混淆品甚多，常见的有豆科植物香花崖豆藤（山鸡血藤）*Millettia dielsiana* Harmsex Diels 的藤茎。主产于中南、西南、华南地区。断面皮部约占半径1/4处有一圈渗出的黑色树脂状物。木通科植物大血藤 *Sargentodoxa cuneata*（Oliv.）Rehd. et Wils. 的干燥藤茎,在东北、西北、中南各省混作鸡血藤用。其形态特征见前面"大血藤"项。

　　【化学成分】异黄酮类,如刺芒柄素、芒柄花苷等;甘草素及表儿茶精,β-谷甾醇,胡萝卜苷,7-酮基-β-谷甾醇,原儿茶酸等。

　　【功效】行血补血,通经活络,强筋骨。

## 降香
### Dalbergiae Odoriferae Lignum

　　【来源】为豆科植物降香檀 *Dalbergia odorifera* T. Chen 的树干和根的干燥心材。

　　【性状鉴定】呈类圆柱形或不规则块状。表面紫红色或红褐色,切面有致密的纹理,可见刀削痕。质坚硬,富油性。气微香,味微苦。入水下沉。点燃后有黑烟及油冒出,香气浓,残留灰烬为白色。

　　以色紫红、坚硬、气香、不带白色边材、入水下沉者为佳。

【化学成分】主要成分为挥发油(1.76%~9.70%)和黄酮类。

【功效】行气活血,止痛,止血。

> **专家教你辨真伪**
>
> ### 降香混淆品
>
> 降香混淆品为海南黄檀 *Dalbergia hainansis* Merr. 的干燥心材,用水试与火试等鉴定方法将降香与海南黄檀区分开。降香入水下沉,烧之香气浓烈,有油流出,燃完留有白灰;海南黄檀多为长条形,黄棕或红棕色,质地较轻,入水不沉,香味闷浊,烧之无明显香味,残留黑色灰烬。

## 钩藤
### Uncariae Ramulus cum Uncis

【来源】为茜草科植物钩藤 *Uncaria rhynchophylla*(Miq.)Miq. ex Havil.、大叶钩藤 *Uncaria macrophylla* Wall.、毛钩藤 *Uncaria hirsuta* Havil.、华钩藤 *Uncaria sinensis*(Oliv.)Havil.、无柄果钩藤 *Uncaria sessilifructus* Roxb. 的干燥带钩茎枝。

【性状鉴定】

1. **钩藤**　呈圆柱形或类方柱形,长 2~3cm,直径 0.2~0.5cm。表面红棕色至紫红色者具细纵纹,光滑无毛;黄绿色至灰褐色者有时可见白色点状皮孔,被黄褐色柔毛。多数枝节上对生两个向下弯曲的钩(不育花序梗),或仅一侧有钩,另一侧为凸起的疤痕;钩略扁或稍圆,先端细尖,基部较阔;钩基部的枝上可见叶柄脱落后的窝点状痕迹和环状的托叶痕。质坚韧,断面黄棕色,皮部纤维性,髓部黄白色或中空。气微,味淡。如图 5-11 所示。

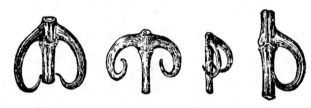

图 5-11　钩藤药材图

2. **大叶钩藤**　小枝两侧有纵棱,具突起的黄白色小疣点状皮孔。钩枝密被褐色长柔毛,钩长达 3~5cm,表面灰棕色,末端膨大成小球,折断面有髓或中空。

3. **毛钩藤**　茎枝、钩及叶下面被粗毛。

4. **华钩藤**　性状与钩藤大致相同。茎枝呈方柱形,直径约 0.2~0.3cm,表面黄绿色,钩基部稍阔。

5. **无柄果钩藤**　茎枝、钩被疏毛。

以双钩、茎细、钩结实、光滑、色紫红、无枯枝钩者为佳。

【化学成分】含生物碱类、三萜及皂苷类、黄酮类等成分,其中生物碱类主要含钩藤碱、异钩藤碱、毛钩藤碱等吲哚类生物碱。

【理化鉴定】横切片置紫外灯下观察,外皮呈浓紫褐色,切面呈蓝色。

【功效】清热平肝,息风定惊,降压。

**点滴积累** ∨

1. 木通断面髓圆或有时中空，导管孔散在或排列不规则；皮部棕褐色，较厚，可见淡黄色颗粒小点。

2. 大血藤断面皮部红棕色，有数处向内嵌入木部，木部黄白色，射线呈放射状排列，状如车轮。

3. 鸡血藤韧皮部有树脂状分泌物呈红棕色至黑棕色，与木部相间排列呈同心性椭圆形环或偏心性半圆形环。髓部偏向一侧。

4. 钩藤呈表面红棕色至紫红色者具细纵纹，多数枝节上对生两个向下弯曲的钩（不育花序梗），或仅一侧有钩。

其他茎木类中药简表

| 药名 | 来源 | 识别要点 | 功效 |
|------|------|----------|------|
| 青风藤 | 为防己科防己属植物青藤 *Sinomenium acutum*（Thunb.）Rehd et Wils. 或毛青藤 *Sinomenium acutum*（Thunb.）Wils. var. *cinereum* 等的干燥藤茎 | 青藤呈细长圆柱形，直径 5~20mm，外表灰褐色或棕褐色，有纵皱及横向皮孔，节处膨大。体轻，质坚实而脆，易折断，断面灰黄色或淡灰棕色，不平坦，横切面韧皮部很窄，木质部导管与射线呈放射状排列，导管较大，中央为圆形的髓。气弱，味苦。<br>毛青藤变种与正品青藤极相似，主要区别在于：叶表面被短绒毛，下表面灰白色，绒毛更密；花序及幼茎亦有短绒毛 | 祛风湿，通经络，止痹痛 |
| 海风藤 | 为胡椒科植物风藤 *Piper kadsura*（Choisy）Ohwi. 的干燥藤茎 | 呈扁圆柱形。表面灰褐色或褐色，粗糙，节膨大，节上生不定根。体轻，质脆，易折断，断面不整齐，皮部窄，木部宽广，皮部与木部交界处常有裂隙，中心有灰褐色髓。气香，味微苦、辛 | 祛风湿，通经络，止痹痛 |
| 沉香 | 为瑞香科植物白木香 *Aquilaria sinensis*（Lour.）Gilg 的含树脂木材 | 呈不规则块、片状或盔帽状，有的为小碎块。表面凹凸不平，有刀痕，偶有孔洞，可见黑褐色树脂与黄白色木部相间的斑纹，孔洞及凹窝表面多呈朽木状。质较坚实，断面刺状。气芳香，味苦 | 行气止痛，温中止呕，纳气平喘 |
| 通草 | 为五加科植物通脱木 *Tetrapanax papyrifer*（Hook.）K. Koch 的干燥茎髓 | 呈圆柱形，长短粗细不等，直径约 1~2.5cm。表面白色或淡黄色，有浅纵沟纹。体轻，质松软，稍有弹性，易折断，断面平坦，显银白色光泽，中部有直径为 0.3~1.5cm 的空心或半透明圆形薄膜。纵剖面呈梯状排列，故称"空心通草"。气微，味淡 | 清热，利尿，通乳 |
| 小通草 | 为旌节花科植物喜马山旌节花 *Stachyurus himalaicus* Hook. f. et Thoms.、中国旌节花 *Stachyurus chinensis* Franch. 或山茱萸科植物青荚叶 *Helwingia japonica*（Thunb.）Dietr. 的干燥茎髓 | **旌节花**：呈细圆柱形，长短不一，直径 0.4~1.4cm。表面白色或淡黄色，无纹理。体轻，质松软，捏之能变形，有弹性，易折断，断面平坦，无空心，显银白色光泽。水浸后有黏滑感。气微，味淡。<br>**青荚叶**：表面有浅纵条纹。质较硬，捏之不易变形。水浸后无黏滑感 | 清热，利尿，下乳 |

## 目标检测

一、选择题

（一）单项选择题

1. 木通来源于哪一科植物（　　）

    A. 木通科　　　　　　　　B. 马兜铃科　　　　　　　C. 毛茛科

    D. 防己科　　　　　　　　E. 豆科

2. 钩藤来源于哪科植物（　　）

    A. 唇形科　　　　　　　　B. 茜草科　　　　　　　　C. 桔梗科

    D. 豆科　　　　　　　　　E. 菊科

3. 取某药材碎片投于热水,水被染成红色;加酸变成黄色,再加碱液,仍变成红色（　　）

    A. 降香　　　　　　　　　B. 大血藤　　　　　　　　C. 鸡血藤

    D. 沉香　　　　　　　　　E. 苏木

4. 大血藤来源于哪科植物（　　）

    A. 豆科　　　　　　　　　B. 茜草科　　　　　　　　C. 桔梗科

    D. 木通科　　　　　　　　E. 防己科

5. 具有偏心性髓部的茎木类药材是（　　）

    A. 大血藤　　　　　　　　B. 钩藤　　　　　　　　　C. 鸡血藤

    D. 川木通　　　　　　　　E. 沉香

6. 按干燥品计算,木通含木通苯乙醇苷 B 不得少于（　　）

    A. 1.5%　　　　　　　　　B. 0.15%　　　　　　　　C. 1.2%

    D. 1.4%　　　　　　　　　E. 1.6%

7. 断面皮部红棕色,有数处向内嵌入木部的药材是（　　）

    A. 鸡血藤　　　　　　　　B. 沉香　　　　　　　　　C. 钩藤

    D. 大血藤　　　　　　　　E. 苏木

8. 鸡血藤的性状鉴定特征不包括（　　）

    A. 扁圆柱形

    B. 气香特异

    C. 质坚实,不易折断,折断面呈不整齐的裂片状

    D. 断面红褐色的皮部与淡红色木部排列成数轮半圆形环

    E. 味涩

9. 通草的入药部位是（　　）

    A. 根　　　　　　　　　　B. 根茎　　　　　　　　　C. 藤茎

    D. 茎髓　　　　　　　　　E. 心材

10. 下列哪种药材燃烧冒浓烟,香气浓烈并有黑色的油状物渗出（　　）

　A. 苏木　　　　　　　　B. 鸡血藤　　　　　　　C. 木通

　D. 钩藤　　　　　　　　E. 降香

（二）多项选择题

1. 对茎木类中药进行组织鉴定时,通常制作(　　　)

　A. 横切面切片　　　　　B. 表面制片　　　　　　C. 径向纵切面切片

　D. 切向纵切面切片　　　E. 组织培养片

2. 下列药材的药用部位为心材的是(　　　)

　A. 木通　　　　　　　　B. 关木通　　　　　　　C. 钩藤

　D. 苏木　　　　　　　　E. 降香

3. 来源于豆科植物的药材有(　　　)

　A. 大血藤　　　　　　　B. 鸡血藤　　　　　　　C. 钩藤

　D. 苏木　　　　　　　　E. 降香

4. 木通的原植物是(　　　)

　A. 木通　　　　　　　　B. 马兜铃　　　　　　　C. 三叶木通

　D. 绣球藤　　　　　　　E. 白木通

5. 大血藤的性状鉴定特征是(　　　)

　A. 外皮常呈鳞片状剥落,剥落处显暗红棕色,有的可见膨大的节和略凹陷的枝痕或叶痕

　B. 表面灰棕色,粗糙

　C. 质硬,断面皮部红棕色,有数处向内嵌入木部

　D. 木部黄白色,有多数细孔状导管,射线呈放射状排列

　E. 气微,味微涩

二、简答题

1. 茎木类中药为什么多采用心材?

2. 简述木通、川木通、关木通三者的性状区别。

3. 径向纵切面主要观察哪些显微特征?

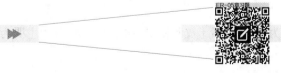

ER-05章习题

（姚学文）

# 第六章

## 皮类中药

导学情景 ∨

**情景描述：**

在村镇路旁的小树上常挂有"不准涂油污""不准拴牲口"的小木牌，怕的就是油污影响树皮，牲口破坏树皮，树皮破坏严重时会造成整个树木生长不良或死亡。

**学前导语：**

树木为什么最怕油污呢？ 因为树皮的表面有许许多多的通气孔，我们称为"皮孔"，它是植物进行气体交换的通道。 如果涂上油污，就影响了植物的"呼吸"，植株就会生长不良。 皮孔的形状、大小、颜色、分布密度及排列方式，常因植物种类不同而不同，可作为皮类中药鉴定的依据。

树皮也具有输导作用，可以将叶片制造的有机养料送到根部，若树皮毁坏严重，根部得不到有机养料就会死亡。 树皮又具贮藏作用，常贮藏有营养物质及生理活性物质，具有较高的药用价值。 本节课，让我们一起进入皮类中药的学习。

皮类中药通常是指来源于被子植物（主要包括双子叶植物）和裸子植物的茎干、枝和根的形成层以外的部位，这类中药称为皮类中药。皮类中药由外向内依次为周皮、皮层、初生韧皮部和次生韧皮部等部分。其中大多为木本植物茎干的皮，如黄柏、杜仲等；少数为根皮，如牡丹皮、桑白皮，或枝皮，如秦皮等。

扫 一 扫 知重点

## 第一节　皮类中药概述

皮类中药常分为树皮（包括干皮和枝皮）和根皮两类，其中主要为木本植物干皮，少数为枝皮或根皮。

皮类中药因植物来源、取皮部位、采收及加工方法不同，性状差异明显。

### 一、性状鉴定

皮类中药的性状鉴定，应注意观察药材的形状、外表面、内表面、折断面、气、味等特征。

#### （一）形状

由老树树干上剥的皮，大多粗大而厚，呈长条状或板片状；枝皮则呈细条状或卷筒状；根皮多数呈短片状或短小筒状。常用鉴定术语有平坦、弯曲等。皮片呈板片状，较平整者称为平坦状，如黄柏；皮片干燥后多数会弯曲，由于弯曲程度及方向不同，又可分为弯曲状，如杜仲；反曲状，如石榴根皮；槽状或半管状，如合欢皮；管状或筒状，如牡丹皮；单卷筒状，如肉桂；双卷筒状、复卷筒状，如厚朴等。如图6-1所示。

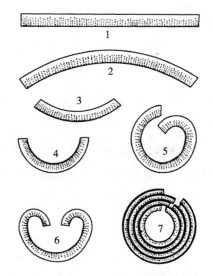

图6-1 皮类中药的形状
1. 平坦 2. 弯曲 3. 反曲 4. 槽状
5. 单卷筒状 6. 双卷筒状 7. 复卷筒状

（二）外表面

指皮的外侧，通常为木栓层，较粗糙。外表颜色多为灰黑色、灰褐色、棕褐色或棕黄色等。多数树皮可见皮孔，皮孔的形状、大小、颜色、分布密度及排列方式常作为皮类药材的鉴定特征。如合欢皮的皮孔呈红棕色，椭圆形；杜仲的皮孔呈斜方形等。

（三）内表面

一般较外表面色浅而平滑，常有粗细不等的纵向皱纹，纹理粗细程度及色泽常因树种而异。如肉桂内表面呈红棕色，黄柏呈黄色。

（四）折断面

皮类中药横向折断面的特征是皮类中药的重要鉴别特征，折断面的特征主要有平坦状、颗粒状、纤维状、层状等。

1. **平坦状** 组织多为薄壁细胞而无石细胞群或纤维束的皮，折断面较平坦，如牡丹皮。

2. **颗粒状** 组织中富有石细胞群的皮，折断面常呈颗粒状突起，如肉桂。

3. **纤维状** 组织中富含纤维的皮，折断而多显细的纤维状物或突出刺状物，如桑白皮。

4. **层状** 组织中的纤维束和薄壁组织呈层带状间隔排列，折断时也形成明显的层片状，如苦楝皮。

有些皮类中药折断面外层较平坦或颗粒状，内层显纤维状，说明纤维主要存在于韧皮部，如厚朴。有些折断时有胶质丝状物相连，如杜仲。有些折断时有粉尘出现，这些树皮或根皮组织较疏松，含有较多的淀粉，如白鲜皮。

（五）气味

气味是鉴定中药的重要方法，它和皮中所含成分有密切关系，各种皮的外形有时很相似，但其气味却完全不同。如肉桂与桂皮外形亦较相似，但肉桂味甜而微辛，桂皮则味辛辣而凉。

## 二、显微鉴定

（一）组织构造鉴定

皮类中药的组织结构由外至内依次为周皮、皮层及韧皮部三部分。观察时应先注意横切面各部分组织的界限和宽厚度，再进行各部组织的详细观察和描述。

1. **周皮** 包括木栓层、木栓形成层与栓内层三部分。木栓层细胞多呈扁平形，整齐地排列成行，切向延长，壁薄，木栓化或木质化，含黄棕色或红棕色物质。木栓形成层细胞常为一层扁平而薄壁的细胞。栓内层存在于木栓形成层的内侧,和木栓细胞相似,但细胞壁不木栓化,无红棕色物质,少数含叶绿素而显绿色,又称绿皮层。

**2. 皮层** 大多由薄壁细胞组成,靠近周皮部分常分化成厚角组织。皮层中常可见到纤维、石细胞和各种分泌组织,如油细胞、乳管、黏液细胞等;薄壁细胞内常含物有淀粉粒或草酸钙结晶等。如牡丹皮中的淀粉粒及草酸钙簇晶。

**3. 韧皮部** 包括射线和韧皮部束两部分。射线的宽度和形状在鉴定时较为重要,应注意观察。韧皮部束主要由韧皮纤维和韧皮薄壁细胞组成,有时可见厚壁细胞和分泌组织。筛管群在皮类中药中常压缩,不易清楚区分完整的筛管形态,故常称之为颓废筛管组织。

(二) 粉末鉴定

皮类中药的粉末观察,一般不应有木质部组织和细胞,如导管、管胞、木纤维及木薄壁细胞等。应注意木栓细胞、筛管(或筛胞)、纤维、石细胞、分泌组织及草酸钙结晶等。纤维和石细胞的形状、壁的厚度、纹孔、木化程度、存在形式和排列情况,分泌组织、淀粉粒及草酸钙结晶的种类、形状等均可作为鉴定特征。

**点滴积累** ∨

1. 根据弯曲的程度,皮类中药的形状可分为平坦、弯曲、反曲、槽状、单卷筒状、双卷筒状、复卷筒状。
2. 皮类中药的折断面有平坦状、颗粒状、纤维状、层状等。
3. 在中药粉末显微鉴定中,皮类中药一般不应有木质部的组织,如导管、管胞、木纤维及木薄壁细胞等特征。

# 第二节 皮类中药的鉴定

### 牡丹皮
### Moutan Cortex

ER 6-2

牡丹皮的鉴定

**【来源】** 为毛茛科植物牡丹 *Paeonia suffruticosa* Andr. 的干燥根皮。

**【原植物鉴定】** 落叶小灌木,高 0.7~2m,有分枝。叶互生,多为二回三出复叶,通常有小叶 11~15 片,顶生通常 2~3 裂。花大型,单生于枝顶,直径 10~20cm,萼片 5,花瓣 5 或为重瓣,白色、红紫色或黄红色。蓇葖果密生淡黄褐色硬毛。种子卵形或卵圆形,黑色,有光泽,无毛。花期 4~5 月,果期 7~8 月。如图 6-2 所示。

**【产地与采制】** 主产于安徽、四川、重庆、湖南、陕西、贵州等省市,全国各地有栽培。栽培 3~5 年后采收,通常在 10~11 月挖出根部,除去须根及茎基,用刀剖开,抽去木部,晒干,称为"连丹皮"或"原丹皮",若用竹刀等工具刮去外皮后再剥取皮部晒干的,称为"刮丹皮"或"粉丹皮"。

**【性状鉴定】**

**1. 连丹皮** 呈筒状或半筒状,有纵剖开的裂缝,略向内卷曲或张开,长 5~20cm,直径 0.5~

1.2cm,厚0.1~0.4cm。外表面灰褐色或黄褐色,有多数横长皮孔样突起和细根痕,栓皮脱落处粉红色;内表面淡灰黄色或浅棕色,有明显的细纵纹,常见发亮的结晶(习称"亮银星",实为丹皮酚结晶)。质硬而脆,易折断,断面较平坦,淡粉红色,粉性。气芳香,味微苦而涩。

2. **刮丹皮**　外表面有刮刀削痕,外表面红棕色或淡灰黄色。有时可见灰褐色斑点状残存外皮。如图6-3、彩图28所示。

以条粗长、皮厚、无木心、断面白色、粉性足、结晶多、香气浓者为佳。

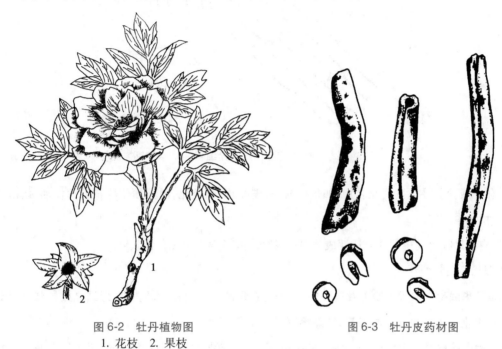

图6-2　牡丹植物图
1. 花枝　2. 果枝

图6-3　牡丹皮药材图

▶ **课堂活动**

1. 观察牡丹皮药材标本,找出"亮银星"等主要性状鉴定特征。

2. 牡丹皮内表面闪亮的结晶是什么成分?

**【显微鉴定】**

1. **牡丹皮横切面**　木栓层由多列细胞组成,壁浅红色;皮层薄,由数列切向延长的薄壁细胞;射线细胞1~3列;韧皮部宽。草酸钙簇晶分布于韧皮部、皮层薄壁细胞以及细胞间隙中。淀粉粒分布于薄壁细胞中。如图6-4所示。

2. **牡丹皮粉末**　粉末淡红棕色。淀粉粒甚多,单粒类圆形或多角形,直径3~16μm,脐点点状、裂缝状或飞鸟状;复粒由2~6分粒组成。草酸钙簇晶直径9~45μm,有时含晶细胞连接,簇晶排列成行,或一个细胞含数个簇晶。连丹皮可见木栓细胞长方形,壁稍厚,浅红色。草酸钙方晶可见。如图6-5所示。

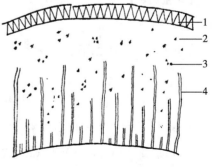

图6-4　牡丹皮横切面简图
1. 木栓层　2. 栓内层
3. 草酸钙簇晶　4. 韧皮射线

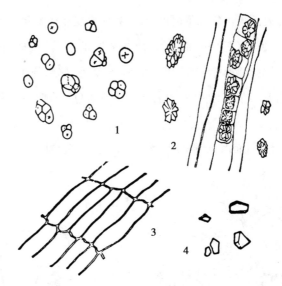

图 6-5　牡丹皮粉末图
1. 淀粉粒　2. 草酸钙簇晶　3. 木栓细胞　4. 草酸钙方晶

【化学成分】　主含酚类化合物，如丹皮酚、丹皮酚苷；萜类化合物，如芍药苷及挥发油、甾醇生物碱以及植物甾醇等。

丹皮酚是牡丹皮中的主要活性成分，具有挥发性，常温下为无色针状结晶。

【理化鉴定】

1. 升华试验　取丹皮粉末微量升华，升华物在显微镜下观察，可见长柱形结晶或针状及羽状结晶，在结晶上滴加三氯化铁醇溶液，结晶溶解呈暗紫色。

2. 检查丹皮酚　取粉末 2g，加乙醚 20ml，振摇 2 分钟，滤过，取滤液 5ml，置水浴上蒸干，放冷，残渣中加硝酸数滴，先显棕黄色，后变鲜绿色（丹皮酚反应，芍药根皮粉末显黄色）。

3. 薄层色谱　以本品作为供试品，以丹皮酚作为对照品。照《中国药典》（2015 年版）薄层色谱法试验，在供试品色谱中，应有相对应、同颜色的色谱斑点。

【检查】

1. 水分　不得过 13.0%。

2. 总灰分　不得过 5%。

【含量测定】　按《中国药典》（2015 年版）规定，以高效液相色谱法测定，含丹皮酚（$C_9H_{10}O_3$）不得少于 1.2%。

【功效】　清热凉血，活血化瘀。

## 厚朴
### Magnoliae Officinalis Cortex

厚朴的鉴定

【来源】　为木兰科植物厚朴 *Magnolia officinalis* Rehd. et Wils. 或凹叶厚朴 *Magnolia officinalis* Rehd. et Wils. var. *biloba* Rehd. et Wils. 的干燥干皮、枝皮及根皮。

【原植物鉴定】

1. **厚朴**　落叶乔木。单叶互生，革质，密集于小枝顶端，叶片椭圆状倒卵形，长 20～45cm，宽

10~25cm,先端钝圆或具短尖,全缘。花与叶同时开放,单生枝顶。聚合果圆柱状卵形,木质。花期4~5月,果期9~10月。

2. **凹叶厚朴**　叶片顶端有凹缺或成2钝圆浅裂片,裂深2~3.5cm。

【产地与采制】产于四川广元,重庆涪陵,湖北恩施、宜昌,湖南衡阳,浙江丽水等地。福建南平、江西、广西、甘肃、陕西等地也产。多为栽培品。

4~6月剥取生长15~20年的树皮,根皮及枝皮直接阴干;干皮置沸水中微煮后,堆置阴湿处,"发汗"至内表面变紫褐色或棕褐色时,再蒸软,取出,卷成筒状,干燥。

【性状鉴定】

1. **干皮**　呈卷筒状或双卷筒状,长30~35cm,厚0.2~0.7cm,习称"筒朴";近根部的干皮一端展开如喇叭口,长13~25cm,厚0.3~0.8cm,习称"靴筒朴"。外表面灰棕色或灰褐色,粗糙,有时呈鳞片状,较易剥落,有明显椭圆形皮孔和纵皱纹,刮去粗皮者显黄棕色。内表面紫棕色或深紫褐色,较平滑,具细密纵纹,划之显油痕。质坚硬,不易折断。断面外层颗粒性,灰棕色;内层纤维性,紫褐色或棕色,有油性,有的可见多数小亮星。气香,味辛辣、微苦。如图6-6、彩图29所示。

2. **根皮(根朴)**　呈单筒状或不规则块片;有的弯曲似鸡肠,习称"鸡肠朴"。质硬,较易折断,断面纤维性。

3. **枝皮(枝朴)**　呈单筒状,长10~20cm,厚0.1~0.2cm。质脆,易折断,断面纤维性。

以皮厚、肉细、油性足、内表面色紫棕且有发亮结晶物、香气浓者为佳。

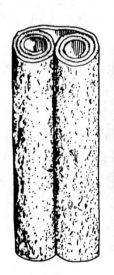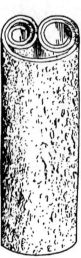

图6-6　厚朴药材图

【显微鉴定】

1. **横切面**　木栓层为10余列细胞;有的可见落皮层。皮层外侧有石细胞环带,内侧散有多数油细胞及石细胞群。韧皮部射线宽1~3列细胞;纤维多数个成束;亦有油细胞散在。如图6-7所示。

2. **粉末**　棕色。纤维甚多,直径15~32μm,壁甚厚,有的呈波浪形或一边呈锯齿状,木化,孔沟不明显。石细胞类方形、椭圆形、卵圆形或不规则分枝状,直径11~65μm,有时可见层纹。筛管分子复筛域较大,筛孔明显。油细胞椭圆形或类圆形,直径50~85μm,含黄棕色油状物。如图6-8所示。

【化学成分】树皮含挥发油(桉油醇)、厚朴酚、和厚朴酚、生物碱(木兰箭毒碱)等。

【理化鉴定】**薄层色谱**　以本品作为供试品,以厚朴酚与和厚朴酚为对照品。照《中国药典》(2015年版)薄层色谱法试验,在供试品色谱中,应有相对应、同颜色的色谱斑点。

【检查】

1. **水分**　不得过15.0%。

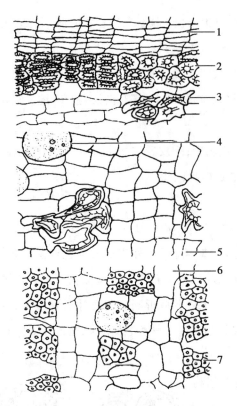

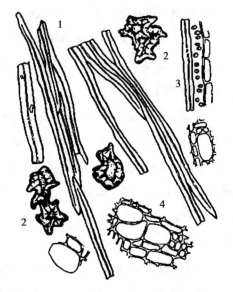

图6-7 厚朴药材横切面简图
1. 木栓层 2. 石细胞 3. 分枝状石细胞 4. 油细胞
5. 韧皮部 6. 韧皮射线 7. 纤维束

图6-8 厚朴粉末图
1. 纤维 2. 石细胞
3. 筛管分子 4. 油细胞

**2. 总灰分** 不得过7.0%。

【含量测定】按《中国药典》(2015年版)规定，以高效液相色谱法测定，含厚朴酚($C_{18}H_{18}O_2$)与和厚朴酚($C_{18}H_{18}O_2$)的总量不得少于2.0%。

【功效】燥湿消痰，下气除满。

## 肉桂
### Cinnamomi Cortex

【来源】为樟科植物肉桂 *Cinnamomum cassia* Presl 的干燥树皮。

【性状鉴定】呈槽状或卷筒状，长30～40cm，宽或直径3～10cm，厚0.2～0.8cm。外表面灰棕色，稍粗糙，有不规则的细皱纹及横向突起的皮孔，有的可见灰白色的斑纹；内表面红棕色，略平坦，有细纵纹，划之显油痕。质硬而脆，易折断，断面不平坦，外层棕色而较粗糙，内层红棕色而油润，两层间有1条黄棕色的线纹。气香浓烈，味甜、辣。如图6-9所示。

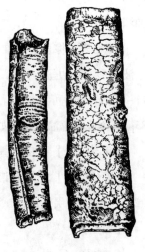

以不破碎、体重、外皮细、肉厚、断面色紫、油性大、香气浓厚、味甜辣、嚼之渣少者为佳。

图6-9 肉桂药材图

**专家教你辨真伪**

### 桂皮不是中药肉桂

桂皮为樟科樟属植物天竺桂 *Cinnamomum japonicum* Sieb.、阴香 *C. burmanni*（C. G. et Th. Nees）Bl.、细叶香桂 *C. Chingii* M. et Calf 等樟属植物的树皮。皮薄，质硬，干燥不油润，折断面淡棕色，石细胞环带不明显，香气淡，味微甜、辛、涩，一般做香料或调料品使用，不供药用。

【化学成分】含挥发油，油中主要成分为桂皮醛（75%～85%）及醋酸桂皮酯，其余为苯甲醛、桂皮酸、乙酸苯丙酯等。也含鞣质、黏液质及碳水化合物等。

桂皮醛是肉桂镇静、镇痛、解热作用的有效成分。

【功效】补火助阳，引火归原，散寒止痛，温通经脉。

**知识链接**

### 肉桂加工品

1. 企边桂　由剥取 10 多年生的肉桂树的干皮，两端削齐后夹在木制的凹凸板内，晒干制成。药材呈现长片状，左右两边向内卷曲，中央略向里凹，油足气香味辛甜，质佳。

2. 板桂　指剥取老年树最下部近地面的干皮，夹在木制的桂夹内，晒至九成干，经纵横堆叠，加压，约一个月完全干燥后成扁平板状。

3. 桂通　指 5～6 年幼树干皮或粗枝皮，不经压制，自然卷成筒状者。

4. 桂碎　指在桂皮加工过程中脱落的碎块。

### 杜仲
#### Eucommiae Cortex

【来源】为杜仲科植物杜仲 *Eucommia ulmoides* Oliv. 的干燥树皮。

【性状鉴定】呈板片状或两边稍向内卷，大小不一，厚 0.3～0.7cm。外表面淡棕色或灰褐色，有明显的皱纹或纵裂槽纹，有的树皮较薄，未去粗皮，可见明显的皮孔。内表面暗紫色，光滑。质脆，易折断，折断时断面有细密、银白色、富有弹性的胶丝相连。气微，味稍苦。如图 6-10、彩图 30 所示。

【化学成分】含杜仲胶，为一种硬质橡胶。另含松脂醇二-β-D葡萄糖苷，为降压成分，桃叶珊瑚苷、β-谷甾醇、白桦酯醇、树脂、鞣质、还原糖等。

【功效】补肝肾，强筋骨，安胎。

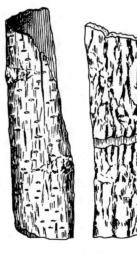

图 6-10　杜仲药材图

专家教你辨真伪

### 杜仲真伪鉴别关键——胶丝

　　杜仲为常用中药，伪品较多。常见的伪品有卫矛科植物丝棉木、游藤卫矛、云南卫矛的树皮，或夹竹桃科植物毛杜仲、红杜仲、藤杜仲的树皮。伪品虽外形相似，也含有胶丝，但胶丝稀疏、拉之即断。而杜仲折断时，断面有细密、银白色、富有弹性的橡胶丝相连，胶丝可拉至1cm左右。以此鉴别，比较容易。

### 合欢皮
### Albiziae Cortex

　　**【来源】** 本品为豆科植物合欢 *Albizia julibrissin* Durazz 的干燥树皮。夏、秋二季剥取，晒干。

　　**【性状鉴定】** 呈卷曲筒状或半筒状，长 40~80cm，厚 0.1~0.3cm。外表面灰棕色至灰褐色，稍有纵皱纹，有的成浅裂纹，密生明显的椭圆形横向皮孔，棕色或棕红色，偶有突起的横棱或较大的圆形枝痕，常附有地衣斑；内表面淡黄棕色或黄白色，平滑，有细密纵纹。质硬而脆，易折断。断面呈纤维性片状，淡黄棕色或黄内色。气微香，味淡、微涩、稍刺舌，而后喉头有不适感。

　　**【成分】** 主含皂苷，如金合欢皂苷元 B、美基豆酸内脂、美基豆酸及鞣质等。

　　**【功效】** 解郁安神，活血消肿。

### 黄柏
### Cortex Phellodendri

黄柏的鉴定

　　**【来源】** 为芸香科植物黄皮树 *Phellodendron chinense* Schneid. 的干燥树皮。

　　**【原植物鉴定】** 为落叶乔木，高 10~12m；树皮开裂，无加厚的木栓层，内层黄色。单数羽状复叶，小叶 7~15 枚，矩圆状披针形至矩圆状卵形。花单性，雌雄异株，集成顶生聚伞状圆锥花序。浆果状核果球形，成熟后紫黑色。花期 5~6 月，果熟期 9~10 月。如图6-11所示。

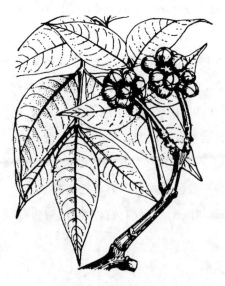

图 6-11　黄皮树植物图

【产地与采制】 主产于四川、贵州,陕西、云南、广西、湖北等地也产。别名"川黄柏"。定植 15~20 年采收,5 月上旬至 6 月上旬用半环剥或环剥、砍树剥皮等方法剥皮,剥取树皮后,除去粗皮,晒干。

【性状鉴定】 呈板片状或浅槽状,长宽不一,厚 0.1~0.6cm。外表面黄褐色或黄棕色,平坦或具纵沟纹,有的可见皮孔痕及残存的灰褐色粗皮。内表面暗黄色或淡棕色,具细密的纵棱纹。体轻,质硬,断面纤维性,呈裂片状分层,深黄色。气微,味极苦,嚼之有黏性。如图 6-12 所示。

以皮厚、断面色黄者为佳。

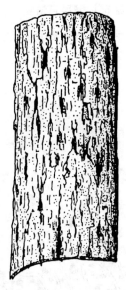

图 6-12 黄柏药材图

## 专家教你识优劣

### 当心"金胺 O"染色药材

黄柏药材以色黄者质优,这主要与有效成分小檗碱的含量有关。 不法药商常将生长年限不够、颜色较淡,质量较次的黄柏,或提取有效成分后的黄柏药渣,用工业染料"金胺 O"染色后出售。"金胺 O"别名碱性嫩黄、碱性荧光黄,属于化工染料,据报道属于接触性的致癌物,在国外早已属于禁用染料,更不能用于药品着色。 染色后的川黄柏色彩多不自然、不均匀。 由于化工染料品种繁多,染色附着力强,染色造假制劣还没有简单的鉴定方法,药检工作者多采用色谱法鉴定。

【显微鉴定】

1. **黄柏横切面** 栓皮未除尽者,可见木栓层细胞约 10 余列,内含棕色物,栓内层为数列长方形或近圆形的细胞。皮层较狭窄,占皮厚的 1/5~1/3,散有石细胞群及纤维束。韧皮部占大部分,外侧有少数石细胞,纤维束切向排列呈断续的层带(硬韧部)与筛管群和韧皮薄壁细胞(软韧部)相间隔,纤维束周围薄壁细胞常含草酸钙方晶。射线宽 2~4 列细胞,稍弯曲而细长。薄壁细胞中含细小的淀粉粒和草酸钙方晶,黏液细胞众多。如图 6-13 所示。

2. **黄柏粉末** 鲜黄色。纤维鲜黄色,直径 16~38μm,常成束,周围薄壁细胞中含草酸钙方晶,形成晶纤维,含晶细胞壁木化增厚。石细胞鲜黄色,类圆形,直径 35~128μm,有的呈分枝状,枝端锐尖,壁厚,层纹明显;有的壁稍薄,胞腔较大。草酸钙方晶众多。黏液细胞多单个散在。如图 6-14 所示。

【化学成分】 含小檗碱、黄柏碱、掌叶防己碱、木兰碱、巴马汀、药根碱等多种生物碱。还含有黄柏酮、黄柏内酯等。

**【理化鉴定】薄层色谱** 以本品作为供试品,以黄柏药材作为对照药材,以盐酸黄柏碱作为对照品。照《中国药典》(2015 年版)薄层色谱法试验,在供试品色谱中,应有相对应、同颜色的色谱斑点。

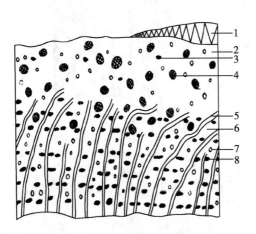

图 6-13 黄柏横切面简图
1. 木栓层 2. 皮层 3. 石细胞 4. 纤维束
5. 射线 6. 韧皮部 7. 黏液细胞 8. 韧皮纤维

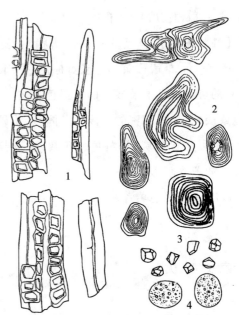

图 6-14 黄柏粉末图
1. 晶纤维 2. 石细胞
3. 草酸钙方晶 4. 黏液细胞

**【检查】**

**1. 水分** 不得过 12.0%。

**2. 总灰分** 不得过 8.0%。

**【含量测定】**照高效液相色谱法测定,本品按干燥品计算,含小檗碱以盐酸小檗碱($C_{20}H_{17}NO_4 \cdot HCl$)计,不得少于 3.0%,含黄柏碱以盐酸黄柏碱($C_{20}H_{23}NO_4 \cdot HCl$)计,不得少于 0.34%。

**【功效】**清热燥湿,泻火除蒸,解毒疗疮。

**【附注】关黄柏** 为芸香科植物黄檗 *Phellodendron amurense* Rupr. 的干燥树皮。主产于吉林、辽宁等省。呈板片状或浅槽状,长宽不一,厚 0.2~0.4cm。外表面黄绿色或淡棕黄色,较平坦,有不规则的纵裂纹,皮孔痕小而少见,偶有灰白色的粗皮残留;内表面黄色或黄棕色。体轻,质较硬,断面纤维性,有的呈裂片状分层,鲜黄色或黄绿色。气微,味极苦,嚼之有黏性。

**香加皮**

**Periplocae Cortex**

**【来源】**本品为萝藦科植物杠柳 *Periploca sepium* Bge. 的干燥根皮。

**【性状鉴定】**本品呈卷筒状或槽状,少数呈不规则的块片状长 3~10cm,直径 1~2cm,厚 0.2~0.4cm,外表面灰棕色或黄棕色,栓皮松软常呈鳞片状,易剥落。内表面淡黄色或淡黄棕色,较平滑,有细纵纹。体轻,质脆,易折断,断面不整齐,黄白色。有特异香气,味苦。如彩图 31 所示。

**【成分】**含强心苷类成分,如杠柳毒苷 G。香气成分为 4-甲氧基水杨醛($C_8H_8O_3$)。

【功效】利水消肿,祛风湿,强筋骨。

## 地骨皮
### Lycii Cortex

【来源】本品为茄科植物枸杞 *Lycium chinense* Mill. 或宁夏枸杞 *Lycium barbarum* L. 的干燥根皮。

【性状鉴定】呈筒状或槽状,长 3～10cm、宽 0.5～1.5cm,厚 0.1～0.3cm。外表面灰黄色至棕黄色,粗糙,有不规则纵裂纹,易成鳞片状剥落。内表面黄白色至灰黄色,较平坦,有细纵纹。体轻,质脆,易折断,断面不平坦,外层黄棕色,内层灰白色。气微,味微甘而后苦。如彩图 32 所示。

【化学成分】根皮含桂皮酸和多量酚性物质。

【功效】凉血除蒸,清肺降火。

---

**专家教你辨真伪**

**"糟皮白里"地骨皮**

地骨皮与香加皮为常用中药,由于性状相似,容易混淆,两者皆外皮粗糙,易成鳞片状剥落,又体轻,质脆,易折断。但地骨皮内表面黄白色,尤以折断后,断面外层黄棕色,内层白色或灰白色,内外层区别明显,而香加皮不具备此特征,工作中常以"糟皮白里"作为真伪鉴别要点。

**点滴积累** ∨

1. 黄柏来源于芸香科植物黄皮树的干燥树皮,关黄柏来源于芸香科植物黄檗的干燥树皮。现行版药典将其分列为两个品种,不能混用。

2. 牡丹皮内表面有"亮银星"(丹皮酚结晶);厚朴内表面划之显油痕,有时也可见小亮星(厚朴酚结晶)。

3. 肉桂质硬而脆,断面颗粒状,中间可见 1 条颜色较浅的线纹,气香而浓烈。

4. 杜仲折断时,断面有细密的银白色富有弹性的橡胶丝相连,能拉至 1cm 左右。

**其他皮类中药简表**

| 药名 | 来源 | 识别要点 | 功效 |
|---|---|---|---|
| 桑白皮 | 桑科植物桑 *Morus alba* L. 的干燥根皮 | 呈扭曲的卷筒状、槽状或板片状。外表面白色或淡黄白色,偶有橙黄色栓皮残存,内表面黄白色。体轻,质韧,纤维性强,难折断,易纵向撕裂,撕裂时有粉尘飞扬,味微甘 | 泻肺平喘,利水消肿 |
| 白鲜皮 | 芸香科植物白鲜 *Dictamnus dasycarpus* Turcz. 的干燥根皮 | 呈卷筒状。外表面灰白色或淡灰黄色,常有突起的颗粒状小点;内表面类白色。质脆,折断时有粉尘飞扬,断面不平坦,略呈层片状,剥去外层,迎光可见闪烁的小亮点。有羊膻气,味微苦 | 清热燥湿,祛风解毒 |

续表

| 药名 | 来源 | 识别要点 | 功效 |
|---|---|---|---|
| 秦皮 | 木犀科植物苦枥白蜡树 *Fraxinus rhynchophylla* Hance、白蜡树 *Fraxinus chinensis* Roxb.、尖叶白蜡树 *Fraxinus szaboana* Lingelsh. 或宿柱白蜡树 *Fraxinus stylosa* Lingelsh. 等的干燥枝皮或干皮 | **枝皮:**呈卷筒状或槽状。外表面灰白色、灰棕色至黑棕色或相间呈斑状;内表面黄白色或棕色,平滑。质硬而脆,断面纤维性,黄白色。气微,味苦<br>**干皮:**为长条状块片。外表面灰棕色,具龟裂状沟纹及红棕色圆形或横长的皮孔。质坚硬,断面纤维性较强 | 清热燥湿,收涩止痢,止带,明目 |
| 海桐皮 | 为豆科植物刺桐 *Erythrina variegata* L. var. *orientalis* (L.) Merr. 或乔木刺桐 *Erythrina arborescens* Roxb. 的干燥树皮 | 呈半卷筒状或不规则块状,厚 0.4~1cm。外表面黄绿色、黄棕色、淡棕色、棕色至棕黑色,有粗糙的栓皮,或已剥落,并散布钉刺,钉刺多已除掉,有的留有圆形刺痕,钉刺基部直径 4~8mm,顶锐尖。内表面黄棕色,较平坦,有细密网纹。质坚硬而韧,折断面纤维性。气微香,味微苦 | 祛风湿,通经络,杀虫止痒 |

## 目标检测

### 一、选择题

(一) 单项选择题

1. 皮类中药的组织构造中无(    )

    A. 韧皮部          B. 木质部          C. 周皮

    D. 皮层            E. 射线

2. 牡丹皮内表面常见的闪亮结晶是(    )

    A. 丹皮酚          B. 丹皮酚苷        C. 挥发油

    D. 芍药苷          E. 绿原酸

3. 厚朴来源于(    )

    A. 五加科          B. 毛茛科          C. 木兰科

    D. 樟科            E. 芸香科

4. 下列何种植物的干皮、枝皮、根皮均可入药(    )

    A. 厚朴            B. 肉桂            C. 杜仲

    D. 牡丹            E. 地骨皮

5. 折断时断面外层颗粒性,内层纤维性的药材是(    )

    A. 牡丹皮          B. 肉桂            C. 杜仲

    D. 桑白皮          E. 厚朴

6. 折断时断面呈层片状分离的药材为(    )

    A. 肉桂            B. 川黄柏          C. 杜仲

D. 厚朴　　　　　　　　　　　E. 桑白皮

7. 呈槽状或卷筒状,外表面灰棕色,内表面红棕色,划之显油痕。断面有1条黄棕色的线纹的中药为(　　)

  A. 厚朴　　　　　　　　B. 杜仲　　　　　　　　C. 牡丹皮

  D. 肉桂　　　　　　　　E. 秦皮

8. 某中药折断时断面连有细密、银白色、富有弹性的橡胶丝,此中药为(　　)

  A. 黄柏　　　　　　　　B. 牡丹皮　　　　　　　C. 杜仲

  D. 肉桂　　　　　　　　E. 海桐皮

9. 芸香科植物黄皮树的干燥树皮是(　　)

  A. 关黄柏　　　　　　　B. 牡丹皮　　　　　　　C. 杜仲

  D. 黄柏　　　　　　　　E. 肉桂

10. 有效成分是小檗碱的皮类中药是(　　)

  A. 合欢皮　　　　　　　B. 牡丹皮　　　　　　　C. 肉桂

  D. 杜仲　　　　　　　　E. 黄柏

(二)多项选择题

1. 厚朴的入药部位有(　　)

  A. 干皮　　　　　　　　B. 根皮　　　　　　　　C. 根

  D. 枝皮　　　　　　　　E. 心材

2. 牡丹皮的粉末显微特征有(　　)

  A. 淀粉粒众多　　　　　B. 含油细胞　　　　　　C. 含草酸钙簇晶

  D. 可见木栓细胞　　　　E. 黏液细胞

3. 黄柏粉末的显微特征有(　　)

  A. 晶纤维　　　　　　　B. 腺毛　　　　　　　　C. 草酸钙方晶

  D. 黏液细胞　　　　　　E. 石细胞

4. 以根皮入药的中药有(　　)

  A. 秦皮　　　　　　　　B. 牡丹皮　　　　　　　C. 肉桂

  D. 桑白皮　　　　　　　E. 杜仲

5. 对牡丹皮描绘正确的是(　　)

  A. 毛茛科植物牡丹的干燥根皮　　　B. 内表面常见发亮的结晶

  C. 断面较平坦,粉性,淡粉红色　　　D. 气清香,味淡

  E. 主含丹皮酚

二、简答题

1. 皮类中药干燥后容易变形,常见的形状有哪些?

2. 简述黄柏与关黄柏的性状区别。

3. 简述杜仲真伪的鉴定方法。

三、实例分析题

某药房仓库最近新进得一批肉桂药材,检验员验货时发现,该批药材皮薄、质硬、不油润、气清香而凉似樟脑。遂认为该批药材非正品肉桂药材,不予入库。请分析该检验员结论正确吗?应如何鉴定?

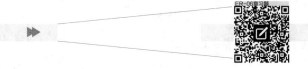

# 实训项目七　牡丹皮的鉴定

## 【实训目的】

1. 练习显微制片法。

2. 熟悉牡丹皮的性状特征。

3. 掌握牡丹皮的显微鉴定特征。

## 【实训内容】

(一) 实训器材与药材

生物显微镜、临时制片用具(载玻片、盖玻片、解剖针、镊子、吸水纸、擦镜纸等)、微量升华装置、常用学习用具(钢笔或中性笔、铅笔、橡皮、尺子等)。

水合氯醛、三氯化铁试液、蒸馏水、甘油溶液。

牡丹皮药材、牡丹皮粉末。

(二) 实训操作

**1. 性状鉴定**　观察牡丹皮药材,观察其外表面、内表面、横断面、质地、气味等特征。

**2. 显微鉴定**　取牡丹皮粉末少许,制作水装片,置于显微镜下观察:注意其淀粉粒类型,木栓细胞的形状和颜色,草酸钙簇晶和方晶等特征。

制作牡丹皮透化制片,观察草酸钙簇晶。

**3. 理化鉴定**　按照第三章第五节内容中的"微量升华"操作方法,对牡丹皮进行微量升华法,注意升华物的形状,滴加三氯化铁试剂后结晶及颜色的变化。

## 【实训注意】

1. 牡丹皮中的草酸钙簇晶较小,容易与淀粉粒混淆,应仔细辨认,也可通过透化制片观察。

2. 微量升华加热不可太过,防止粉末焦化。

**【实训检测】**

1. 简述牡丹皮的性状鉴别特征。

2. 在显微镜下找出草酸钙簇晶、木栓细胞、淀粉粒等显微特征。

**【实训报告】**

1. 记述牡丹皮的性状鉴定要点。

2. 绘出牡丹皮粉末显微特征图。

# 实训项目八　黄柏、秦皮的鉴定

**【实训目的】**

1. 熟悉秦皮的理化鉴定方法。

2. 掌握黄柏、秦皮的性状鉴定特征及黄柏的显微鉴定特征。

**【实训内容】**

（一）实训仪器、试剂、材料

生物显微镜、紫外分析仪、临时制片用具（载玻片、盖玻片、解剖针、镊子、吸水纸、擦镜纸等）、常用学习用具（钢笔或中性笔、铅笔、橡皮、尺子等）。

水合氯醛、蒸馏水、甘油溶液。

黄柏药材、黄柏粉末、秦皮药材等。

（二）实训操作

**1. 性状鉴定**

（1）黄柏的性状鉴定：注意观察黄柏厚薄、内外表面颜色、质地、断面等特征。

（2）秦皮的性状鉴定：注意观察秦皮形状、表面颜色、质地等特征。

**2. 显微鉴定**　取黄柏粉末少许，制作水装片，置于显微镜下观察：注意纤维与晶纤维的区别，分枝状石细胞的形态与颜色，草酸钙方晶、淀粉粒、黏液细胞等特征。

**3. 理化鉴定**

（1）秦皮水试：取本品，加热水浸泡，浸出液在自然光下可见碧蓝色荧光。

（2）黄柏荧光试验：取黄柏药材，置紫外光灯下观察，断面显亮黄色荧光。

**【实训注意】**

1. 观察黄柏粉末时，应注意纤维与晶纤维的区别，注意分枝状石细胞的形状、颜色及壁厚程度。

2. 避免长时间接触紫外光灯。

**【实训检测】**

1. 简述黄柏、秦皮的性状鉴定特征。

2. 在显微镜下，找出黄柏中的晶纤维及石细胞。

**【实训报告】**

1. 记述黄柏、秦皮的性状鉴定特征及秦皮的理化鉴定结果。

2. 绘出黄柏粉末显微特征图。

（张 静）

# 第七章

## 叶类中药

### 导学情景 ∨

**情景描述：**

人们常用"春风又绿江南岸""柳色如烟"来赞美春天的到来，如果我们仔细观察，就会发现，这绿色世界其实是由各式各样的绿叶组成的。叶是植物重要的营养器官，每个叶片都是一个化工厂，为植物生产各种各样的营养物质，平常所见的挥发油及维生素类大多数来自植物的叶片，人们就是根据这一点，让它来为人类的健康事业服务。

**学前导语：**

叶是我们识别植物的重要依据。一般来说，叶由叶片、叶柄和托叶组成。植物种类不同，叶形也不同，如松树的叶子像缝衣针一样，称为针形；麦冬的叶片又细又长，称为线形；荷叶的叶柄长在叶片的中央，称为盾形；银杏的叶片像把扇子，称为扇形。观察叶片，还会发现叶片上还有叶脉。叶脉好像人体内的血管，为叶片输送水分及养料，叶脉有网状的，也有平行的，叶脉也是识别植物的一个重要标志。本节课，让我们一起进入叶类中药的学习。

扫一扫知重点

叶类中药通常是指以植物叶入药的药材总称，一般为完整而成熟的干燥叶，少数为嫩叶。如枇杷叶、紫苏叶、艾叶、桑叶、番泻叶、大青叶等。

## 第一节 叶类中药概述

叶类中药多数为单叶，如枇杷叶；少数为复叶的小叶，如番泻叶；也有的为带叶的枝梢，如侧柏叶。由于叶片薄，再经采制、干燥、包装和运输等过程，叶类中药常皱缩、卷曲或破碎，不易辨认。

### 一、性状鉴定

叶类中药干燥后常皱缩变形，性状鉴定时需要将叶片浸泡于水中，使之湿润后展开观察。叶类中药常见的形状有披针形、椭圆形、卵形、倒披针形、倒卵形等，在形状观察时，应注意叶的形状、大小、长度及宽度；叶端、叶缘及叶基的情况，叶片上下表面的色泽及有无毛茸及腺点；叶脉的类型、凹凸及分布情况；叶柄的有无及长短，叶鞘及托叶的有无。叶类中药的质地通常有膜质、纸质、革质、肉质四种。在气味鉴定时，可直接或揉搓后嗅闻，其味可直接口尝。在对叶的毛茸、腺点、腺鳞等细微特征观察时,可借助解剖镜或放大镜仔细观察。

## 二、显微鉴定

通常制作叶中脉部分的横切面,主要观察叶的表皮、叶肉、叶的中脉三部分的特征。同时还应做叶片的表面制片或粉末制片。

（一）叶的组织构造

**1. 表皮** 通常由一列扁平的薄壁细胞组成,外壁较厚,常有角质层。表皮上可见毛茸或气孔。腺毛和非腺毛的形态、细胞组成及纹理等特征对叶类中药的鉴定有重要意义;气孔的类型与分布情况也是叶类中药重要的鉴定特征,气孔与植物的科属关系密切,如豆科多为平轴式,唇形科多为直轴式。有的叶表皮细胞较大,内含钟乳体,如桑叶、穿心莲叶;有的叶表皮细胞内含橙皮苷结晶,如薄荷叶;有的叶表皮细胞内含黏液质,如番泻叶。

**2. 叶肉** 常分为栅栏组织和海绵组织两部分。

栅栏组织:位于上表皮的下方,由一列或数列长柱形细胞组成,排列形如栅栏,因此称为栅栏组织。细胞内含有大量的叶绿体,光合作用较强,因此,叶片的上表面颜色较深。

海绵组织:位于栅栏组织的下方,与下表皮相接,由一些近圆形的薄壁细胞组成,排列疏松,有较大的细胞间隙,形似海绵,称为海绵组织。海绵组织细胞间隙较大,和下表皮气孔内方的气室相通,有利于内外气体交换。

根据栅栏组织的分化、分布情况,常将叶分为"等面叶"与"异面叶"两种。

**3. 叶脉** 叶脉是叶中的维管束,多为无限外韧型维管束,木质部位于上方,呈半月形,由导管、管胞组成,韧皮部位于下方,维管束的外侧常有纤维等厚壁组织围绕,特别是靠近下表皮的厚角组织比较发达,因而主脉显著向下方突起,起支持作用。

（二）叶类中药的显微鉴定要点

**1. 组织构造鉴定** 表皮部分注意其细胞的形状、气孔类型、角质层厚度、毛茸的类型及其特征。叶肉部分注意观察栅栏组织及海绵组织的分布。维管束应注意其形状及类型。

**2. 粉末鉴定** 毛茸、气孔、表皮细胞具有重要的鉴定意义。应注意以下特点:非腺毛的细胞数目、形状、大小、细胞壁的厚薄、木化程度及疣状突起等;腺毛的腺头形状、大小、细胞数目及内含物等,腺柄的细胞数目及排列状态等;气孔轴式、保卫细胞等;表皮细胞的形状、垂周壁的弯曲程度、增厚情况等;纤维常存在于叶脉碎片中,有的为晶纤维;分泌组织的有无和类型。

点滴积累 ∨

1. 叶类中药通常是指以植物叶入药的一类中药的总称。
2. 叶片的质地通常有膜质、纸质、革质、肉质四种。 叶片的组织由表皮、叶肉和叶脉三部分组成。
3. 在叶类中药的显微鉴定中, 毛茸、气孔、表皮细胞具有重要的鉴定意义。

# 第二节 叶类中药的鉴定

**枇杷叶**

**Eriobotryae Folium**

【来源】 为蔷薇科植物枇杷 *Eriobotrya japonica*(Thunb.)Lindl. 的干燥叶。

【性状鉴定】 呈长圆形或倒卵形,长 12 ～ 30cm,宽 4 ～ 9cm。先端尖,基部楔形,边缘有疏锯齿,近基部全缘。上表面灰绿色、黄棕色或红棕色,较光滑,下表面密被黄色绒毛。主脉于下表面显著突起,侧脉羽状。叶柄极短,被棕黄色绒毛。革质而脆,易折断。气微,味微苦。如图 7-1 所示。

以叶片完整、色灰绿者为佳。

【化学成分】 含挥发油、熊果酸、齐墩果酸、苦杏仁苷、枇杷苷Ⅰ、酒石酸、维生素 $B_1$ 等。

【功效】 清肺止咳,降逆止呕。

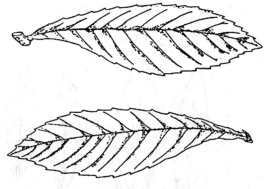

图 7-1 枇杷叶药材图

番泻叶的鉴定

**番泻叶**

**Sennae Folium**

【来源】 为豆科植物狭叶番泻 *Cassia angustifolia* Vahl 或尖叶番泻 *Cassia acutifolia* Delile 的干燥小叶。

【原植物鉴定】

1. **狭叶番泻** 草本状小灌木,高约 1m。偶数羽状复叶,叶互生,小叶 5 ～ 8 对,叶片卵状披针形或线状披针形,先端急尖,基部稍不对称,无毛或几无毛。总状花序腋生或对生,花萼 5,长卵形,略不等大;花瓣 5,倒卵形,黄色,下面两瓣较大。荚果长方形,扁平。种子 4 ～ 7 颗,花期 9 ～ 12 月,果期次年 3 月。如图 7-2 所示。

2. **尖叶番泻** 与狭叶番泻的区别在于:小叶片 4 ～ 6 对,长卵形,先端急尖,基部不对称,叶背面灰绿色,花较小,荚果椭圆形。

【产地与采制】 狭叶番泻主产于红海以东至印度一带,主产于印度南端丁内未利,故商品又名"印度番泻叶"或"丁内未利番泻叶",现埃及和苏丹亦产。通

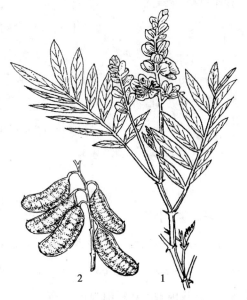

图 7-2 狭叶番泻植物图
1. 花枝 2. 荚果

常在开花前摘下叶片,阴干后用水压机打包。

尖叶番泻主产于埃及的尼罗河中上游地方,由亚历山大港输出,故商品又称"埃及番泻叶"或"亚历山大番泻叶";现我国广东、海南及云南等地均有栽培。通常在 7~8 月果实将成熟时,剪下枝条,摘取叶片,晒干,按全叶与碎叶分别包装。

【性状鉴定】

1. **狭叶番泻** 呈长卵形或卵状披针形,长 1.5~5cm,宽 0.4~2cm,全缘,叶端急尖,叶基稍不对称。上表面黄绿色,下表面浅黄绿色,无毛或近无毛,叶脉稍隆起,有压叠线纹。革质。气微弱而特异,味微苦,稍有黏性。如图 7-3 所示。

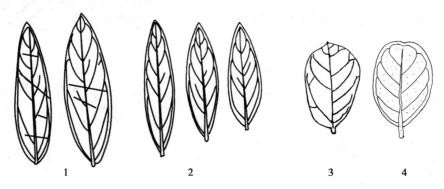

图 7-3 番泻叶药材与伪品对比图
1. 狭叶番泻叶 2. 尖叶番泻叶 3. 卵叶番泻叶 4. 耳叶番泻叶

2. **尖叶番泻** 呈披针形或长卵形,略卷曲,叶端短尖或微突,叶基不对称,两面均有细短毛茸,质地较薄脆,微呈革质状。

以叶片大、完整、色绿、梗少、无泥沙杂质者为佳。

## 专家教你辨真伪

### "耳叶番泻叶""卵叶番泻叶"不是中药番泻叶

番泻叶是以进口为主的中药,因来源及产地不同,商品名较多。同属植物耳叶番泻 *Cassia auriculata* L. 或卵叶番泻 *C. obovata* Colladon 的干燥小叶常伪充番泻叶,前者常称为"耳叶番泻叶",后者称为"卵叶番泻叶"。耳叶番泻叶的识别要点为:叶片卵圆形或倒卵圆形,先端钝圆或微凹,基部对称或不对称,表面密被灰白色茸毛而区别于番泻叶;卵叶番泻叶的识别要点为:呈倒卵形,具棘尖,披短毛。两者所含番泻苷量甚微,在临床上达不到泻热行滞、通便、利水的功效,故不能作为番泻叶使用。

【显微鉴定】

1. **番泻叶横切面** 两种番泻叶横切面特征大致相似:表皮细胞 1 列,类长方形,外被角质膜(层),内常含黏液质。上下表皮均有气孔和单细胞非腺毛。叶肉组织为等面型,上下均有一列栅栏组织,上表皮内侧的栅栏细胞较长,通过主脉。海绵组织细胞中含草酸钙簇晶。主脉维管束外韧性,上下两侧均有中柱鞘纤维束,纤维束外侧薄壁细胞常含草酸钙方晶,形成晶纤维。如图 7-4 所示。

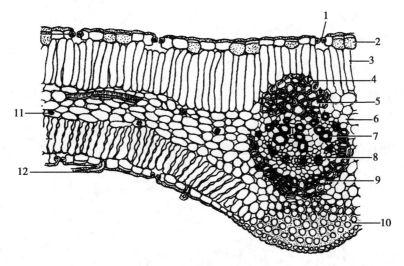

图 7-4 番泻叶横切面图
1. 气孔 2. 表皮 3. 栅栏组织 4. 草酸钙方晶 5. 纤维 6. 海绵组织
7. 导管 8. 筛管群 9. 厚壁组织 10. 厚角组织 11. 草酸钙簇晶 12. 非腺毛

**2. 番泻叶粉末** 淡绿色或黄绿色。晶纤维多,草酸钙方晶直径 12~15μm。非腺毛单细胞,长 100~350μm,直径 12~25μm,壁厚,有疣状突起。表皮细胞表面观呈多角形,垂周壁平直。气孔主为平轴式,副卫细胞大多为 2 个,有的为 3 个。草酸钙簇晶直径 9~20μm。如图 7-5 所示。

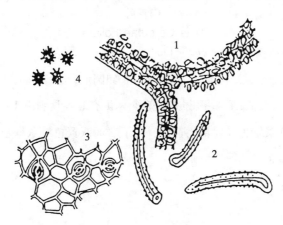

图 7-5 番泻叶粉末图
1. 晶纤维 2. 非腺毛 3. 表皮细胞及气孔 4. 草酸钙簇晶

【化学成分】含蒽醌类化合物,如番泻苷 A、番泻苷 B、番泻苷 C、番泻苷 D,芦荟大黄素双蒽酮苷,大黄酸葡萄糖苷,芦荟大黄素葡萄糖苷,以及少量大黄酸、芦荟大黄素等。

【理化鉴定】

**1. 检查游离羟基蒽醌类** 番泻叶粉末遇碱液显红色。

**2. 检查蒽醌苷类** 取番泻叶粉末,加稀盐酸温浸,用乙醚萃取,无水硫酸钠脱水,蒸干,放冷,加氨试液,溶液显黄色或橙色,置水浴中加热后,变为紫红色。

**3. 薄层色谱** 以本品作为供试品,以番泻叶药材作为对照药材。照《中国药典》(2015 年版)薄层色谱法试验,置紫外灯(365nm)下检视,应有相对应、同颜色的荧光斑点。

【检查】

1. **水分** 不得过10.0%。

2. **杂质** 不得过6%。

【含量测定】按高效液相色谱法测定,本品含番泻苷 A($C_{42}H_{38}O_{20}$)和番泻苷 B($C_{42}H_{38}O_{20}$)的总量不得少于1.1%。

【功效】泻热行滞,通便,利水。

---

**实例解析**

实例:

罗布麻叶与番泻叶的形状很相似,是番泻叶常见的混淆品,若番泻叶中掺有罗布麻叶,如何识别?

解析:

罗布麻叶为夹竹桃科植物罗布麻 *Apocynpum venetum* L. 的干燥叶,是番泻叶的常见混淆品,但罗布麻叶质脆,叶片先端钝,有小芒尖,叶基对称,叶缘有细锯齿,而番泻叶革质,叶基不对称,叶缘为全缘,可区别。

---

## 枸骨叶
### Ilicis Cornutae Folium

【来源】为冬青科植物枸骨 *Ilex cornuta* Lindl. ex Paxt. 的干燥叶。

【性状鉴定】呈类长方形或矩圆状长方形,偶有长卵圆形,长3~8cm,宽1.5~4cm。先端有3枚较大的硬刺齿,顶端1枚常反曲,基部平截或宽楔形,两侧有时各具刺齿1~3枚,边缘稍反卷。长卵圆形叶常无刺齿。上表面黄绿色或绿褐色,有光泽,下表面灰黄色或灰绿色。叶脉羽状,叶柄较短。革质,硬而厚。气微,味微苦。如图7-6所示。

以叶大、色绿、无枝条及杂质者为佳。

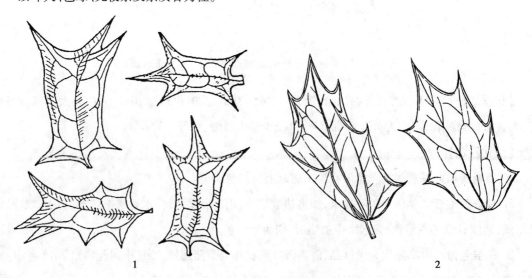

图7-6 枸骨叶与伪品对比图
1. 枸骨叶 2. 功劳叶(伪品)

【化学成分】含苦丁茶苷、地榆苷、冬青苷、咖啡因、齐墩果酸苷、鞣质等。

【功效】清热养阴，益肾，平肝。

## 紫苏叶
### Perillae Folium

【来源】为唇形科植物紫苏 *Perilla frutescens* ( L. ) Britt. 的干燥叶（或带嫩枝）。

【性状鉴定】叶片多皱缩卷曲、破碎，完整者展平后呈卵圆形，长 4~11cm，宽 2.5~9cm。先端长尖或急尖，基部圆形或宽楔形，边缘具圆锯齿。两面紫色或上表面绿色，下表面紫色，疏生灰白色毛，下表面有多数凹点状的腺鳞。叶柄长 2~7cm，紫色或紫绿色。质脆。带嫩枝者，枝的直径 2~5mm，紫绿色，断面中部有髓。气清香，味微辛。如图 7-7、彩图 33 所示。

以色紫、香气浓郁、叶片完整、无枝梗者为佳。

【化学成分】主含挥发油（紫苏油）。按挥发油测定法，其含量不得少于 0.40%，油中主要成分为紫苏醛、紫苏醇、紫苏酮、紫苏红素等。紫苏醛具特殊香气，有防腐作用。

【功效】解表散寒，行气和胃。

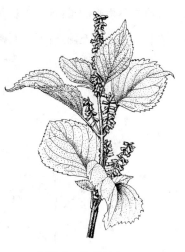

图 7-7 紫苏植物图

# 艾叶
## Artemisiae Argyi Folium

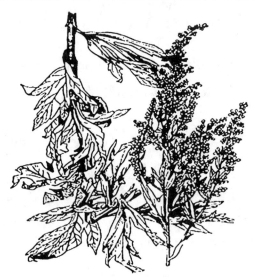

艾叶的鉴定

**【来源】** 为菊科植物艾 *Artemisia argyi* Lévl. et Vant. 的干燥叶。

**【原植物鉴定】** 多年生草本,茎具明显棱条,上部分枝,被白色细软毛。单叶,互生,茎中部叶卵状三角形或椭圆形,有柄,羽状深裂,裂片椭圆形至椭圆状披针形,边缘具不规则锯齿,上面深绿色,下面灰绿色,密被灰白色绒毛;茎顶部叶全缘或3裂。头状花序排成复总状,密被灰白色绒毛。瘦果椭圆形。花期7~10月。如图7-8所示。

**【产地与采制】** 全国大部分地区均有分布。主产于山东、安徽、湖北、河北等省。夏季花未开时采摘,除去杂质,晒干。

**【性状鉴定】** 多皱缩、破碎,有短柄。完整叶片展平后呈卵状椭圆形,羽状深裂,裂片椭圆状披针形,叶缘有不规则的粗锯齿;上表面灰绿色或深黄绿色,有稀疏的柔毛及腺点;下表面密生灰白色丝状绒毛。质柔软。气清香,味苦。如图7-9所示。

以质柔软而韧、香气浓郁者为佳。

图7-8　艾植物图

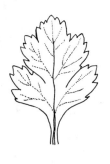
1

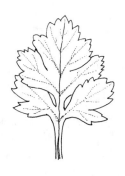

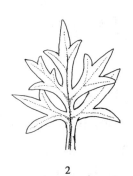
2

图7-9　艾叶与伪品对比图
1. 艾叶　2. 野艾蒿(伪品)

---

**专家教你辨真伪**

### 蕲艾、野艾蒿和艾叶的关系

艾叶为常用中药,栽培历史悠久。以湖北蕲春产者最为著名,为道地药材,称为"蕲艾"。艾叶的加工品,柔软如绒,称为"艾绒",可用来制作艾条,也可用来制作保健腰带及保健药枕,疗效独特。但在药材市场,常有将同科植物野艾蒿 *Artemisia lavandulaefolia* DC 误采出售,其识别要点为:叶片分裂极深,接近叶脉,羽片狭长,上表面深绿色,下表面灰白色,全植白色绒毛不甚明显而区别于正品。

【显微鉴定】**艾叶粉末**　绿褐色。非腺毛有两种:一种为 T 形非腺毛,顶端细胞长而弯曲,两臂不等长,柄 2~4 个细胞;另一种为单列性非腺毛,3~5 个细胞,顶端细胞特长而扭曲,常断落。腺毛表面观鞋底形,由 4 或 6 个细胞相对叠合而成,无柄。草酸钙簇晶,直径 3~7μm,存在于叶肉细胞中。如图 7-10 所示。

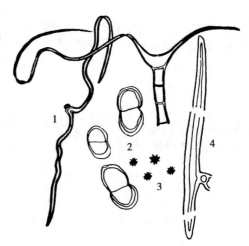

图 7-10　艾叶粉末图
1. T 形非腺毛　2. 腺毛
3. 草酸钙簇晶　4. 单列性非腺毛

【化学成分】含挥发油,油中主要为桉油精、侧柏酮、水芹烯、石竹烯、反式香苇醇、异龙脑等。

【检查】

1. **水分**　不得过 15.0%。

2. **总灰分**　不得过 12.0%。

3. **酸不溶性灰分**　不得过 3.0%。

【含量测定】按气相色谱法测定,本品含桉油精($C_{40}H_8O$)不得少于 0.050%。

【功效】温经止血,散寒止痛;外用祛湿止痒。

**点滴积累** ∨ ..............................................................................

1. 番泻叶披针形,叶基不对称,革质;粉末显微可见具有壁疣的单细胞非腺毛、晶纤维、平轴式气孔等。常见伪品为卵叶番泻叶、耳叶番泻叶以及罗布麻叶。

2. 枸骨叶先端有 3 枚硬刺,顶端 1 枚常反曲,边缘两侧各有 1~3 枚尖刺,革质。常见混用品功劳叶有阔叶十大功劳、狭叶十大功劳两种,前者每侧各有刺齿 2~7 枚,后者每侧有刺齿 6~9 枚。

3. 枇杷叶革质而脆,易折断,下表面密被黄色绒毛。紫苏叶上、下表面紫色或下表面紫色,边缘具锯齿,质脆,气清香。艾叶下表面密被灰白色绒毛,质软,气清香。

**其他叶类中药简表**

| 药名 | 来源 | 识别要点 | 功效 |
|---|---|---|---|
| 淫羊藿 | 为小檗科植物淫羊藿 *Epimedium brevicornu* Maxim.、箭叶淫羊藿 *Epimedium sagittatum*（Sieb. et Zucc.）Maxim.、柔毛淫羊藿 *Epimedium pubescens* Maxim. 或朝鲜淫羊藿 *Epimedium koreanum* Nakai 的干燥叶 | **淫羊藿**:三出复叶,小叶片卵圆形;先端微尖,顶生小叶基部心形,两侧小叶较小,偏心形,外侧较大,呈耳状,边缘具黄色刺毛状细锯齿;上表面黄绿色,下表面灰绿色,基部有稀疏细长毛,细脉两面突起,网脉明显。小叶柄长 1~5cm。叶片近革质。味微苦<br>**箭叶淫羊藿**:三出复叶,小叶片长卵形至卵状披针形;先端渐尖,两侧小叶基部明显偏斜,外侧呈箭形。下表面疏被粗短伏毛或近无毛。叶片革质<br>**柔毛淫羊藿**:叶下表面及叶柄密被绒毛状柔毛<br>**朝鲜淫羊藿**:小叶较大,先端长尖,叶片较薄 | 补肾阳,强筋骨,祛风湿 |

续表

| 药名 | 来源 | 识别要点 | 功效 |
|---|---|---|---|
| 侧柏叶 | 为柏科植物侧柏 *Platycladus orientalis*（L.）Franco 的干燥枝梢及叶 | 多分枝,小枝扁平。叶细小鳞片状,交互对生,贴伏于枝上,深绿色或黄绿色。质脆,易折断。气清香,味苦涩、微辛 | 凉血止血,化痰止咳,生发乌发 |
| 大青叶 | 为十字花科植物菘蓝 *Isatis indigotica* Fort. 的干燥叶 | 完整叶片展平后呈长椭圆形至长圆状倒披针形。上表面暗灰绿色,有的可见色较深、稍突起的小点。先端钝,全缘或微波状,基部狭窄下延至叶柄呈翼状。质脆。味微酸、苦、涩 | 清热解毒,凉血消斑 |
| 桑叶 | 为桑科植物桑 *Morus alba* L. 的干燥叶 | 完整者有柄,叶片展平后呈卵形或宽卵形。先端渐尖,基部截形、圆形或心形,边缘有锯齿或钝锯齿。上表面黄绿色或浅黄棕色。下表面颜色稍浅,叶脉突出,小脉网状,脉上被疏毛。质脆。气微,味淡、微苦涩 | 疏散风热,清肺润燥,清肝明目 |

## 目标检测

### 一、选择题

（一）单项选择题

1. 枇杷叶的来源为（  ）

    A. 毛茛科　　　　　　　　B. 豆科　　　　　　　　C. 唇形科

    D. 芸香科　　　　　　　　E. 蔷薇科

2. 番泻叶的原植物为（  ）的小叶

    A. 狭叶番泻、耳叶番泻　　B. 狭叶番泻、尖叶番泻　　C. 耳叶番泻、尖叶番泻

    D. 卵叶番泻、尖叶番泻　　E. 耳叶番泻、卵叶番泻

3. 狭叶番泻主产于（  ）

    A. 印度　　　　　　　　　B. 埃及　　　　　　　　C. 尼罗河中上游

    D. 广东　　　　　　　　　E. 云南

4. 2015 年版《中国药典》规定,番泻叶的含量测定成分为（  ）

    A. 芦荟大黄素　　　　　　B. 大黄酸葡萄糖苷　　　C. 番泻苷 A

    D. 番泻苷 A 和番泻苷 B　　E. 芦荟大黄素双蒽酮苷

5. 枸骨叶来源于（  ）

    A. 木兰科　　　　　　　　B. 蔷薇科　　　　　　　C. 冬青科

    D. 忍冬科　　　　　　　　E. 芸香科

6. 不属于枸骨叶鉴定特征的是（  ）

    A. 味极苦　　　　　　　　　　　　　　B. 长方形或矩圆状长方形

C. 顶端常有 1 枚反曲的硬刺　　　　D. 叶片革质

E. 味微苦

7. 下列不属于紫苏叶的鉴定特征的是(　　　)

A. 呈卵圆形,边缘具圆锯齿　　　　B. 两面紫色或上表面绿色,下表面紫色

C. 气清香,味微辛　　　　D. 先端长尖或急尖

E. 质地柔韧

8. 在艾叶的显微鉴定中,比较特殊的显微特征是(　　　)

A. 气孔　　　　B. 腺毛

C. 草酸钙簇晶　　　　D. 导管

E. T 形非腺毛及单列性非腺毛

9. 2015 年版《中国药典》规定,艾叶的含量测定方法为(　　　)

A. 醇溶性浸出物测定　　　B. 醚溶性浸出物测定　　　C. 微量升华

D. 气相色谱　　　E. 高效液相色谱

10. 大青叶的原植物为(　　　)

A. 马鞭草科植物路边青　　　B. 蓼科植物蓼蓝　　　C. 十字花科植物菘蓝

D. 爵床科植物马蓝　　　E. 豆科植物菘蓝

(二) 多项选择题

1. 番泻叶粉末显微特征有(　　　)

A. 晶纤维　　　　B. 单细胞非腺毛　　　　C. 草酸钙簇晶

D. 平轴式气孔　　　　E. 腺毛鞋底形

2. 艾叶粉末主要显微特征有(　　　)

A. T 形非腺毛　　　　B. 单列性非腺毛　　　　C. 腺毛鞋底形

D. 晶纤维　　　　E. 草酸钙簇晶

3. 狭叶番泻叶应具有的特征有(　　　)

A. 长卵形或卵状披针形　　　　B. 基部稍不对称　　　　C. 革质,有压叠线纹

D. 叶全缘　　　　E. 味淡

4. 属于紫苏叶性状鉴定特征的有(　　　)

A. 倒卵圆形　　　　B. 叶缘具圆锯齿　　　　C. 叶缘为全缘

D. 两面或一面为紫色　　　　E. 气清香

5. 大青叶应具有的性状特征为(　　　)

A. 叶柄具叶翼　　　　B. 长椭圆形至长圆状倒披针形

C. 味微酸、苦、涩　　　　D. 基部狭窄下延至叶柄

E. 完整叶片呈卵形

二、简答题

1. 简述枇杷叶的性状鉴定特征。

2. 简述番泻叶的粉末显微鉴定特征。

3. 艾叶常见的伪品是什么？怎样鉴别？

三、实例分析题

番泻叶为常用中药，其外形多卵状披针形，叶端较尖，但采购的番泻叶药材中混有部分叶片小，叶端钝圆，两面均具灰白色茸毛的小叶，请分析该如何鉴定？

# 实训项目九　番泻叶的鉴定

【实训目的】

1. 学会显微制片方法。

2. 熟悉番泻叶的理化鉴定方法。

3. 掌握番泻叶的性状特征及显微鉴定特征。

【实训内容】

（一）实训仪器、试剂、材料

生物显微镜、酒精灯、滤纸、临时制片用具（载玻片、盖玻片、镊子、吸水纸、擦镜纸等）、常用学习用具（钢笔或中性笔、铅笔、橡皮、直尺等）。

水合氯醛、稀甘油、氢氧化钠（钾）。

番泻叶药材，番泻叶粉末等。

（二）实训操作

1. **性状鉴定**　注意观察番泻叶的形状、叶端、叶缘、叶基，表面有无毛茸等特征，并判断是狭叶番泻叶还是尖叶番泻叶？

2. **显微鉴定**　取番泻叶粉末少许，制作水装片或水合氯醛透化片，置显微镜下观察：注意观察晶纤维的形状，草酸钙方晶及簇晶的大小，非腺毛的形状及壁疣，气孔的类型等。

3. **理化鉴定**　取番泻叶粉末少量，置于滤纸上，滴加氢氧化钠（钾）溶液几滴，滤纸显红色。

【实训注意】

1. 加热透化时以药液微沸为度，切忌长时间灼烧，以防载玻片炸裂、药粉烧焦。

2. 番泻叶中草酸钙簇晶较小，通常是大黄中草酸钙簇晶大小的 1/5 左右。

【实训检测】

1. 番泻叶中的草酸钙簇晶与大黄中的草酸钙簇晶有什么区别？

2. 在显微镜下找到气孔、非腺毛、晶纤维。

**【实训报告】**

1. 记述番泻叶的性状鉴定特征及理化鉴定结果。

2. 绘出番泻叶粉末显微特征图。

（李飞艳）

# 第八章
## 花类中药

**导学情景** ∨

**情景描述:**

在绚丽多彩的花卉世界中，金黄色的连翘，洁白的玉兰，粉红的桃花，鲜红的杜鹃花……把大自然装扮的美丽多娇！ 花朵可以用来美化环境和传递文化，这一点不仅青年人乐于接受，就连中老年人也欣然接受，一束康乃馨表达了儿女的孝敬之情。 不仅如此，花朵还有益于我们身体的健康，一杯"菊花茶"清爽润口，沁人心脾。 早在上千年前，花朵就已应用于医疗保健，"采菊东篱下，悠然见南山……"就是很好的例证。

**学前导语:**

自然界开花的植物很多，植物学家为了防止混淆，就根据花冠的形态给它们进行了分类及命名：豌豆开的花像一个蝴蝶，就称为蝶形花冠；一串红的花像人的口唇，称为唇形花冠；油菜花呈十字形，称为十字形花冠；风铃草的花像个小钟称为钟状花冠；牵牛花像个漏斗，称为漏斗形花冠；茄子开的花像个车轮，就叫辐状或轮状花冠……。 熟悉花冠的形态对花类中药的鉴定大有裨益。 本节课，让我们一起进入花类中药的学习。

花类中药是指药用部位为完整的花、花序或花的某一部分，这类中药称为花类中药。完整的花包括已开放的花和未开放的花蕾，前者如洋金花、红花等，后者如辛夷、丁香、金银花、槐米等；花序也有已开放和未开放的两种，已开放的有菊花、旋覆花等，未开放的有款冬花、密蒙花等；有时药用仅为花的某一部分，包括雄蕊、花柱、柱头、花粉粒，如莲须、玉米须、西红花、蒲黄等。

扫一扫知重点

## 第一节　花类中药概述

花是种子植物的有性繁殖器官，一般由花梗、花托、花萼、花冠、雄蕊群及雌蕊群组成。

### 一、性状鉴定

花类药材由于经过采制、干燥、包装、运输等过程，因此常干缩、破碎而改变了原有形状，不易鉴定，需将干燥药材先用水浸泡，再展开观察，以花序入药者，如花序或花很小，肉眼不易辨认，必要时需借助放大镜、解剖镜观察。

1. **花梗** 又称花柄,是花与茎相连的部分。有的花梗较长,如莲花等;有的花梗很短甚至无梗,如地肤等。

2. **花托** 花梗顶端稍膨大部分,为花萼、花冠、雄蕊及雌蕊的着生部位。花托一般呈平坦或稍突起的圆弧状,也有特殊形状的,如金樱子的花托为瓶状,玫瑰花的花托呈半球形等。

3. **花被** 是花萼和花冠(花瓣)的总称。

(1)花萼:生于花的最外层,通常呈绿色叶片状。花萼有离萼与合萼之分,合萼的下部联合部分称萼筒,如丁香的花萼筒。花萼通常在花开放后脱落,但有些宿存,如柿蒂等。

(2)花冠:是由一定数目的花瓣所组成,虽然植物的形态随外界环境的变化出现一定的变异,但花冠的形态比较稳定。根据花瓣的形状,可将花冠分为蝶形、十字形、唇形、舌状、管状、高脚碟状、钟状、漏斗形、辐状或轮状等。如槐花为蝶形花冠,菘蓝的花为十字形花冠,益母草的花冠为唇形花冠,菊花具舌状花冠多轮,红花为管状花冠等。

4. **雄蕊群** 是一朵花中全部雄蕊的总称。雄蕊的数目一般与花瓣同数或为其倍数,通常由花丝、花药组成,花丝通常细长,上部支持花药。花药是雄蕊的主要部分,由花粉囊及花粉粒组成。

5. **雌蕊群** 是一朵花中全部雌蕊的总称,由子房、花柱、柱头三部分组成。子房是雌蕊基部膨大成囊状的部分,花柱介于子房与柱头之间,常呈圆柱形,柱头位于花柱的顶端,有接受花粉的作用,常膨大成头状或盘状。

花类中药常呈圆锥状、棒状、团簇状、丝状、粉末状等。鉴定时单花应注意观察花萼、花瓣、雄蕊、雌蕊的数目及着生位置、形状、颜色、毛茸、气味等;以花序入药者,除观察单朵花外,还要注意观察花序类别、总苞片及苞片等。

## 二、显微鉴定

花类中药显微鉴定时除花梗和花托做横切片外,一般只做表面制片和粉末制片观察。

1. **苞片和萼片** 与叶片构造相似,应注意上、下表皮细胞的形态;气孔及毛茸的有无、类型、形状及分布情况;有无分泌组织或草酸钙结晶等,如锦葵花的花萼中有黏液腔,洋金花中有草酸钙砂晶等。

2. **花瓣** 花瓣构造变异较大,上表皮细胞常呈乳头状或毛茸状突起,无气孔;下表皮细胞的垂周壁常呈波状弯曲,有时有毛茸及少数气孔存在。

3. **雄蕊** 雄蕊包括花丝和花药两部分。花丝有时被有毛茸,如闹羊花花丝下部被两种非腺毛;花类中药主要观察花粉囊及花粉粒。花粉囊内壁常不均匀增厚,如网状、螺旋状、环状或点状,且大多木化。花粉粒的形状、大小、表面纹理、萌发孔等,对鉴定花类中药有重要意义。花粉粒的形状有圆球形(如金银花)、椭圆形(如槐米)、三角形(如丁香)、四分体(如闹羊花)等;花粉粒的外表有的光滑(如西红花)、有的具粗细不等的刺状突起(如红花)、有的具放射状雕纹(如洋金花)、有的具网状纹理(如蒲黄);花粉粒的外壁有萌发孔或萌发沟,一般双子叶植物的花粉粒萌发孔为3个或3个以上,单子叶植物和裸子植物的花粉粒的萌发孔为1个。

4. **雌蕊** 由子房、花柱和柱头组成。子房的表皮多为薄壁细胞,有的表皮细胞则分化成多细胞束状毛,如闹羊花;花柱表皮细胞少数分化成毛状物(如红花);柱头顶端表皮细胞常分化成毛茸状(如金银花、红花、西红花)。

**5. 花梗和花托**　有些花类中药常带有部分花梗和花托。横切面构造与茎相似,应注意表皮、皮层、内皮层、维管束及髓部是否明显,有无厚壁组织、分泌组织存在,有无草酸钙结晶、淀粉粒等。

**点滴积累**　 V

1. 花类中药是指药用部位为完整的花、花序或花的某一部分,这类中药称为花类中药。
2. 花一般由花梗、花托、花萼、花冠、雄蕊群及雌蕊群组成。
3. 花粉粒是鉴定花类中药的重要显微特征。

## 第二节　花类中药的鉴定

### 辛夷
#### Magnoliae Flos

**【来源】**　为木兰科植物望春花 *Magnolia biondii* Pamp.、武当玉兰 *Magnolia sprengeri* Pamp. 或玉兰 *Magnolia denudata* Desr. 的干燥花蕾。

**【性状鉴定】**

**1. 望春花**　呈长卵形,似毛笔头,长 1.2~2.5cm,直径 0.8~1.5cm。基部常具木质短梗,长约 0.5cm,梗上有类白色点状皮孔。苞片 2~3 层,每层 2 片,两层苞片间有小鳞芽,苞片外表面密被灰白色或灰绿色毛茸,内表面棕色,无毛。花被片 9,3 轮,每轮 3 片,类棕色,外轮花被片 3,条形,约为内两轮长的 1/4,呈萼片状,内两轮花被 6,每轮 3,轮状排列。除去花被,内有多数棕黄色或黄绿色的雄蕊和雌蕊,呈螺旋状排列。体轻,质脆。气芳香,味辛凉而稍苦。如图 8-1 所示。

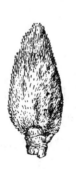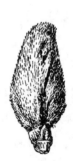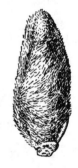

图 8-1　辛夷(望春花)药材图

**2. 武当玉兰**　长 2~4cm,直径 1~2cm。基部枝梗较粗壮,皮孔红棕色。苞片外被淡黄色或淡黄绿色茸毛,有的最外层苞片茸毛已脱落而呈黑褐色。花被片 10~12(15),内外轮无显著差异。

**3. 玉兰**　长 1.5~3cm,直径 1~1.5cm。基部枝梗较粗壮,皮孔浅棕色。苞片外表面密被灰白色或灰绿色茸毛。花被片 9,内外轮同型。

以完整、内瓣紧密、无枝梗、油性足、香气浓者为佳。

▶▶ **课堂活动**

观察辛夷的形状、苞片内外表面毛茸的有无、花被片的数目及形状。比较望春花、玉兰、武当玉兰的花被片的形状及花被片数目以及枝梗上气孔颜色有何区别?

【化学成分】 主含挥发油(主成分为 β-蒎烯、β-桉油精等)和木兰脂素。

【功效】 散风寒,通鼻窍。

# 槐花
## Sophorae Flos

【来源】 为豆科植物槐 *Sophora japonica* L. 的干燥花及花蕾,前者习称"槐花",后者习称"槐米"。

【性状鉴定】

1. **槐花** 皱缩而卷曲,花瓣多散落,完整者花萼钟状,黄绿色,先端 5 浅裂;花瓣 5,黄色或黄白色,旗瓣 1 片较大,近圆形,先端微凹,向外反卷,其余 4 片长圆形。雄蕊 10,其中 9 枚基部连合,花丝细长。雌蕊圆柱形,弯曲。气微,味微苦。

2. **槐米** 呈卵形或椭圆形,似米粒,长 2~6mm,直径约 2mm。花萼钟状,黄绿色,约占全长的 2/3,先端 5 浅裂,下部有数条纵纹。萼上方为黄白色未开放的花瓣,呈扁圆形,疏生白色短柔毛。花梗细小。体轻,手捻即碎。气微,味微苦涩。如图 8-2 所示。

槐花以色黄白、整齐、无枝梗及叶者为佳。槐米以粒大、紧缩、色黄绿者为佳。

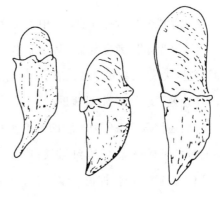

图 8-2 槐米药材图

【化学成分】 含芦丁(即芸香苷)、槐花米甲素、槐花米乙素、槐花米丙素、桦皮醇、槐二醇等。

【功效】 凉血止血,清肝泻火。

【附注】 **槐角** 为槐的干燥成熟果实。呈连珠状。表面黄绿色或黄褐色,皱缩而粗糙,背缝线一侧呈黄色。质柔润,干燥皱缩,易在收缩处折断,断面黄绿色,有黏性。种子 1~6 粒,肾形,表面光滑,棕黑色,质坚硬,子叶 2 枚,黄绿色。果肉气微,味苦,种子嚼之有豆腥气。功效:清热泻火,凉血止血。

# 丁香
## Caryophylli Flos

【来源】 为桃金娘科植物丁香 *Eugenia caryophyllata* Thunb. 的干燥花蕾。主产于坦桑尼亚、马来西亚、印度尼西亚等国;我国海南、广东、广西等地也有栽培。花蕾由绿色转红色时采摘,晒干。

【性状鉴定】 花蕾略呈研棒状,长 1~2cm。花冠圆球形,直径 0.3~0.5cm,花瓣 4,覆瓦状抱合,棕褐色至褐黄色,花瓣内为雄蕊和花柱,搓碎后可见众多黄色细粒状的花药。萼筒圆柱状,略扁,有的稍弯曲,长 0.7~1.4cm,直径 0.3~0.6cm,红棕色或棕褐色,上部有 4 枚肥厚的三角状萼片,呈十字状分开。质坚实,富油性。气芳香浓烈,味辛辣,有麻舌感。入水则萼管下沉(与已去油的丁香区别)。如图 8-3 所示。

以完整、个大、油性足、色深红、香气浓、入水萼管下沉者为佳。

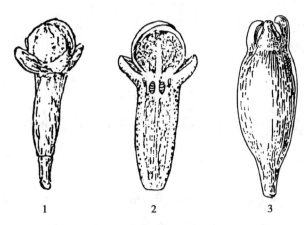

图 8-3 丁香及母丁香药材图
1. 丁香　2. 丁香纵剖面　3. 母丁香

【化学成分】 含挥发油。油中主成分为丁香酚、β-丁香烯、乙酰基丁香酚等。

【理化鉴定】 薄层色谱　以本品作为供试品,以丁香酚作为对照品,照《中国药典》(2015 年版)薄层色谱法试验,在供试品色谱中,应有相对应、同颜色的色谱斑点。

【功效】 温中降逆,补肾助阳。

【附注】 母丁香　为丁香的干燥近成熟果实,又名"鸡舌香"。果实呈卵圆形或长椭圆形。表面黄棕色或褐棕色,有细皱纹;顶端有宿存萼片 4 枚,向内弯曲呈钩状,基部具果柄痕;果皮与种仁可剥离,种仁棕色或暗棕色,由两片肥厚的子叶抱合而成,子叶形如鸡舌,显油性,中央有一明显的纵沟;内有胚,呈细杆状。质较硬,难折断。气香,味麻辣。本品具有温中降逆,补肾助阳之功效。

## 金银花
## Lonicerae Japonicae Flos

【来源】 为忍冬科植物忍冬 *Lonicera japonica* Thunb. 的干燥花蕾或带初开的花。

---

**实例解析**

实例:

退休多年的周先生回公司办事,听说公司准备大量引种金银花,他积极建议种植适合本地生长的"华南忍冬""红腺忍冬",这样可以节约大量资金! 周先生的说法是否可以采用?

解析:

周先生的说法不正确。 因为自 2005 年版《中国药典》后,将金银花的来源修订为忍冬科植物忍冬的花蕾及带初开的花,而华南忍冬、红腺忍冬等植物的花蕾及初开的花已作为"山银花"药用。 山银花已单列为另一种中药。

---

【原植物鉴定】 为多年生半常绿木质藤本。茎多分枝,老枝外表棕褐色,幼枝密生柔毛。叶对生,卵形至长卵形,幼时两面被短毛。花成对腋生,苞片呈叶状,卵形,2 枚,长达 2cm,花冠二唇形,上

唇4浅裂,下唇不裂,稍反卷,初开时白色,后变黄色,故称"金银花";雄蕊5,雌蕊1。浆果球形,黑色。如图8-4所示。

【产地与采制】 主产于河南、山东、河北等地,多为栽培。河南新密市(原密县)产者称"密银花";山东平邑产者称"济银花";河北巨鹿产者称"冀银花"。夏初花开放前采收,干燥。

【性状鉴定】 呈棒状,上粗下细,略弯曲,长2~3cm,上部直径约3mm,下部直径约1.5mm。表面黄白色或绿白色(久贮色渐深),密被短柔毛。花萼绿色,先端5裂,裂片有毛,长约2mm。开放者花冠筒状,先端二唇形;雄蕊5枚,附于筒壁,黄色;雌蕊1枚,子房无毛。气清香,味淡、微苦。如图8-5所示。

以花未开放、花蕾肥壮、色泽青绿微白、身干、无枝叶、气清香者为佳。

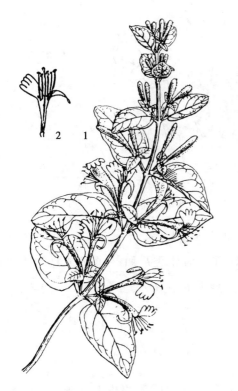

图8-4 忍冬植物图
1. 花枝 2. 花

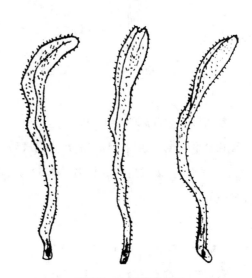

图8-5 金银花药材图

**专家教你识优劣**

要注意"有骨气"和"有黏性"的金银花!

近年来,金银花在中成药及中药保健品中用量较大,价格大幅度上涨,不法药商为了牟取暴利,竟在金银花中喷洒糊精,再加入加重粉用于增重,这样加工出的金银花质地较硬,易折而不弯,手握有明显"骨气";有些药商先在金银花中喷洒糖水,再掺入细沙,这样加工的金银花有黏性,手握容易粘手,并且在干燥及贮藏中容易招惹蚂蚁。 以上两种金银花已属于劣质金银花!

**【显微鉴定】 金银花粉末** 黄白色或黄绿色。花粉粒众多,黄色,球形或三角形,外壁表面有细密短刺及圆形细颗粒状雕纹,具 3 个萌发孔。腺毛有两种:一种头部呈倒圆锥形,顶端平坦,由 10~33 个细胞组成,排成 2~4 层,柄部 2~5 个细胞;另一种头部近圆形或扁圆形,由 4~20 个细胞组成,腺毛头部细胞含黄棕色分泌物。非腺毛有两种:一种为厚壁非腺毛,单细胞,有的具螺纹;另一种为薄壁非腺毛,甚长,弯曲或皱缩。薄壁细胞中含细小草酸钙簇晶。柱头顶端表皮细胞呈绒毛状。如图 8-6 所示。

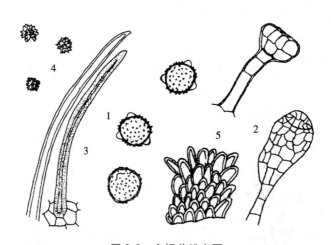

图 8-6 金银花粉末图
1. 花粉粒 2. 腺毛 3. 非腺毛 4. 草酸钙簇晶 5. 柱头顶端表皮细胞

**【化学成分】** 含绿原酸、异绿原酸、木犀草苷、木犀草素、芳樟醇等。

**【理化鉴别】 薄层色谱** 以本品作为供试品,以绿原酸作为对照品,照《中国药典》(2015 年版)薄层色谱法试验,在供试品色谱中,应有相对应、同颜色的色谱斑点。

**【检查】**

1. **水分** 不得过 12.0%。

2. **总灰分** 不得过 10.0%。

**【含量测定】** 按高效液相色谱法测定,本品含绿原酸($C_{16}H_{18}O_9$)不得少于 1.5%;含木犀草苷($C_{21}H_{20}O_{11}$)不得少于 0.050%。

**【功效】** 清热解毒,疏散风热。

**【附注】 山银花** 为忍冬科植物灰毡毛忍冬 *Lonicera macranthoides* Hand. Mazz. 、红腺忍冬 *Lonicera hypoglauca* Miq. 、华南忍冬 *Lonicera confusa* DC. 或黄褐毛忍冬 *Lonicera fulvotomentosa* Hsu et S. C. Cheng 的干燥花蕾或带初开的花。主产于湖南、湖北等地。

山银花的主要性状鉴定特征:①灰毡毛忍冬:呈棒状,略弯曲,长 3~4.5cm,上部直径约 2mm,下部直径约 1mm。表面黄色或黄绿色,总花梗集结成簇,开放者花冠裂片不及全长之半。质稍硬,手捏之稍有弹性。②红腺忍冬:长 2.5~4.5cm,直径 0.8~2mm。表面黄白色至黄棕色,无毛或疏被毛。萼筒无毛,先端 5 裂,裂片长三角形,被毛。开放者花冠下唇反转,花柱无毛。③华南忍冬:花蕾长 1.6~3.5cm,直径 0.5~2mm。萼筒和花冠密被灰白色毛。子房有毛。④黄褐毛忍冬:长 1~3.4cm,

直径1.5~2mm。花冠表面淡黄棕色或黄棕色,密被黄色茸毛。

山银花主含绿原酸、异绿原酸及皂苷类成分,几乎不含木犀草苷。根据2015年版《中国药典》规定,按HPLC法测定,含绿原酸不得少于2.0%,含灰毡毛忍冬皂苷乙和川续断皂苷乙总量不得少于5.0%。功效同金银花。

## 款冬花
### Farfarae Flos

【来源】 为菊科植物款冬 *Tussilago farfara* L. 的干燥花蕾。

【性状鉴定】 呈长圆棒状。单生或2~3个基部连生(习称"连三朵")。长1~2.5cm,直径0.5~1cm。上端较粗,下端渐细或带有短梗,外被多数鱼鳞状苞片。苞片外表面紫红色或淡红色,内表面密被白色絮状茸毛。体轻,撕开后可见白色茸毛。气香,味微苦而辛。如图8-7所示。

以朵大、色紫红、无花梗者为佳。

【化学成分】 含款冬二醇、款冬酮、芦丁、金丝桃苷、挥发油等。

【功效】 润肺下气,止咳化痰。

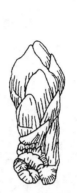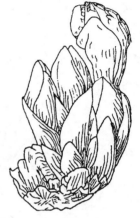

图8-7 款冬花药材图

## 玫瑰花
### Rosae Rugosae Flos

【来源】 为蔷薇科植物玫瑰 *Rosa rugosa* Thunb. 的干燥花蕾。

【性状鉴定】 半球形或不规则团块。花托半球形,与花萼基部合生。萼片5,披针形,黄绿色至棕绿色,被有细柔毛。花瓣展平后广卵圆形,呈覆瓦状排列,紫红色,少数黄棕色。花柱多数,柱头在花托口集成头状,略突出,短于雄蕊。体轻,质脆。气香浓郁,味微苦涩。

以花朵大、完整、瓣厚、色紫、色泽艳、不露蕊、香气浓者为佳。

【化学成分】 含挥发油、槲皮素、矢车菊双苷、有机酸、脂肪油等。

【功效】 行气解郁,和血,止痛。

【附注】 月季花 为蔷薇科植物月季 *Rosa chinensis* Jacq. 的干燥花。呈类球形。花托长圆形,萼片5,暗绿色,先端尾尖。花瓣呈覆瓦状排列,长圆形,紫红色或淡紫红色。体轻,质脆。气清香,味淡、微苦。本品具有活血调经,疏肝解郁的功效。

## 菊花
### Chrysanthemi Flos

【来源】 为菊科植物菊 *Chrysanthemum morifolium* Ramat. 的干燥头状花序。

【原植物鉴定】 多年生草本,基部木质,茎直立,全体被白色绒毛。叶互生,叶片卵圆形至披针形,叶缘有粗大锯齿或成羽状分裂。头状花序单个或数个集生于茎枝顶端,直径2.5~15cm,总苞片多层,外层绿色,边缘膜质;外围舌状花,雌性,中央管状花,两性。如图8-8

所示。

【产地与采制】主产于安徽、浙江、江苏、河南等地。9~11月花盛开时分批采收,阴干或焙干,或熏、蒸后晒干。药材按产地和加工方法不同,常分为"亳菊"(阴干)、"滁菊"(熏干)、"贡菊"(焙干)、"杭菊"(蒸后晒干)、怀菊(晒干或焙干)。

【性状鉴定】

1. **亳菊**　呈倒圆锥形或圆筒形,有时稍压扁呈扇形,直径1.5~3cm,多离散。总苞蝶状,总苞片3~4层,卵形或椭圆形,草质,黄绿色或褐绿色,外面被柔毛,边缘膜质。花托半球形,外围为舌状花数层,雌性,类白色,劲直,上举,纵向皱缩,散生金黄色腺点;管状花多数,两性,位于中央,为舌状花所隐藏,黄色,顶端5齿裂,瘦果不发育,无冠毛。体轻,质柔润,干时松脆。气清香,味甘、微苦。如图8-9所示。

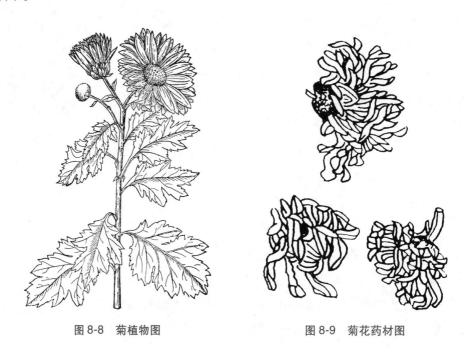

图8-8　菊植物图　　　　　　　　　　图8-9　菊花药材图

2. **滁菊**　呈不规则球形或扁球形,直径1.5~2.5cm;舌状花类白色,不规则扭曲,内卷,边缘皱缩,有时可见淡褐色腺点;管状花大多隐藏。

3. **贡菊**　呈扁球形或不规则球形,直径1.5~2.5cm;舌状花白色或类白色,斜升,上部反折,边缘稍内卷而皱缩,通常无腺点;管状花少,外露。

4. **杭菊**　呈碟形或扁球形,直径2.5~4cm,常数个相连成片。舌状花少,类白色或黄色,平展或微折叠,彼此粘连,通常无腺点;管状花多数,外露。

5. **怀菊**　呈不规则球形或扁球形,直径1.5~2.5cm。多为舌状花,舌状花白色或黄色,不规则扭曲,内卷,边缘皱缩,有时可见腺点;管状花大多隐藏。

以身干、花朵完整不散、颜色鲜艳、气清香、少梗叶者为佳。

**专家教你识优劣**

**"一看、二闻、三尝"识别劣质菊花**

菊花既是常用中药，也可作为夏季保健饮品，但被硫黄熏蒸后将变为有毒菊花，怎么样才能分辨出菊花是否被硫黄熏过呢？ 一看：正常的贡菊或杭白菊呈类白色或黄白色，如果菊花显得非常白，像白纸一样，一般是用硫黄熏过。 另外，颜色发暗的、呈褐色的菊花是陈年老菊花，质量较次，而花萼偏绿色的菊花一般比较新鲜。 二闻：天然的菊花只有一种淡淡的清香气，如果有股刺鼻的、酸酸的气味，可断定是用硫黄熏过。 三尝：开水清泡，天然的菊花有清香气，并带有淡淡的甘甜，若有淡淡的酸味，或口感有点呛，多为被硫黄熏蒸过。 另外，用硫黄熏蒸过的菊花冲泡马上就会变成绿色，而且水液也特别绿。

【**显微鉴定**】菊花粉末 淡黄色。花粉粒黄色类球形，外壁较厚，具粗齿，具 3 个萌发孔。T 形非腺毛多破碎，顶端细胞较大而长，基部细胞 2~5 个较小。无柄腺毛鞋底形，4~6 个细胞，外被角质层。花粉囊内壁细胞具条状或网状增厚。花冠表皮细胞垂周壁波状弯曲，平周壁有细密放射状条纹。如图 8-10 所示。

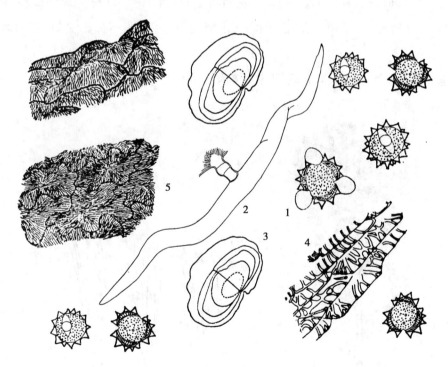

图 8-10 菊花粉末图
1. 花粉粒 2. T 形非腺毛 3. 无柄腺毛 4. 花粉囊内壁细胞 5. 花冠表皮细胞

【**化学成分**】含绿原酸、木犀草苷、大波斯菊苷、挥发油、3,5-O-二咖啡酰基奎宁酸等成分。

【**理化鉴别**】薄层色谱 以本品作为供试品，以菊花药材作为对照药材，照《中国药典》(2015年版)薄层色谱法试验，在供试品色谱中，应有相对应、同颜色的色谱斑点。

【**含量测定**】按高效液相色谱法测定，本品含绿原酸($C_{16}H_{18}O_9$)不得少于 0.20%；含木犀草苷

$(C_{21}H_{20}O_{11})$不得少于0.080%;含3,5-O 二咖啡酰基奎宁酸$(C_{25}H_{24}O_{12})$不得少于0.70%。

【功效】 散风清热,平肝明目,清热解毒。

【附注】 野菊花 为菊科植物野菊 *Chrysanthemum indicum* L. 的干燥头状花序。全国各地均有分布。野生。本品呈类球形,直径0.3~1cm,棕黄色。舌状花1轮,黄色,皱缩卷曲;管状花多数,深黄色。体轻。气芳香,味苦。本品性寒,味苦。清热解毒。

## 红花
### Carthami Flos

【来源】 为菊科植物红花 *Carthamus tinctorius* L. 的干燥花。

【原植物鉴定】 一年生草本。叶互生,近无柄,长卵形或卵状披针形,叶缘齿端有尖刺。头状花序,总苞片多层,最外2~3层叶状,上部边缘有短刺,内侧数层卵形,无刺;全为管状花,初开时黄色,渐变为红色;瘦果近卵形,具4棱,无冠毛。如图8-11所示。

【产地与采制】 主产于新疆、云南、河南、河北、浙江等地。夏季花由黄变红时采摘,阴干或晒干。

【性状鉴定】 为不带子房的管状花,长约1~2cm。花冠红黄色或红色,花冠筒部细长,先端5裂,裂片狭条形,长5~8mm。雄蕊5,花药黄色,聚合成筒状;柱头长圆柱形,顶端微分叉。质柔软。气微香,味微苦。花浸入水中,水液为金黄色,花不褪色。如图8-12、彩图34所示。

以花冠色红黄而鲜艳、无枝叶杂质、质柔软者为佳。

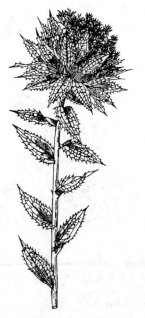
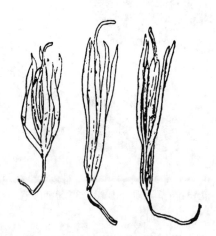

图8-11 红花植物图　　　　图8-12 红花药材图

**专家教你识优劣**

别让靓丽的"美色"忽悠了你!

　　红花为传统的活血化瘀类中药,多用于妇科及外科的跌打损伤,现代多用于脑血管疾病及心脏病等。由于来源有限,市场多有以劣充好的"染色"现象。对"染色红花"可采用"观看、手揉、水试"三法识别。红花中总会有少量的黄花,若呈现为靓丽的"一片红"时多有问题。红花手感柔软,疏松,染色者质稍硬,轻揉后手中留有细微杂物。红花水试鉴别水液呈亮黄色,染色者水液呈淡红色或红色。经市场调查研究,不法药商常采用的染料有酸性红73、金橙Ⅱ、柠檬黄及胭脂红等。因此,选购红花时,一定要小心过于靓丽的红花。

　　**【显微鉴定】红花粉末**　橙红色。花粉粒圆球形或椭圆形,直径约至60μm,外壁有短刺及疣状雕纹,萌发孔3个。分泌管常位于导管旁,由分泌细胞单列连接而成,直径约至66μm,内含黄棕色至红棕色分泌物。柱头表皮细胞分化成圆锥形单细胞毛,先端较尖。花冠顶端表皮细胞分化成乳头状绒毛,先端较尖。如图8-13所示。

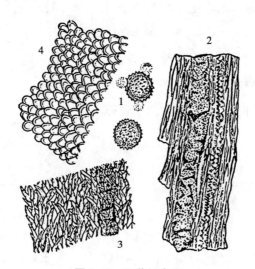

图8-13　红花粉末图
1. 花粉粒　2. 分泌管　3. 柱头表皮细胞　4. 花冠顶端表皮细胞

　　**【化学成分】**含红花苷、新红花苷、红花醌苷、山柰素、羟基红花黄色素A、β-谷甾醇、棕榈酸、肉豆蔻酸、月桂酸等。

　　**【理化鉴别】**

　　**1. 沉淀反应**　取本品2g,加水20ml浸渍过夜,滤过,残渣加10%碳酸氢钠液10ml,浸渍,滤过。滤液加乙酸使之呈酸性,即发生红色沉淀。

　　**2. 薄层色谱**　以本品作为供试品,以红花药材作为对照药材,照《中国药典》(2015年版)薄层色谱法试验,在供试品色谱中,应有相对应、同颜色的色谱斑点。

　　**【检查】**

　　**1. 杂质**　不得超过2%。

**2. 水分**　不得超过13%。

【含量测定】按高效液相色谱法测定,本品含羟基红花黄色素A($C_{27}H_{32}O_{16}$)不得少于1.0%;含山奈素($C_{15}H_{10}O_6$)不得少于0.050%。

【功效】活血通经,散瘀止痛。

<h2 style="text-align:center">西红花<br>Croci Stigma</h2>

【来源】为鸢尾科植物番红花 *Crocus sativus* L. 的干燥柱头。

【产地与采制】原产于西班牙、法国、希腊等国,我国历史上一直以进口为主,从印度经我国西藏进入内地,又称"藏红花"或"番红花",现已在上海、浙江等地引种成功。

【性状鉴定】呈弯曲线形,3分枝,长2~3cm。暗红色,上部较宽而略扁平,顶端边缘显不整齐的齿状,内侧有一短裂隙,下端常残留一段黄色花柱。体轻,质松软,无油润光泽,干燥后质脆易断。气特异,微有刺激性,味微苦。本品浸入水中,可见橙黄色直线下降,并逐渐扩散,水被染成黄色,无沉淀。柱头膨大呈喇叭状,沿短缝摊开,可见纤细脉纹。在短时间内,用针拨之不破碎。如图8-14所示。

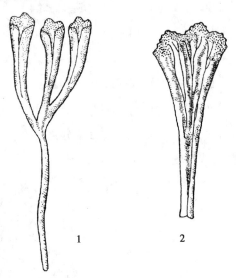

图8-14　西红花药材图
1. 药材　2. 柱头先端部分

以柱头色棕红、黄色花柱少、无杂质者为佳。

---

**专家教你辨真伪**

<h3 style="text-align:center">水试法一招鉴别西红花真伪</h3>

西红花属于名贵进口药材,历来资源紧张,价格昂贵,不法药商常将禾本科植物玉米须及睡莲科植物莲的雄蕊染色干燥后伪充西红花出售。但水试鉴别水液呈红色,而非透亮黄色。

---

【化学成分】含西红花苷Ⅰ、西红花苷Ⅱ、西红花酸及挥发油等;挥发油的主成分为西红花醛、桉脑、蒎烯等。

【功效】活血化瘀,凉血解毒,解郁安神。

**点滴积累** ╲╱

1. 辛夷、丁香、金银花、槐米以花蕾入药,红花的药用部位为管状花,西红花的药用部位为柱头。

2. 红花浸入水中,水被染成金黄色;西红花入水,水被染成黄色。

3. 金银花中的绿原酸和异绿原酸为主要抗菌成分。

4. 款冬花单生或常2~3个基部连生,苞片外表面紫红色或淡红色,内表面密被白色絮状绒毛，撕开后可见白色茸毛。

5. 菊花根据产地、加工方法不同，常见的商品规格有亳菊、滁菊、贡菊、杭菊、怀菊等。

其他花类中药简表

| 药名 | 来源 | 识别要点 | 功效 |
|------|------|----------|------|
| 松花粉 | 为松科植物马尾松 Pinus massoniana Lamb.、油松 Pinus tabuliformis Carr. 或同属数种植物的干燥花粉 | 为鲜黄色或淡黄色细粉。体轻，易飞扬，手捻有滑润感。气微，味淡。置于水中不沉，加热亦不沉。置火中燃烧，无闪光和爆鸣声，燃烧后有烟雾和焦臭味，残留黑色残渣 | 收敛止血，燥湿敛疮 |
| 芫花 | 为瑞香科植物芫花 Daphne genkwa Sieb. et Zucc. 的干燥花蕾 | 常3~7多簇生。单朵花蕾呈棒槌状，多弯曲。花被筒表面淡紫色或灰绿色，密被短柔毛，先端4裂，裂片淡紫色或黄棕色，卵圆形。质软。味甘、微辛 | 泻水逐饮，外用杀虫疗疮 |
| 洋金花 | 为茄科植物白花曼陀罗 Datura metel L. 的干燥花 | 多皱缩成条状。花萼呈筒状，长为花冠的2/5，微有茸毛。花冠呈喇叭状，淡黄色或黄棕色，先端5浅裂，裂片有短尖，短尖下有明显的纵脉纹3条，两裂片间微凹。气微，味微苦 | 平喘止咳，解痉定痛 |
| 旋覆花 | 为菊科植物旋覆花 Inula japonica Thunb. 或欧亚旋覆花 Inula britannica L. 的干燥头状花序 | 呈扁球形或类球形。总苞由多数苞片组成，苞片膜质，条状披针形，表面被白色茸毛。舌状花1列，黄色，舌片多卷曲。管状花多数，棕黄色。子房顶端有多数与管状花等长的白色冠毛。体轻，易散碎。味微苦 | 降气，消痰，行水，止呕 |
| 蒲黄 | 为香蒲科植物水烛香蒲 Typha angustifolia L.、东方香蒲 Typha orientalis Presl 或同属植物的干燥花粉 | 为鲜黄色粉末。体轻，易飞扬，入水中则漂浮水面，手捻有滑腻感，易附于手指上。味淡 | 止血，化瘀，通淋 |

## 目标检测

一、选择题

（一）单项选择题

1. 西红花的药用部位是（　　）

　　A. 花粉粒　　　　　　　　B. 花柱　　　　　　　　C. 花瓣

　　D. 雄蕊　　　　　　　　　E. 柱头

2. 双子叶植物的花粉粒萌发孔一般为（　　）

　　A. 1个　　　　　　　　　B. 2个　　　　　　　　C. 3个或3个以上

　　D. 4个　　　　　　　　　E. 2个以上

3. 主含生物碱的药材是（　　）

A. 洋金花　　　　　B. 西红花　　　　　C. 金银花

D. 蒲黄　　　　　E. 辛夷

4. "密银花"主产于(　　　)

A. 河北　　　　　B. 山东　　　　　C. 河南

D. 湖北　　　　　E. 湖南

5. 金银花的原植物为忍冬科植物(　　　)

A. 红腺忍冬　　　　　B. 山银花　　　　　C. 毛花柱忍冬

D. 忍冬　　　　　E. 黄褐毛忍冬

6. 加工时需蒸后晒干的药材是(　　　)

A. 亳菊　　　　　B. 杭菊　　　　　C. 贡菊

D. 滁菊　　　　　E. 怀菊

7. 红花的药用部位是(　　　)

A. 头状花序　　　　　B. 不带子房的管状花　　　　　C. 柱头

D. 舌状花　　　　　E. 花柱

8. 将红花浸入水中,水被染成(　　　)

A. 猩红色　　　　　B. 红色　　　　　C. 橙红色

D. 棕褐色　　　　　E. 金黄色

9. 浸入水中,呈橙黄色直线下降,逐渐扩散,水被染成黄色的药材是(　　　)

A. 苏木　　　　　B. 西红花　　　　　C. 茜草

D. 鸡血藤　　　　　E. 菊花

10. 下列不属于松花粉鉴别特征的是(　　　)

A. 鲜黄色或淡黄色　　　　　B. 手捻有润滑感　　　　　C. 体轻

D. 火试有闪光和爆鸣声　　　　　E. 气微、味淡

(二)多项选择题

1. 属于辛夷的鉴定特征有(　　　)

A. 形似毛笔头　　　　　B. 花被片外表面密具毛茸

C. 体轻、质脆　　　　　D. 气芳香

E. 气微

2. 红花花粉粒特征是(　　　)

A. 圆球形或椭圆形　　　　　B. 外壁有短刺及疣状雕纹

C. 萌发孔三个　　　　　D. 外壁光滑

E. 三角形

3. 下列药材中以花蕾入药的有(　　　)

A. 洋金花　　　　　B. 丁香　　　　　C. 金银花

D. 槐米　　　　　E. 辛夷

4. 下列菊花中产于安徽省的有（　　）

　　A. 亳菊　　　　　　　　　B. 滁菊　　　　　　　　　C. 杭菊

　　D. 贡菊　　　　　　　　　E. 怀菊

5. 以头状花序入药的药材有（　　）

　　A. 红花　　　　　　　　　B. 菊花　　　　　　　　　C. 洋金花

　　D. 金银花　　　　　　　　E. 旋覆花

## 二、简答题

1. 简述丁香的来源、性状鉴定要点。

2. 简述金银花的来源与粉末显微鉴定要点。

3. 简述红花的来源与粉末显微鉴定要点。

## 三、实例分析题

某市药检所市场监督人员专项抽检金银花，发现一批金银花药材其性状特征基本与金银花相符，但表面呈淡黄白色，花松软膨大，易吸潮，质地湿重，手感有黏性、发涩，手搓有颗粒感，味咸而涩，结果判为不合格金银花，请分析其原因。

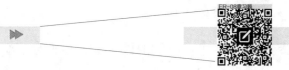

# 实训项目十　金银花的鉴定

【实训目的】

1. 熟悉金银花的性状特征。

2. 掌握金银花的显微鉴定特征。

【实训内容】

（一）实训仪器、试剂、材料

生物显微镜、临时制片用具（载玻片、盖玻片、解剖针、镊子、吸水纸、擦镜纸等）、学习用具（钢笔或中性笔、铅笔、橡皮、尺子等）、蒸馏水等。

金银花药材、金银花粉末。

（二）实训操作

1. **性状鉴定**　观察金银花药材的性状特征：注意花萼形状、表面颜色、花蕾或花冠的颜色、毛茸的有无，花冠的形状，雄蕊、雌蕊数目，质地，气味等。

2. **显微鉴定**　取金银花粉末少许，制作水装片，置于显微镜下观察：注意花粉粒的形状、颜色、外壁及萌发孔，腺毛及非腺毛类型及特征，柱头表皮细胞，草酸钙簇晶特征等。

**【实训注意】**

1. 制片时取样不可太多,以透亮为度。

2. 封片时多余水分用吸水纸吸去。

**【实训检测】**

1. 简述金银花的性状鉴定要点。

2. 在显微镜下,找出金银花粉末中的腺毛、非腺毛及花粉粒。

**【实训报告】**

1. 记述金银花的性状鉴定特征。

2. 绘出金银花粉末显微特征图。

# 实训项目十一　红花、菊花的鉴定

**【实训目的】**

1. 熟悉红花、菊花的性状鉴定特征。

2. 掌握红花显微鉴定特征。

**【实训内容】**

(一) 实训仪器、试剂、材料

生物显微镜、酒精灯、烧杯。临时制片用具(载玻片、盖玻片、解剖针、镊子、吸水纸、擦镜纸等)、学习用具(钢笔或中性笔、铅笔、橡皮、尺子等)、蒸馏水等。

红花、菊花药材(亳菊、滁菊、贡菊、杭菊),红花粉末。

(二) 实训操作

**1. 性状鉴定**

(1)观察红花药材的性状特征:注意观察为不带子房的管状花,表面颜色、花冠先端,气、味和水试现象。

(2)观察各种菊花药材的性状特征:注意观察为头状花序,总苞片层数,舌状花及管状花形状、数目及排列方式,质地,气、味等特征。

**2. 显微鉴定**　取红花粉末少许,制作水装片,置于显微镜下观察:注意花粉粒的大小、颜色、外表及萌发孔的数目及特征。注意分泌管及导管的特征。区分花柱表皮细胞和花冠顶端表皮细胞形状等。

**【实训注意】**

1. 制片时取样不可太多,以透亮为度。

2. 封片时将多余水分用吸水纸吸去。

**【实训检测】**

1. 指出四种菊花药材的性状特征。

2. 在显微镜下,找出红花粉末中的花粉粒、分泌管、柱头碎片及花冠顶端碎片。

【实训报告】

1. 记述红花、菊花的性状鉴定特征。

2. 绘出红花粉末显微特征图。

**（陈效忠）**

# 第九章

## 果实及种子类中药

**导学情景** V

情景描述：

绝大多数植物春天开花，到了秋天才结果实，人们常用"春华秋实"来作比喻，用"硕果累累"来赞美秋天的丰收景象。花和果实都是植物的繁殖器官，主要的任务是繁殖后代，但一朵花是怎样变成果实的呢？只有搞清这个问题，才会理解果实的构造，才能有益于果实种子类中药鉴定的学习。

学前导语：

在花类中药的学习中，我们已经了解了花的构造，一朵花常由花梗、花托、花萼、花冠、雄蕊群和雌蕊群等部分组成。花的构造看起来复杂，但真正形成果实和种子的仅仅是雄蕊的花药部分和雌蕊的子房部分。花开放后，花药中的花粉粒掉在花的柱头上，两者彼此"相认"后，就可完成传粉、受精过程，子房才可发育成果实。子房由子房壁及胚珠组成，子房壁形成果实的外果皮、中果皮及内果皮，胚珠变成了种子。花变为果实后，花梗变为果柄，绝大多数植物的花萼、花冠脱落了，雄蕊及雌蕊的柱头、花柱都萎缩了。

我们了解了花变成果实的过程，也就了解了果实的一般构造。下面让我们一起进入果实种子类中药的学习。

果实和种子是植物两个不同的器官。但在中药材商品销售中两者并未严格分开，大多数是果实和种子一起入药，如乌梅、枸杞、马兜铃等；有的是单纯以种子入药，如苦杏仁、桃仁等；还有少数是以果实贮存、销售，临床应用时，再除去果皮而取出种子入药，如巴豆、砂仁；更有中药是以果实与种子一起入药，如瓜蒌，其种子还可以单独入药，如瓜蒌子。鉴于以上原因并与中药销售企业的分类习惯相结合，我们将果实和种子类中药放在一起介绍。

扫 一 扫 知
重点

## 第一节　果实及种子类中药概述

### 一、果实类中药

果实类中药常采用成熟、近成熟或幼小的果实入药。药用部位包括果穗、完整果实和果实的一

150

部分。如以整个果穗入药(桑椹、夏枯草等),以完整的果实入药(女贞子等),以果皮入药(陈皮、大腹皮等),以带有部分果皮的果柄入药(甜瓜蒂等),以果实上的宿萼入药(柿蒂等),还有仅以中果皮部分的维管束组织入药的(橘络、丝瓜络等)。

(一)性状鉴定

果实类中药在性状鉴别时,观察其为完整的果实还是果实的一部分。应注意其形状、大小、颜色、表面、质地、破断面及气味等特征。果实类药材形状各异,有的呈类球形或椭圆形,如五味子、山楂等;有的呈半球形或半椭圆形,如枳壳、木瓜等;有的呈圆柱形,如小茴香、鹤虱等。果实表面多带有附属物,如顶端有花柱基,下部有果柄,或有果柄脱落的痕迹,如枳实、香橼;有的带有宿存的花被,如地肤子;有时可见凹下的油点,如陈皮、吴茱萸。伞形科植物的果实,表面常具有隆起的肋线,如小茴香、蛇床子;有的果实具有纵直棱角,如使君子。果实类中药常有浓烈的香气及特殊的味感,如陈皮有浓郁香气,枸杞子味甜,鸦胆子味极苦,乌梅味极酸等。毒性较强的中药如巴豆、马钱子等,口尝后应及时漱口,以防中毒。对于完整的果实,还应观察种子的性状特征。

(二)显微鉴定

果实类中药如采用完整的果实,则其构造是由果皮与种子两个部分组成。其中果皮的构造通常可分为三层,由外向内为外果皮、中果皮、内果皮。

**1. 外果皮**　与叶的下表皮相当。通常为一列表皮细胞,外被角质层。外果皮的表面有时有附属物存在,如具毛茸,多数为非腺毛,少数为腺毛,如吴茱萸。有的具腺鳞,如蔓荆子。偶有气孔,如陈皮。有时表皮细胞中含有色物质或色素,如花椒,有时在表皮细胞间嵌有油细胞,如五味子。

**2. 中果皮**　与叶肉组织相当。为果皮的中层,通常较厚,多由薄壁组织构成。中果皮在各类果实中变化较大,在肉果中非常发达,肉质肥厚,为可食部分。细胞中多含有糖分(蔗糖、葡萄糖、果糖)、有机酸、鞣质,如桃、李、杏、葡萄等。有的中果皮成熟时干燥收缩为膜质或革质,如落花生、扁豆、荔枝等。有的中果皮还分布石细胞、油细胞,如荜澄茄。中果皮的维管束贯穿于其中,有的简单,有的形成复杂的网络,如橘络、丝瓜络等。

**3. 内果皮**　与叶的上表皮相当。是果皮的最内层组织,大多由一列薄壁细胞组成,有的内果皮细胞全为石细胞组成,如胡椒;有的内果皮由多层石细胞构成坚硬的果核,如桃、杏、李等;有的内果皮细胞以5~8个狭长的薄壁细胞互相并列为一群,各群以斜角联合呈镶嵌状,称为"镶嵌细胞"(为伞形科植物果实的共有特征)。

## 二、种子类中药

种子类中药是以种子或种子的一部分入药。多数种子类药材用完整的干燥成熟种子(如杏仁、决明子、沙苑子等)。少数用种子的一部分:假种皮(如肉豆蔻衣、龙眼肉等),种皮(如绿豆衣等),除去种皮的种仁(如肉豆蔻等),胚(如莲子心等)。也有用种子的加工品入药:用发芽的种子(如大豆黄卷等),种子的发酵品(如淡豆豉)。

(一)性状鉴定

**1. 种子的形态**　种子的形状多样,有球形、类圆形、椭圆形、肾形、卵形等。大小差异悬殊,大的有银杏、槟榔等,较小的有葶苈子、菟丝子等。种子表面通常平滑具光泽,颜色各异,但也有的表面粗糙,具褶皱、刺突或毛茸等。

**2. 种子类中药的性状鉴定要点**　鉴定种子类中药应注意其形状、大小、颜色、表面纹理、种脐、合点的位置及形态、质地、纵横断面、气和味等。形状大多呈圆球形、类圆球形或扁圆球形等,少数种子呈线形、纺锤形或心形。种皮表面各具特征:如王不留行具有颗粒状突起、马钱子具茸毛、蓖麻子表面显色泽鲜艳的花纹。种皮表面有种脐、合点和种脊,少数的有种阜,如巴豆、千金子等。除去种皮可见种仁。观察其胚乳的有无:无胚乳的种子,则子叶很肥厚,如桃仁、南瓜子等;有胚乳的种子如蓖麻子等。有的种子浸入水中显黏性,如车前子、葶苈子。

(二)显微鉴定

种子可分为种皮、胚乳及胚三个部分。种子因种皮的构造随植物的种类而异。种子通常只有一种种皮,也有的种子有两种种皮,即内种皮与外种皮之分。种皮的构造因植物种类而异,其形态相对比较稳定,具有鉴定意义。

**1. 种皮**　种皮常由下列一种或数种组织组成。

(1)表皮层:多数种子的种皮表皮层由1列薄壁细胞组成。有的表皮细胞内充满黏液质,如葶苈子;有的部分表皮细胞形成非腺毛,如牵牛子;有的全部表皮细胞分化成非腺毛,如马钱子;有的表皮细胞中单个或成群地散列着石细胞,如苦杏仁、桃仁等;有的表皮细胞全由石细胞组成,如天仙子;有的表皮细胞为狭长的栅栏细胞,其细胞常有不同程度的木质增厚,如青葙子;有的含有色素,如牵牛子。

(2)栅状细胞层:有的种子的表皮下方,常有栅状细胞层,由1列或2~3列狭长的细胞排列而成,细胞壁多木化增厚,如决明子;有的内壁和侧壁增厚,而外壁菲薄,如白芥子。在栅状细胞的外缘处,有时可见一条折光率很强的光辉带,如牵牛子、菟丝子等。

(3)油细胞层:有的种子的表皮下方常有油细胞层,内含挥发油,如豆蔻、砂仁等。

(4)石细胞层:除种子的表皮有的为石细胞外,有的表皮内层几乎全为石细胞,如瓜蒌子;或内种皮为石细胞层,如白豆蔻。

(5)营养层:多数种子的种皮中常有数列贮有淀粉粒的薄壁细胞,为营养层。在种子发育过程中,淀粉常已被耗尽,故成熟种子的营养层常成为扁缩颓废的薄层。有的营养层中尚包含一层糊粉粒的细胞。

**2. 胚乳**　胚乳通常由贮藏大量脂肪油和糊粉粒的薄壁细胞组成,有的薄壁细胞中含有淀粉粒,或含有草酸钙结晶。大多数种子具内胚乳。在无胚乳的种子中,也多可见到1~2列残存的内胚乳细胞。少数种子的种皮和外胚乳的折合层,不规则地错入内胚乳中,形成错入组织,如槟榔,也有为外胚乳伸入内胚乳中而形成的错入组织,如肉豆蔻。

**3. 胚**　胚是种子未发育的幼体,包括胚根、胚茎、胚芽和子叶四部分,通常以子叶占胚的大部分,子叶的构造与叶大致相似。

胚乳和胚中所含物质,主要为脂肪油、蛋白质和淀粉粒。其中以蛋白质存在最为特殊。种子中所含的蛋白质可能呈非晶形状态,也可能为具有特殊形状的颗粒,即糊粉粒。在植物器官中只有种子含有糊粉粒,糊粉粒的形状、大小和构造,常因植物种类而异。因此,糊粉粒在果实种子类中药鉴定中有重要的意义。

**点滴积累** ∨ ⋯⋯⋯⋯⋯⋯⋯⋯⋯⋯⋯⋯⋯⋯⋯⋯⋯⋯⋯⋯⋯⋯⋯⋯⋯⋯⋯⋯

1. 一个完整的果实,由果皮与种子组成。果皮可分为外果皮、中果皮、内果皮;种子可分为种皮、胚乳及胚。
2. 在果实种子类中药的显微鉴定中,种皮石细胞的形态相对比较稳定,是重要的显微特征;只有种子含有糊粉粒,其形态因植物种类而异,因而,糊粉粒在果实种子类中药鉴定中有重要的意义。

# 第二节　果实及种子类中药的鉴定

## 马兜铃
### Aristolochiae Fructus

【来源】为马兜铃科植物北马兜铃 *Aristolochia contorta* Bge. 或马兜铃 *Aristolochia debilis* Sieb. et Zucc 的干燥成熟果实。

【性状鉴定】呈卵圆形,长 3~7cm,直径 2~4cm。表面黄绿色、灰绿色或棕褐色,有纵棱线 12 条,由棱线分出多数横向平行的细脉纹,顶端平钝,基部有细长果梗。果皮轻而脆,易裂为 6 瓣,果梗也分裂为 6 条。果皮内表面平而带有光泽,有密的横向脉纹。果实分 6 室,种子多数,种子扁平而薄,钝三角形或扇形,边缘有翅,淡棕色。气特异,味微苦。如图 9-1 所示。

以个大、饱满、色黄绿、不破裂者为佳。

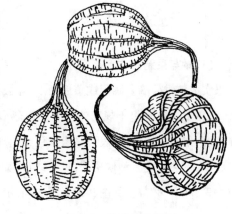

图 9-1　马兜铃药材图

【化学成分】含马兜铃酸类(马兜铃酸Ⅰ、Ⅱ、Ⅲ等)、马兜铃内酰胺类(马兜铃内酰胺Ⅰ、Ⅱ等)、酚酸类(丁香酸、香草酸等)以及其他类化合物二十五烷酸等。

【功效】清肺降气,止咳平喘,清肠消痔。

## 五味子
### Schisandrae Chinensis Fructus

【来源】为木兰科植物五味子 *Schisandra chinensis*(Turcz.)Baill. 的干燥成熟果实。习称"北五味子"。

【原植物鉴定】为落叶木质藤本。单叶互生,叶柄长,叶片卵形或倒卵形,长 5~10cm,宽 3~7cm,先端急尖或渐尖,上面绿色,光滑无毛,有光泽,下面脉嫩时有短柔毛。花多为单性,雌雄异株,稀同株,花单生或簇生于叶腋,花被 6~9 片;雄蕊通常 5

五味子与南五味子的鉴定

枚,花丝合生成短柱,雌蕊群椭圆形,离生心皮17~40个。果熟时呈穗状聚合果,浆果球形,成熟时红色。种子1~2枚,肾形,有光泽。花期5~6月,果期8~9月。如图9-2所示。

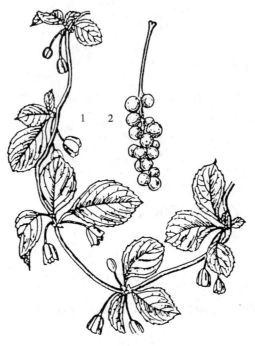

图9-2　五味子植物图
1. 花枝　2. 果序

【产地与采制】主产于辽宁、吉林、黑龙江等地。多为栽培。此外,河北、内蒙古等地亦产。秋季果实成熟时采摘。晒干或蒸后晒干,除去果梗和杂质。

【性状鉴定】呈不规则的球形或扁球形,直径0.5~0.8cm。表面红色、紫红色或暗红色,皱缩,显油润,果肉柔软,有的表面呈黑红色或出现"白霜"。种子1~2枚,肾形,表面棕黄色,有光泽,种皮薄而脆,剥去种皮后种仁淡棕色,呈钩状,黄白色,半透明,胚乳油性。果肉气微,味酸;种子破碎后,有香气,味辛、微苦。如图9-3、彩图35所示。

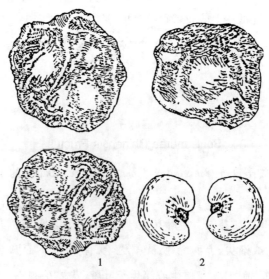

图9-3　五味子药材图
1. 果实　2. 种子

以粒大、紫红、肉质、油润光泽者为佳。粒小、淡红色或红色、肉薄、光泽稍差者质次。

---

**专家教你辨真伪**

**鉴别南、北五味子关键看种子**

五味子既可药用，也可食用、酿酒，还可用于饮料行业，用量较大。2016 年五味子价格暴涨，由每公斤 60 元涨到 130 元，2018 年基本稳定在 145 元左右，而南五味子价格基本稳定在每公斤 35 元左右。价格差异使得不法药商将南五味子中果实较大者混入到五味子药材中出售。鉴别方法为：五味子种子肾形，黄白色，表面光滑，种脐凹陷明显，而南五味子种子肾形，颜色较深，表面疣状突起明显，种脐凹陷较浅。如彩图 36 所示。

---

【显微鉴定】

1. **五味子果实横切面**　外果皮为 1 列方形或长方形细胞，壁稍厚，外被角质层，散有油细胞。中果皮薄壁细胞 10 余列，含淀粉粒，散有小型外韧型维管束。内果皮为 1 列小方形薄壁细胞。种皮最外层为 1 列径向延长的石细胞，壁厚，纹孔及孔沟细密，其下为数列类圆形、三角形或多角形石细胞，纹孔较大。石细胞层下为数列薄壁细胞。种脊部位有维管束。油细胞层为 1 列长方形细胞，内含棕黄色油滴，再下为 3~5 列小型细胞。种皮内表皮为 1 列小细胞，壁略厚，胚乳细胞含脂肪油滴和糊粉粒。如图 9-4 所示。

2. **五味子粉末**　暗紫色。果皮表皮细胞表面观类多角形，垂周壁略呈连珠状增厚，表面有角质线纹，有的散有油细胞。种皮表皮石细胞，淡黄色或淡黄棕色，表面观呈多角形或长多角形，大小均匀，直径 18~50μm，壁较厚，孔沟极细密。种皮内层石细胞较大，呈多角形、类圆形或不规则形，直径约至 83μm，最长可达 160μm，壁相对较薄，纹孔较大，孔沟稍粗，胞腔明显。油细胞呈类圆形，内含油滴。内胚乳细胞多角形，含脂肪油滴及糊粉粒。中果皮细胞皱缩，含暗棕色物，内有淀粉粒。如图 9-5 所示。

【化学成分】果实中含挥发油、有机酸、维生素 C、维生素 E 和少量糖类。种子主含木脂素类成分，含量达 18.1%~19.2%，从中已分离出五味子素、去氢五味子素（五味子甲素）、γ-五味子素（五味子乙素）等。果实中含挥发油、有机酸，维生素 C、维生素 E 和少量糖类。

【理化鉴定】

1. **显色与沉淀**　将五味子压成饼，取 1g，加水 10ml，时时振摇，浸 10 分钟，滤过，滤液浓缩至最小体积，加 5 倍量的乙醇，并强烈搅拌后 5 分钟左右，滤过，滤液回收乙醇，加水稀释至 10ml，另加活性炭少许，振摇后滤过，得无色或浅粉红色澄明溶液。

（1）取上述溶液 1ml，滴加指示剂甲基红溶液 1 滴，即变红色（酸性反应）。

（2）取上述溶液 1ml，加高锰酸钾试液 1 滴，紫色立即消褪，溶液变浅橙黄色，放置 1 小时后，渐渐变为无色（还原性物质反应）。

（3）取上述溶液 2ml，加氢氧化钠试剂中和后，加硫酸汞试剂 1 滴，加热至沸，加高锰酸钾试液 1 滴，紫色即消失，并发生白色沉淀。

**2. 薄层色谱** 以本品作为供试品,以五味子药材作为对照药材,以五味子甲素作为对照品。照《中国药典》(2015年版)薄层色谱法试验,在供试品色谱中,应有相对应、同颜色的色谱斑点。

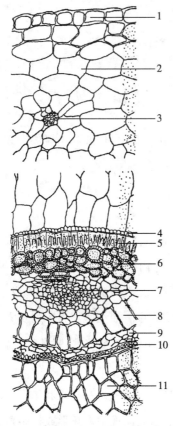

图 9-4 五味子果实横切面详图
1. 外果皮　2. 中果皮　3. 维管束　4. 内果皮　5. 种皮表皮石细胞层　6. 种皮内层石细胞层　7. 种脊维管束　8. 油细胞　9. 薄壁细胞　10. 种皮内表皮细胞　11. 胚乳组织

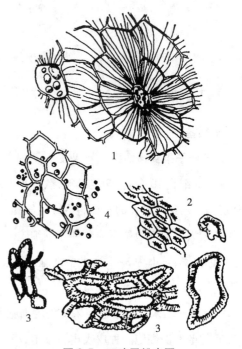

图 9-5 五味子粉末图
1. 果皮碎片(示分泌细胞,角质层纹理)
2. 种皮表皮的石细胞　3. 种皮内层的石细胞　4. 胚乳细胞

**【检查】**

**1. 杂质** 不得过 1%。

**2. 水分** 不得过 16.0%。

**3. 总灰分** 不得过 7.0%。

**【含量测定】** 按《中国药典》(2015年版)规定,以高效液相色谱法测定,本品含五味子醇甲($C_{24}H_{32}O_7$)不得少于 0.40%。

**【功效】** 收敛固涩,益气生津,补肾宁心。

**【附注】南五味子** 南五味子为木兰科植物华中五味子 *Schisandra sphenanthera* Rehd. et Wils. 干燥成熟果实。野生与栽培均有。主产陕西、四川、河南、湖北、甘肃等地。本品呈球形或扁球形,果实较小,直径 0.4~0.6cm,表面棕红色至暗棕色,干瘪,皱缩,果肉薄,常与种子紧贴。种子 1~2 枚,肾形,表面棕黄色,有光泽,具细小的颗粒突起,种皮薄而脆,气味较淡。

南五味子与五味子(即"北五味子")功效相同,但由于化学成分的差异,自 2005 年版《中国药典》后,将南五味子单列,不再列入五味子药用。2015 年版《中国药典》规定,本品含五味子酯甲($C_{30}H_{32}O_9$)不得少于 0.20%。

---

**专家教你辨真伪**

火棘、野葡萄,再别蒙混过关了

　　近年来,南五味子在中药及保健品中用量较大,不法药商将蔷薇科植物火棘的果实或葡萄科植物蛇葡萄的果实(野葡萄)掺入到南五味子药材中以牟取暴利。火棘及野葡萄的干燥果实与五味子大小、形态极为相似,不法药商将掺入的量控制在 10%~30% 之间,稍不留神就会让伪品蒙混过关。识别要点为:火棘顶端开口,有残存花萼,内含种子 5 枚左右,棕黄色,橘瓣状;野葡萄表皮极为皱缩,内含种子 2~3 枚,种子三角状卵圆形,一端钝圆,一端稍尖,表面红棕色,腹面中央有 1 个突起的棱(种脊),两侧各有 1 个长凹陷。以此鉴别,比较容易。如图 9-6 所示。

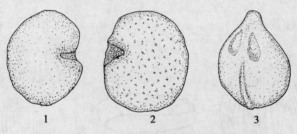

图 9-6　五味子、南五味子与野葡萄种子对比图<br>1. 五味子种子　2. 南五味子种子　3. 野葡萄种子

---

## 山楂
### Crataegi Fructus

　　**【来源】** 为蔷薇科植物山里红 *Crataegus pinnatifida* Bge. var. *major* N. E. Br. 或山楂 *Crataegus pinnatifida* Bge. 的干燥成熟果实。药材商品习称为"北山楂"。

　　**【性状鉴定】** 呈圆形片,多卷边,皱缩不平,直径 1~2.5cm,厚 0.2~0.4cm。外皮红色,具皱纹,有灰白色小斑点。果肉深黄色至浅棕色。中部横切片具 5 粒浅黄色果核,有的核已脱落而中空,有的片上可见短而细的果梗或凹陷的花萼残迹。气微清香,味酸,微甜。如图 9-7 所示。

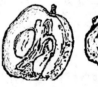

图 9-7　山楂药材图

以片大、皮红、肉厚、核少者为佳。

　　**【化学成分】** 主要含黄酮类化合物及有机酸,另外尚含有磷脂、维生素 C、维生素 $B_2$ 等。

　　**【功效】** 消食健胃,行气散瘀,化浊降脂。

## 苦杏仁
### Armeniacae Semen Amarum

　　**【来源】** 为蔷薇科植物山杏 *Prunus armeniaca* L. var. *ansu* Maxim.、西伯利亚杏 *Prunus sibirica* L.、东北杏 *Prunus mandshurica* (Maxim.) Koehne 或杏 *Prunus armeniaca* L. 的干燥成熟种子。

【原植物鉴定】落叶乔木,高达 4~10m。叶互生,宽卵形或近圆形,长 4~5cm,宽 3~4cm,边缘具细锯齿或不明显的重锯齿。花单生,先于叶开放;花瓣 5,白色或粉红色;雄蕊多数;心皮 1,子房 1 室,密被短柔毛。核果近圆形,橙黄色,核坚硬,扁心形。花期 3~4 月,果期 5~6 月。

苦杏仁与甜杏仁的鉴定

【产地与采制】主产北方各省(区),以内蒙古、河北、辽宁、吉林产量最大,一般以山东产者为佳。夏季果实成熟时采收,除去果肉,去果核壳,取出种子,干燥;或除去果肉,自然干燥,再去核壳,取出种子。

【性状鉴定】呈扁心形,长 1~1.9cm,宽 0.8~1.5cm,厚 0.5~0.8cm。表面黄棕色至深棕色,有不规则皱纹。一端尖,另端钝圆,肥厚,左右不对称。尖端一侧有短线形种脐,基部有一椭圆形合点,自圆端合点处向上具多数深棕色的脉纹,形成纵向凹纹。种皮薄,内有子叶 2 枚,乳白色,富油性。气微,味苦。如图 9-8 所示。

以颗粒饱满、完整、味苦者为佳。

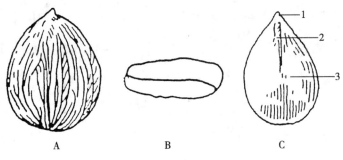

图 9-8　苦杏仁药材图
A. 全形　B. 横切面　C. 纵剖面
1. 胚根　2. 胚芽　3. 子叶

【显微鉴定】

1. 苦杏仁横切面　种皮的表皮为 1 层薄壁细胞,散有近圆形的橙黄色石细胞,内为多层薄壁细胞,有小型维管束通过。外胚乳为 1 薄层颓废细胞。内胚乳为 1 至数列方形细胞,内含糊粉粒及脂肪油。子叶为多角形薄壁细胞,含糊粉粒及脂肪油。如图 9-9 所示。

2. 苦杏仁粉末　黄白色。种皮石细胞单个散在或成群,侧面观多呈贝壳形,表面观类圆形或类多角形。种皮外表皮薄壁细胞黄棕色,多皱缩,与种皮石细胞相连,细胞界限不明显。子叶细胞含糊粉粒及油滴,并有细小的草酸钙簇晶。内胚乳细胞类多角形,内含糊粉粒等。

【化学成分】含苦杏仁苷、苦杏仁酶、脂肪油(杏仁油)等。苦杏仁苷经水解后产生氢氰酸、苯甲醛及葡萄糖。

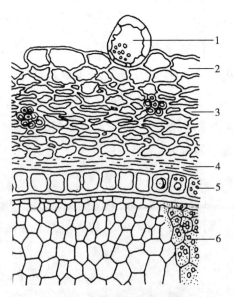

图 9-9　苦杏仁横切面详图
1. 石细胞　2. 表皮　3. 薄壁细胞
4. 外胚乳　5. 内胚乳　6. 子叶细胞

【理化鉴定】

1. 检查苦杏仁苷

（1）取本品数粒，加水共研，即产生苯甲醛的特殊香气。

（2）取本品数粒，捣碎，称取约 0.1g，置试管中，加水数滴使湿润，试管中悬挂一条三硝基苯酚试纸，用软木塞塞紧，置温水浴中，10分钟后，试纸显砖红色。

2. **薄层色谱**　以本品作为供试品，以苦杏仁苷作为对照品。照《中国药典》（2015 年版）薄层色谱法操作，在供试品色谱中，应有相对应同颜色的色谱斑点。

【含量测定】按高效液相色谱法依法测定，本品以干燥品计算，含苦杏仁苷（$C_{20}H_{27}NO_{11}$）不得少于 3.0%。

【功效】降气止咳，润肠通便。有小毒。

【附注】**甜杏仁**　甜杏仁为蔷薇科植物杏或山杏的部分栽培种味甜的干燥种子。药材呈扁心形，长1.6~2.1cm，宽 1.2~1.6cm 厚 5~8cm。顶端尖，底部圆，左右不对称，尖端一侧有短线形种脐，种脊明显，自合点处向上发散多数深棕色脉纹。种皮棕黄色，断面白色，子叶 2 枚。气微，味微甜，由于含苦杏仁苷仅为 0.11%，因而多供食用。

# 桃仁
## Persicae Semen

【来源】为蔷薇科植物桃 *Prunus persica*（L.）Batsch 或山桃 *Prunus davidiana*（Carr.）Franch. 的干燥成熟种子。

【性状鉴定】

1. **桃仁**　呈扁长卵形，长 1.2~1.8cm，宽 0.8~1.2cm，厚 0.2~0.4cm。种皮表面黄棕色至红棕色，密布颗粒状突起，一端尖，中部膨大，另端钝圆稍偏斜，边缘较薄，尖端一侧有短线形种脐，圆端有颜色略深不甚明显的合点，自合点处散出多数纵向维管束脉纹。种皮薄，子叶 2 枚，类白色，富油性。气微，味微苦。如图 9-10 所示。

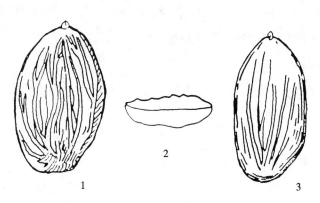

图 9-10　桃仁药材图
1. 全形　2. 横切面　3. 去种皮桃仁

2. **山桃仁**　呈类卵圆形，较小而肥厚，长约 0.9cm，宽约 0.7cm，厚约 0.5cm。

桃仁、山桃仁均以颗粒饱满、均匀、完整者为佳。

【化学成分】含苦杏仁苷、脂肪油、挥发油,还含有甾体、黄酮、糖苷类化合物。

【功效】活血祛瘀,润肠通便,止咳平喘。

## 乌梅
### Mume Fructus

【来源】为蔷薇科植物梅 *Prunus mume*(Sieb.)Sieb. et Zucc. 的干燥近成熟果实。

【性状鉴定】呈类球形或扁球形,直径1.5~3cm。表面乌黑色或棕黑色,皱缩不平,基部有圆形果梗痕,果肉质柔软,可剥离。果核坚硬,椭圆形,棕黄色,表面有凹点。种子扁卵形,淡黄色。果肉有特异酸气及烟熏气,味极酸。

以个大、肉厚、柔润、味极酸者为佳。

【成分】果实含枸橼酸、苹果酸等多种有机酸。种子含苦杏仁苷、脂肪油等。

【功效】敛肺,涩肠,生津,安蛔。

---

**专家教你辨真伪**

快速鉴别真假乌梅

商品乌梅中,常有被不法商贩掺入杏、山杏、桃的幼果等伪品,其实只要重点观察两点就可以轻易区分:一看药材表面是否有茸毛,有者是幼桃果实;二看果核,杏及山杏果核表面有细网纹,边缘锋利;幼桃果核表面有脑状沟纹,伪品果核表面均没有明显的凹点。

---

## 决明子
### Cassiae Semen

【来源】为豆科植物决明 *Cassia obtusifolia* L. 或小决明 *Cassia tora* L. 的干燥成熟种子。

【性状鉴定】

1. **决明**　略呈菱方形或短圆柱形,两端平行倾斜,长0.3~0.7cm,宽0.2~0.4cm。表面绿棕色或暗棕色,平滑有光泽。一端较平坦,另端斜尖,背腹面各有1条突起的棱线,棱线两侧各有1条斜向对称而色较浅的线形凹纹。质坚硬,不易破碎。种皮薄,子叶2片,黄色,呈"S"形折曲并重叠。气微,味微苦。如图9-11所示。

2. **小决明**　呈短圆柱形,较小,长0.3~0.5cm,宽0.2~0.3cm。表面棱线两侧各有1条宽广的浅黄棕色带。

以饱满、绿棕色、光亮者为佳。

**▶▶ 课堂活动**

1. 观察决明子的形状,注意子叶特点。

2. 观察决明与小决明药材,说出区别点。

【化学成分】含蒽醌类衍生物,如大黄素、大黄素甲醚、芦荟大黄素、大黄酚及其苷类和大黄酸等。

【功效】清热明目,润肠通便。

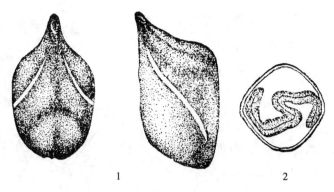

**图9-11　决明药材图及横切面简图**
1. 决明药材图　2. 横切面简图

## 酸枣仁
### Ziziphi Spinosae Semen

【来源】　为鼠李科植物酸枣 *Ziziphus jujuba* Mill. var. *spinosa* (Bunge)Hu ex H. F. Chou 的干燥成熟种子。

【性状鉴定】　呈扁圆形或扁椭圆形,长 0.5~0.9cm,宽 0.5~0.7cm,厚约 0.3cm。表面紫红色或紫褐色,平滑有光泽。有的两面均呈圆隆状起;有的一面较平坦,中间有 1 条隆起的纵线纹,另一面稍凸起。一端凹陷,可见线形种脐,另一端有细小凸起的合点。种皮较脆,胚乳白色,子叶 2,浅黄色,富油性。气微,味淡。如图 9-12、彩图 37 所示。

以粒大饱满、外皮紫红、有光泽、杂质少者为佳。

【成分】　含酸枣仁皂苷 A、酸枣仁皂苷 B、白桦脂酸、白脂醇等。

【功效】　养心补肝,宁心安神,敛汗,生津。

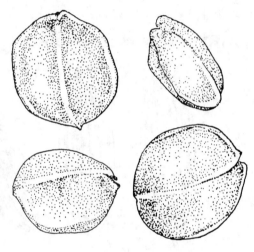

**图9-12　酸枣仁药材图**

### 专家教你辨真伪

#### 常见伪品——滇枣仁

商品药材酸枣仁中多见伪品滇枣仁。滇枣仁为鼠李科植物滇刺枣 *Ziziphus mauritiana* Lam. 的干燥成熟种子,又称为理枣仁。两者如何区别二者呢? 一是形状:酸枣仁多呈扁椭圆形,滇枣仁多呈扁心形,二是表面:酸枣仁表面紫红色或紫褐色,无斑点,滇枣仁黄棕色至红棕色,仔细观察或放大镜下可见色较浅的斑点。如彩图 38 所示。

## 小茴香
### Foeniculi Fructus

【来源】　为伞形科植物茴香 *Foeniculum vulgare* Mill. 的干燥成熟果实。

【原植物鉴定】　多年生草本,有强烈香气。茎直立,有棱,上部有分枝,茎生叶互生,叶片 3~4 回羽状分裂,最终裂片线形至丝状,叶柄基部呈鞘状,抱茎。复伞形花序顶生或侧生,伞幅 8~30,花梗 5~30,花小花瓣 5,金黄色;雄蕊 5。双悬果卵状长圆形,黄绿色。花期 7~9 月,果期 8~10 月。如图 9-13 所示。

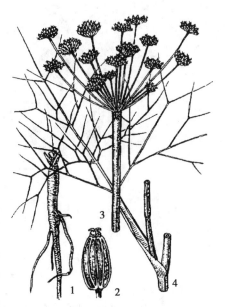

图 9-13 茴香植物图
1. 根 2. 果实 3. 果序 4. 叶

【产地与采制】我国各地均有栽培,主产内蒙古、山西、黑龙江等地。以山西产量较大,内蒙古者质优。秋季果实成熟时,将全株割下,晒干后,打下果实。

【性状鉴定】为双悬果,呈圆柱形,有的稍弯曲,长 0.4~0.8cm,直径 0.15~0.25cm。表面黄绿色或淡黄色,两端略尖,顶端残留有黄棕色突起的柱基,基部有时有细小的果梗。分果呈长椭圆形,背面有纵棱 5 条,接合面平坦而较宽。横切面略呈五边形,背面的四边约等长。有特异香气,味微甜、辛。如图 9-14 所示。

以颗粒均匀、色黄绿、气味浓者为佳。

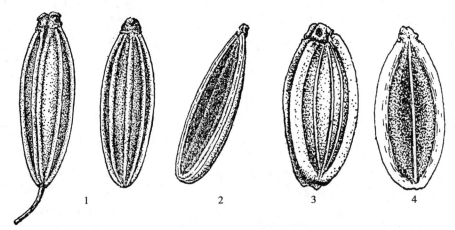

图 9-14 小茴香与伪品莳萝对比图
1. 小茴香完整果实 2. 小茴香分果 3. 莳萝完整果实 4. 莳萝分果

**专家教你辨真伪**

小茴香常见混淆品——莳萝

在小茴香的采购中,常有人将莳萝误认为小茴香。莳萝为伞形科植物莳萝 Anethum graveolens L. 的果实,外形与小茴香相似,容易混淆。但莳萝果实较小而圆,分果呈广椭圆形,扁平,长 0.3~0.4cm,直径 0.2~0.3cm。另外,背棱稍突起,侧棱延展成翅状。

【显微鉴定】

**1. 小茴香分果横切面** 外果皮为 1 列扁平细胞,外被角质层。中果皮纵棱处有维管束,其周围有多数木化网纹细胞;背面纵棱间各有大的椭圆形棕色油管 1 个,接合面有油管 2 个,共有 6 个。内果皮为1列扁平薄壁细胞,细胞长短不一。种皮细胞扁长,含棕色物。胚乳细胞多角形,含多数糊粉粒,每个糊粉粒中含有细小的草酸钙簇晶。如图9-15所示。

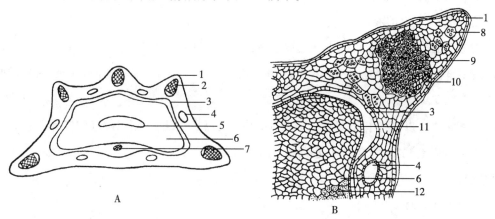

图9-15　小茴香分果横切面图
A. 简图　B. 详图
1. 外果皮　2. 维管束　3. 内果皮　4. 油管　5. 胚　6. 内胚乳　7. 种脊维管束
8. 网纹细胞　9. 木质部　10. 韧皮部　11. 种皮　12. 糊粉粒

**2. 小茴香粉末**　绿黄色或黄绿色。网纹细胞棕色,壁较厚,木化,具卵圆形网状壁孔。油管显黄棕色至红棕色,常已破碎,分泌细胞呈扁平多角形,含深色分泌物。镶嵌状细胞为内果皮细胞,由5~8个狭长细胞一组,以其长轴相互不规则方向嵌列。内胚乳细胞多角形,无色,壁颇厚,含多数直径约10μm的糊粉粒,每一糊粉粒中含细小的簇晶1个,并含脂肪油。如图9-16所示。

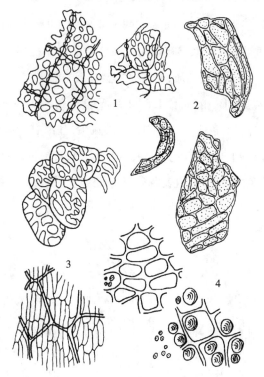

图9-16　小茴香粉末图
1. 具网纹壁孔的细胞　2. 油管碎片　3. 镶嵌状细胞　4. 内胚乳细胞

**【化学成分】**含挥发油,称为茴香油。油中主要为反式茴香脑、α-茴香酮、甲基胡椒酚及茴香醛等。胚乳中含脂肪油、蛋白质等。

【理化鉴定】

1. **检查茴香脑** 取粉末 0.5g,加入乙醚适量,冷浸 1 小时,滤过,滤液浓缩至 1ml,加 2,4-二硝基苯肼盐酸试液 2~3 滴,溶液显橘红色。

2. **检查香豆素** 取粉末 0.5g 加入乙醚适量,冷浸 1 小时,滤过,滤液浓缩至 1ml,加 7%盐酸羟胺甲醇液 2~3 滴,20%氢氧化钾乙醇液 3 滴,在水浴上微热,冷却后,加盐酸调 pH 至 3~4,再加 1%三氯化铁乙醇液 1~2 滴,显紫色。

3. **薄层色谱** 以本品作为供试品,以茴香醛作为对照品。照《中国药典》(2015 年版)薄层色谱法操作,在供试品色谱中,应有相对应、同颜色的色谱斑点。

【检查】

1. **杂质** 不得过 4.0%。

2. **总灰分** 不得过 10.0%。

【含量测定】

1. 按挥发油测定法测定,本品含挥发油不得少于 1.5%(ml/g)。

2. 按气相色谱法测定,本品含反式茴香脑($C_{10}H_{12}O$)不得少于 1.4%(ml/g)。

【功效】 散寒止痛,理气和胃。

## 连翘
## Forsythiae Fructus

【来源】 为木犀科植物连翘 *Forsythia suspensa*(Thunb.)Vahl 的干燥果实。药材根据果实成熟度不同,分"老翘"和"青翘"两类。秋季果实初熟尚带绿色时采收,除去杂质,蒸透或水煮,晒干,商品称"青翘";果实熟透时采收,晒干除去杂质,商品称"老翘"或"黄翘"。

【性状鉴定】 呈长卵形和卵形,稍扁,长 1.5~2.5cm,直径 0.5~1.3cm。表面有不规则的纵皱纹及多数突起的小斑点,两面各有 1 条明显的纵沟。顶端锐尖,基部有小果梗或已脱落。青翘多不开裂,表面绿褐色,突起的灰白色小斑点较少。质硬。种子多数,黄绿色,细长,一侧有翅。老翘自顶端开裂或裂成两瓣,表面黄棕色或红棕色,内表面多为浅黄棕色,平滑,具一纵隔。质脆。种子棕色,多已脱落。气微香,味苦。如图 9-17 所示。

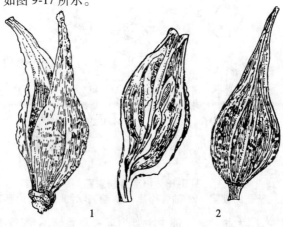

图 9-17 连翘药材图
1. 老翘 2. 青翘

青翘以色较绿、不开裂者为佳。老翘以色较黄、瓣大、壳厚者为佳。

【化学成分】　含连翘酚、连翘苷、牛蒡子苷、齐墩果酸等。其中连翘酚为抗菌成分。

【功效】　清热解毒,消肿散结,疏散风热。

## 马钱子
### Strychni Semen

【来源】　为马钱科植物马钱 *Strychnos nux-vomica* L. 的干燥成熟种子。

【性状鉴定】　呈纽扣状圆板形,直径 1.5～3cm,厚 0.3～0.6cm,常一面隆起,一面稍凹下。表面密被灰棕色或灰绿色绢状茸毛,自中间向四周呈辐射状排列,有丝样光泽。边缘稍隆起,较厚,有突起的珠孔,底面中心有突起的圆点状种脐。质坚硬,平行剖面可见淡黄白色胚乳,角质状,子叶心形,叶脉5～7条。气微,味极苦。如图9-18所示。

以个大、整齐、表面附灰绿色茸毛、质坚硬、断面类白色、无破碎、无杂质者为佳。

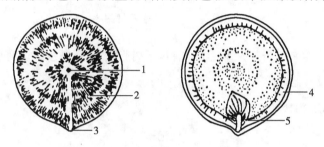

图 9-18　马钱子外形及剖面图
1. 种脐　2. 隆起线纹　3. 珠孔　4. 胚乳　5. 胚

【化学成分】　含生物碱,主要为士的宁(番木鳖碱)、马钱子碱等。士的宁为马钱子主要成分,约占总生物碱的45%。

【理化鉴定】

**1. 检查士的宁**　取本品干燥种子的胚乳部分作切片,加1%钒酸铵的硫酸溶液1滴,胚乳即显紫色(士的宁以胚乳内层含量较高)。

**2. 检查马钱子碱**　另取胚乳切片,加发烟硝酸1滴,即显橙红色(马钱子碱以胚乳外层含量较高)。

**3. 薄层色谱**　以本品作为供试品,以士的宁、马钱子碱作为对照品。照《中国药典》(2015年版)薄层色谱法试验,在供试品色谱中,应有相对应、同颜色的色谱斑点。

【功效】　通络止痛,散结消肿。有大毒。

【附注】　**云南马钱**　为马钱科植物云南马钱 *Strychnos pierriana* A. W. Hill 的干燥成熟种子。呈长盘状椭圆形,边缘较中央微薄并上翘。外表毛茸较疏松平直或多少扭曲,毛肋常分散。黄色或浅灰棕色,其子叶卵形,叶脉3条。味苦。本品药典未收载,注意区别。

## 牵牛子
### Pharbitidis Semen

【来源】　为旋花科植物裂叶牵牛 *Pharbitis nil*（L.）Choisy 或圆叶牵牛 *Pharbitis purpurea*（L.）

Voigt 的干燥成熟种子。

【性状鉴定】 似橘瓣状,长 4~8mm,宽 3~5mm。表面灰黑色或淡黄白色,背面有一条浅纵沟,腹面棱线的下端有一点状种脐,微凹。质硬,横切面可见淡黄色或黄绿色皱缩折叠的子叶,微显油性。气微,味辛、苦,有麻感。如图 9-19 所示。

以身干、颗粒均匀、饱满、无果壳等杂质者为佳。

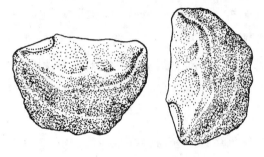

图 9-19 牵牛子药材图

【化学成分】 种子含牵牛子苷约 3%,为一种泻下树脂性苷,用碱水解得到牵牛子酸等。种子还含有脂肪油、氨基酸及其他糖类等。

【功效】 泻水通便,消痰涤饮,杀虫攻积。

## 枸杞子
### Lycii Fructus

【来源】 为茄科植物宁夏枸杞 *Lycium barbarum* L. 干燥成熟果实。

【性状鉴定】 呈类纺锤形,略扁,长 0.6~2cm,直径 0.3~1cm。表面红色或暗红色,顶端有凸起状的花柱痕,基部有白色的果梗痕。果皮柔韧,皱缩;果肉肉质,柔润。种子多数,类肾形,扁而翘,长 1.5~1.9mm,宽 1~1.7mm,表面浅黄色或棕黄色。气微,味甜。如图 9-20 所示。

以粒大、身干、杂质少、肉厚、色红、质柔润、味甜者为佳。

枸杞产地加工 与 商 品 规格

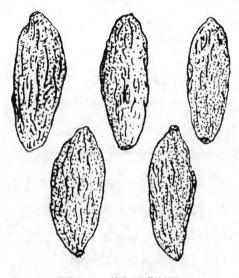

图 9-20 枸杞子药材图

【化学成分】含甜菜碱、枸杞多糖、游离氨基酸、维生素和胡萝卜素及多种微量元素等。

【功效】滋补肝肾，益精明目。

【附注】**黑枸杞**　为茄科枸杞属植物黑果枸杞的干燥成熟果实。分布于青海、新疆、甘肃等地。黑枸杞表面紫黑色至深黑色，类球形或类椭圆形，干果易碎，表面皱缩，直径4～9mm；花萼灰白色，包围于果实中下部，不规则2～4浅裂，裂片膜质；残存花梗细长圆柱形，长4～10mm；种子5～12粒，多则达30粒以上，肾形，褐色，长1.5mm，宽2mm；味略甜。本品富含花青素，具较高的营养价值。

## 栀子
### Gardeniae Fructus

【来源】为茜草科植物栀子 *Gardenia jasminoides* Ellis 的干燥成熟果实。

【性状鉴定】呈长卵形或椭圆形，长1.5～3.5cm，直径1～1.5cm。表面深红色或红黄色，具有6条翅状纵棱，棱间常有1条明显的纵脉纹，并有分枝。顶端残存萼片，基部稍尖，有残留果梗。果皮薄而脆，略有光泽；内表面色较浅，有光泽，具2～3条隆起的假隔膜。内有多数种子，黏结成团。种子扁卵圆形，深红色，或红黄色，表面具细小疣状突起。浸入水中可使水染成鲜黄色。气微，味微酸而苦。如图9-21所示。

栀子与水栀子的鉴定

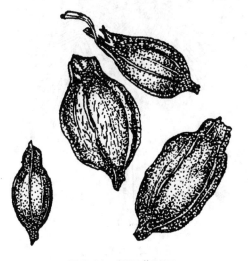

图9-21　栀子药材图

以皮薄、饱满、色红黄者为佳。

**专家教你辨真伪**

常见混淆品——水栀子

近年来，由于栀子应用广泛，有时市场供不应求，以致大量的水栀子涌入市场，以假乱真。水栀子为同属植物大花栀子 *Gardenia jasminoides* Ellis var. *grandiflore* Nakai 的干燥成熟果实，唯果实较大，长圆形，长3~7cm，直径1~2cm，表面隆起的纵棱较高，果皮较厚，棕红色。浸入水中，水被染成棕红色。外敷作伤科药，不作内服药。主要用作无毒染料，供工业用。

【化学成分】　含栀子苷、羟异栀子苷等多种环烯醚萜苷类;尚含绿原酸、栀子素等。

【功效】　泻火除烦,清热利尿,凉血解毒;外用消肿止痛。

# 槟榔
## Arecae Semen

【来源】　为棕榈科植物槟榔 *Areca catechu* L. 的干燥成熟种子。

【原植物鉴定】　常绿乔木,高达18m或更高,干直立,不分枝。叶丛生于茎顶,叶长1.3~2m,羽状全裂,先端呈不规则分裂;叶脱落后,茎上形成明显环纹。花单性同株,肉穗花序生于叶鞘束下,多分枝,成圆锥状,基部有黄绿色佛焰苞状大苞片。坚果卵圆形或长圆形,熟时橙黄色,有宿存花被片。花期3~8月,果期12月至次年2月。如图9-22所示。

槟榔的理化鉴定

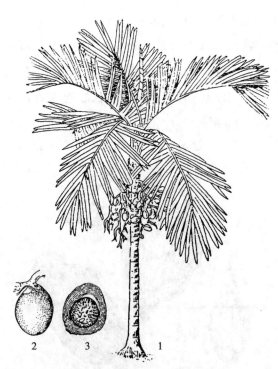

图9-22　槟榔植物图
1. 槟榔全株　2. 果实　3. 果实纵剖面图

【产地与采制】　主产海南、云南、广东等地,原产东南亚各国。春末至秋初采收成熟果实,用水煮后,低温干燥,除去果皮(大腹皮),取出种子,干燥。

【性状鉴定】　呈扁球形或圆锥形,高 1.5～3.5cm,底部直径 1.5～3cm。表面淡黄棕色或淡红棕色,具稍凹下的网状沟纹,底部中心有圆形凹陷的珠孔,其旁有 1 明显三角形疤痕状种脐。质坚硬,不易破碎,断面可见棕白相间的大理石样花纹。气微,味涩、微苦。如图 9-23 所示。

以个大、体重、坚实、断面颜色鲜艳、无破裂者为佳。

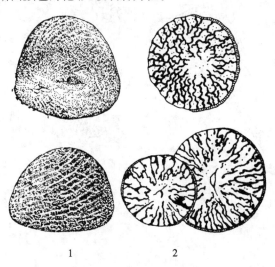

1　　　　　　　　2

图 9-23　槟榔药材及饮片图
1. 药材　2. 饮片

【显微鉴定】

1. **槟榔横切面**　种皮组织分内、外两层,外层为数列切向延长的扁平石细胞,内含红棕色物,石细胞形状、大小不一,常有细胞间隙;内层为数列薄壁细胞,含棕红色物,并散有少数维管束。外胚乳较狭窄,种皮内层与外胚乳常伸入内胚乳中,形成错入组织;内胚乳细胞白色,多角形,壁厚,纹孔大,含油滴及糊粉粒。如图 9-24 所示。

2. **槟榔粉末**　红棕色至淡棕色。内胚乳碎片众多,近无色,完整细胞呈不规则多角形或类方形,胞间层不甚明显,细胞壁厚 6～11μm,有类圆形纹孔。种皮石细胞纺锤形、长方形、多角形或长条形,直径 24～64μm,壁不甚厚,有的内含红棕色物。外胚乳细胞长方形、类多角形,内含红棕色或深棕色物。糊粉粒直径 5～40μm,含拟晶体 1 粒。如图 9-25 所示。

【化学成分】　含生物碱,主为槟榔碱、槟榔次碱、去甲基槟榔碱等。另含鞣质、脂肪油、氨基酸等。

【理化鉴定】

1. **检查生物碱**　取本品粉末 0.5g,加水 3～4ml,再加 5% 硫酸液 1 滴,微热数分钟,滤过。取滤液 1 滴于玻片上,加碘化铋钾试液 1 滴,即显浑浊,放置后,置显微镜下观察,有石榴红色球晶或方晶产生。

2. **薄层色谱**　以本品作为供试品,以槟榔药材作为对照药材,以氢溴酸槟榔碱为对照品。照《中国药典》(2015 年版)薄层色谱法操作,在供试品色谱中,应有相对应、同颜色的色谱斑点。

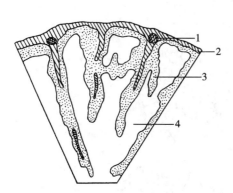

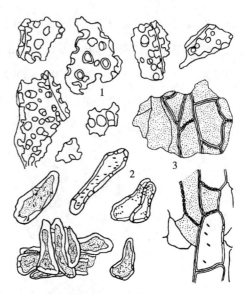

图 9-24　槟榔横切面简图　　　　　图 9-25　槟榔粉末图
1. 种皮维管束　2. 种皮　　　　　1. 内胚乳细胞　2. 种皮石细胞
3. 外胚乳　4. 内胚乳　　　　　　　　　3. 外胚乳细胞

【检查】

1. **水分**　不得过 10.0%。

2. **黄曲霉毒素**　照《中国药典》(2015 年版)规定,本品每 1000g 含黄曲霉毒素 $B_1$ 不得过 5μg,含黄曲霉毒素 $G_1$、黄曲霉毒素 $G_2$、黄曲霉毒素 $B_2$ 和黄曲霉毒素 $B_1$ 总量不得过 10μg。

【含量测定】　照高效液相色谱法测定,本品按干燥品计算,含槟榔碱($C_8H_{13}NO_2$)不得少于 0.20%。

【功效】　杀虫,消积,降气,行水,截疟。

点滴积累　∨

1. 乌梅果核表面有众多凹点作为鉴别特征。

2. 马钱子表面密被绢状毛茸,自中央向四周呈辐射状排列,子叶心形,叶脉 5~7 条,云南马钱子叶脉 3 条。

3. 决明子呈菱形,两端平行倾斜,子叶为"S"形折叠。

4. 栀子浸水中,水被染成鲜黄色可与水栀子区别。

5. 苦杏仁水共研,即产生苯甲醛的特殊香气。

其他果实与种子类中药简表

| 药名 | 来源 | 识别要点 | 功效 |
|---|---|---|---|
| 火麻仁 | 为桑科植物大麻 *Cannabis sativa* L. 的干燥成熟果实 | 呈卵形,表面灰绿色或灰黄色,有白色或棕色网纹,两边有棱。顶端略尖,基部有 1 圆形果梗痕。果皮薄而脆,易破碎。种皮绿色,子叶 2,富油性。味淡 | 润燥,滑肠,通便 |

| 药名 | 来源 | 识别要点 | 功效 |
|------|------|----------|------|
| 王不留行 | 石竹科植物麦蓝菜 *Vaccaria segetalis*（Neck.）Garcke 的干燥成熟种子 | 呈球形,直径约 2mm。表面黑色,少数红棕色,略有光泽,有细密颗粒状突起,一侧有 1 凹陷的纵沟。质硬。胚乳白色,胚弯曲成环,子叶 2。气微,味微涩、苦 | 活血通经,下乳消肿,利尿通淋 |
| 木瓜 | 为蔷薇科植物贴梗海棠 *Chaenomeles speciosa*（Sweet）Nakai 的干燥近成熟果实 | 多呈纵剖对半的长圆形,外表面多紫红色,有深皱纹,边缘内卷,果肉红棕色。气微清香,味酸 | 平肝舒筋,和胃化湿 |
| 陈皮 | 为芸香科植物橘 *Citrus reticulata* Blanco 及其栽培变种的干燥成熟果皮。药材分为"陈皮"和"广陈皮" | 陈皮:常剥成数瓣,基部相连,多橙红色,有点状油室;内表面附筋络状维管束。气香,味辛、苦。<br><br>广陈皮:常 3 瓣相连,形状整齐,厚度均匀,约 0.1cm。点状油室较大,对光照视,透明清晰,质较柔软 | 理气健脾,燥湿化痰 |
| 青皮 | 为芸香科植物橘 *Citrus reticulata* Blanco 及其栽培变种的干燥幼果或未成熟果实的果皮。药材分别为"四花青皮"和"个青皮" | 四花青皮:果皮 4 裂片。外表面灰绿色或黑绿色,密生油室;内表面类白色。质稍硬,易折断。气香,味苦、辛。<br>个青皮:呈类球形,直径 0.5~2cm。表面灰绿色或黑绿色,有细密的油室,质硬。气清香,味酸苦、辛 | 疏肝破气,消积化滞 |
| 夏枯草 | 唇形科植物夏枯草 *Prunella vulgaris* L. 的干燥果穗 | 呈圆柱形,略扁,淡棕色至棕红色。全穗由数轮至 10 数轮宿萼与苞片组成,每轮有对生扇形苞片 2 片,外表面有白毛。每一苞片内有花 3 朵,宿萼二唇形,内有小坚果 4 枚,卵圆形,棕色,尖端有白色突起。体轻。气微,味淡 | 清肝泻火,明目,散结消肿 |
| 川楝子 | 为楝科植物川楝 *Melia toosendan* Siebet. et Zucc. 的干燥成熟果实 | 呈类球形。表面多金黄色,微有光泽,具深棕色小点。外果皮革质,果肉松软。果核球形,有 6~8 条纵棱。气特异,味酸、苦 | 疏肝行气止痛,驱虫 |
| 巴豆 | 为大戟科植物巴豆 *Croton tiglium* L. 干燥成熟果实 | 呈卵圆形,具三棱,表面灰黄色,粗糙,有纵线 6 条,顶端平截,基部有果柄痕。3 室,每室种子 1 粒,种子呈略扁的椭圆形,外种皮薄而脆,内种皮呈白色薄膜;种仁黄白色,油质。气微,味辛辣 | 有大毒,外用蚀疮 |
| 胖大海 | 为梧桐科植物胖大海 *Sterculia lychnophora* Hance 的干燥成熟种子 | 多呈纺锤形,先端钝圆,基部略尖而歪,表面棕色或暗棕色,微有光泽,具干缩皱纹。外层种皮质脆,易脱落。遇水膨胀成海绵状。味淡,嚼之有黏性 | 清热润肺,利咽解毒 |
| 使君子 | 使君子科植物使君子 *Quisqualis indica* L. 的干燥成熟果实 | 呈椭圆形或卵圆形,具 5 条纵棱,偶有 4~9 棱。表面黑褐色至紫黑色,平滑,微具光泽。顶端狭尖,基部钝圆。质坚硬,横切面多呈五角星形,中间呈类圆形空腔。种子长椭圆形或纺锤形,表面棕褐色或黑褐色,有油性,断面有裂隙。气微香,味微甜 | 杀虫消积 |

续表

| 药名 | 来源 | 识别要点 | 功效 |
|---|---|---|---|
| 女贞子 | 为木犀科植物女贞 *Ligustrum lucidum* Ait. 的干燥成熟果实 | 呈卵形、椭圆形或肾形。表面多黑紫色，皱缩不平。外果皮薄；中果皮较松软；内果皮木质，具纵棱，种子通常为 1 粒，肾形。气微，味甘、微苦涩 | 滋补肝肾，明目乌发 |
| 薏苡仁 | 为禾本科植物薏苡 *Coix lacryma-jobi* L. var. *mayuen* （ Roman. ） Stapf 的干燥成熟种仁 | 呈宽卵形或长椭圆形。表面乳白色，光滑，偶有残存的黄褐色种皮。一端钝圆，另端较宽而微凹，有 1 淡棕色点状种脐。背面圆凸，腹面有 1 条较宽而深的纵沟。质坚实，断面白色，粉性。气微，味微甜 | 利水渗湿，健脾止泻，除痹，排脓，解毒散结 |
| 吴茱萸 | 为芸香科植物吴茱萸 *Euodia rutaecarpa*（Juss.）Benth.、石虎 *Euodia rutaecarpa* （ Juss. ） Benth. var. *officinalis* （Dode）Huang 或疏毛吴茱萸 *Euodia rutaecarpa*（Juss.）Benth. var. *bodinieri* （Dode）Huang 的干燥近成熟果实 | 呈球形或略呈五角状扁球形，直径 2～5mm。表面暗黄绿色至褐色，粗糙，有多数点状突起或凹下的油点。顶端有五角星状的裂隙，基部残留被有黄色茸毛的果梗。质硬而脆，横切面可见子房 5 室，每室有淡黄色种子 1 粒。气芳香浓郁，味辛辣而苦 | 散寒止痛，降逆止呕，助阳止泻 |
| 砂仁 | 为姜科植物阳春砂 *Amomum villosum* Lour.、绿壳砂 *Amomum villosum* Lour. var. *xanthioides* T. L. Wu et Senjen 或海南砂 *Amomum longiligulare* T. L. Wu 的干燥成熟果实 | **阳春砂及绿壳砂**：呈椭圆形或卵圆形，有不明显的三棱，长 1.5～2cm，直径 1～1.5cm。表面棕褐色，密生刺状突起。种子集结成团，具三钝棱，种子团 3 瓣，每瓣有种子 5～26 粒。种子多棕红色。气芳香而浓烈，味辛凉，微苦。<br>**海南砂**：呈长椭圆形或卵圆形，有明显的三棱，长 1.5～2cm，直径 0.8～1.2cm。表面被片状、分枝的软刺，基部具果梗痕。果皮厚而硬。气味稍淡 | 化湿开胃，温脾止泻，理气安胎 |
| 草果 | 为姜科植物草果 *Amomum tsao-ko* Crevost et Lemaire 的干燥成熟果实 | 呈长椭圆形，具三钝棱，长 2～4cm，直径 1～2.5cm。表面灰棕色至红棕色，具纵沟及棱线；果皮质坚韧，易纵向撕裂；剥去外皮，中间有黄棕色隔膜，将种子团分成 3 瓣，每瓣有种子多为 8～11 粒。种子呈圆锥状多面体，表面红棕色，质硬，胚乳灰白色。有特异香气，味辛、微苦 | 燥湿温中，除痰截疟 |
| 豆蔻 | 为姜科植物白豆蔻 *Amomum kravanh* Pierre ex Gagnep. 或爪哇白豆蔻 *Amomum compactum* Soland ex Maton 的干燥成熟果实 | **原豆蔻**：呈类球形，直径 1.2～1.8cm。表面黄白色至淡黄棕色，有 3 条较深的纵向槽纹，顶端有突起的柱基，基部有凹下的果柄痕，两端均有浅棕色绒毛。果皮薄，体轻，质脆，易纵向裂开，内分 3 室，每室含种子约 10 粒；种子呈不规则多面体，背面略隆起，直径 0.3～0.4cm，表面暗棕色，有皱纹，有残留的假种皮。气芳香，味辛凉略似樟脑。<br>**印尼白蔻**：个略小，黄白色或紫棕色，果皮薄，种子瘦，气较弱 | 化湿消痞，行气温中，开胃消食 |

## 目标检测

### 一、选择题

（一）单项选择题

1. 呈扁长卵形，一端尖，中部膨大，边缘较薄的是（    ）
    A. 苦杏仁               B. 桃仁              C. 山桃仁
    D. 酸枣仁              E. 郁李仁

2. 呈不规则的球形或扁球形，直径 5~8mm，表面紫红色或暗红色，果肉柔软显油润的是（    ）
    A. 五味子              B. 南五味子         C. 山楂
    D. 吴茱萸              E. 乌梅

3. 吴茱萸应采收（    ）
    A. 成熟的种子        B. 成熟的果实       C. 近成熟的果实
    D. 开裂的果实        E. 幼果

4. 呈纽扣状，表面密被灰棕色或灰绿色绢状茸毛，味极苦的是（    ）
    A. 五味子              B. 诃子              C. 决明子
    D. 鸦胆子              E. 马钱子

5. 呈长卵形和卵形，自顶端开裂或裂成两瓣，表面黄棕色或红棕色的是（    ）
    A. 青翘               B. 老翘              C. 栀子
    D. 酸枣仁              E. 川楝子

6. 五味子的原植物属于（    ）
    A. 芸香科              B. 木兰科           C. 山茱萸科
    D. 豆科                E. 茄科

7. 表面深红色或红黄色，具有 6 条纵棱的中药是（    ）
    A. 连翘               B. 山茱萸          C. 酸枣仁
    D. 栀子               E. 川楝子

8. 决明子的原植物属于（    ）
    A. 豆科               B. 芸香科           C. 鼠李科
    D. 伞形科              E. 茄科

9. 主产宁夏的道地药材是（    ）
    A. 连翘               B. 枸杞子          C. 枳壳
    D. 枳实               E. 女贞子

10. 含有木脂素类成分的药材是（    ）
    A. 苦杏仁     B. 木瓜       C. 五味子      D. 山楂      E. 吴茱萸

（二）多项选择题

1. 果皮的构造，可分为（    ）

A. 外果皮　　　　B. 次果皮　　　　C. 中果皮　　　　D. 种皮　　　　E. 内果皮

2. 中药的原植物属于芸香科的有(　　)

A. 枳壳　　　　B. 小茴香　　　　C. 吴茱萸　　　　D. 枳实　　　　E. 枸杞子

3. 青翘的性状特征有(　　)

A. 果壳多开裂　　　　　　　B. 绿褐色　　　　　　　　　　C. 果壳上斑点少

D. 种子多数　　　　　　　　E. 种子多已脱落

4. 中药的原植物属于木犀科的有(　　)

A. 枸杞子　　　　B. 老翘　　　　C. 青翘　　　　D. 决明子　　　　E. 栀子

5. 中药的原植物为蔷薇科的有(　　)

A. 桃仁　　　　B. 苦杏仁　　　　C. 枸杞子　　　　D. 山楂　　　　E. 五味子

二、简答题

1. 简述南五味子与五味子的性状区别。

2. 简述苦杏仁与桃仁的性状区别。

3. 简述青翘与老翘的性状区别点。

三、实例分析题

1. 枸杞既是药品,又是养生、美容保健品,以宁夏所产者最为著名,为道地药材。某药材市场所卖枸杞纷纷标出"宁夏所产""道地药材",其色泽靓丽,用手揉搓,还有呛鼻酸味。请分析如何鉴别枸杞子的真伪优劣?

2. 酸枣仁是养心安神的常用中药,一游客从云南带回一种"酸枣仁",其外形扁心形,颜色较浅,呈黄棕色,放大镜下表面可见色较浅的斑点。请分析该药材的真伪?

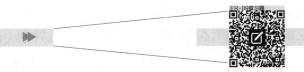

# 实训项目十二　五味子的鉴定

【实训目的】

1. 熟悉五味子性状鉴定特征。

2. 掌握五味子的显微特征。

【实训内容】

(一) 实训仪器、试剂、材料

生物显微镜、酒精灯、临时制片用具(载玻片、盖玻片、解剖针、镊子、吸水纸、擦镜纸等)、常用学习用具(钢笔或中性笔、铅笔、橡皮、尺子等)。

水合氯醛试液、蒸馏水。

五味子药材、五味子粉末、五味子果实永久制片。

（二）实训操作

**1. 性状鉴定**　观察五味子药材性状特征。注意形状，表面颜色，果皮特点，表面有无"白霜"，果肉气味，种子形状、气味等。

**2. 显微鉴定**

（1）取五味子果实横切永久制片，置于显微镜观察，注意外果皮、中果皮、内果皮、种皮石细胞、胚乳细胞及油细胞等。

（2）取五味子粉末少许，制作水合氯醛透化片或水装片，置于显微镜下观察：注意种皮表皮石细胞、种皮内层石细胞，其形状、细胞壁的薄厚、纹孔大小；果皮表皮细胞的细胞壁连珠状增厚现象及角质线纹，油细胞，胚乳组织中的脂肪油和糊粉粒等。

（3）取五味子药材，于水中浸泡，用镊子撕取其外果皮，制成水装片镜检其表皮细胞及油细胞的特征。

【实训注意】

1. 加热透化时，先进行预热，并且酒精灯火苗不宜太大。

2. 加热透化后，可滴加稀甘油少许，以防水合氯醛析出，影响观察效果。

【实训检测】

1. 水合氯醛透化有什么作用？

2. 在显微镜下找出五味子的种皮表皮石细胞与种皮内层石细胞。

【实训报告】

1. 记述五味子的性状鉴定特征及理化鉴定结果。

2. 绘出五味子粉末显微图。


# 实训项目十三　小茴香、马钱子的鉴定

【实训目的】

1. 熟悉小茴香的性状鉴定特征及理化鉴定方法。

2. 熟悉马钱子的性状鉴定特征及理化鉴定方法。

3. 掌握小茴香的组织构造及粉末显微特征。

【实训内容】

（一）实训仪器、试剂、材料

生物显微镜、酒精灯、临时制片用具（载玻片、盖玻片、解剖针、解剖刀片、镊子、吸水纸、擦镜纸等）、常用学习用具（钢笔或中性笔、铅笔、橡皮、尺子等）。

水合氯醛、蒸馏水、稀甲醇、乙醚、稀乙醇、2,4-二硝基苯肼盐酸试液、1%钒酸铵的硫酸溶液、发烟硝酸。

小茴香药材、马钱子药材、小茴香粉末、小茴香分果永久制片等。

（二）实训操作

**1. 性状鉴定**　观察小茴香药材的性状特征：注意双悬果的形状、大小、表面颜色、顶端的柱基、基部的果梗、分果的形状、背面纵棱的数量、接合面特征及气、味等。

观察马钱子药材的性状特征：注意外形、表面茸毛、断面、质地等。

**2. 显微鉴定**

（1）取小茴香分果横切面永久制片，置于显微镜下观察：注意其外果皮特征，中果皮纵棱处的维管束及油管分布特点。胚乳细胞形状、内含糊粉粒及其中的草酸钙小簇晶等。

（2）取小茴香粉末少许，制作水合氯醛透化片或水装片，置于显微镜下观察：注意网纹细胞、油管、镶嵌状细胞、内胚乳细胞的形状及特征。

**3. 理化鉴定**

（1）检查茴香脑：内容同教材小茴香【理化鉴定】项下的"检查茴香脑"。

（2）士的宁的鉴定：内容同教材马钱子【理化鉴定】项下"士的宁的鉴定"。

（3）马钱子碱的鉴定：内容同教材马钱子【理化鉴定】项下的"马钱子碱的鉴定"。

**【实训注意】**

1. 挥发乙醚时必须隔水加热，忌用明火。

2. 马钱子有大毒，严禁口尝。

3. 吸取1%钒酸铵的硫酸溶液与发烟硝酸时应按规定操作。

**【实训检测】**

1. 说出小茴香、马钱子的识别要点。

2. 在显微镜下指出小茴香的外果皮、中果皮、内果皮、种皮、胚及胚乳。

3. 士的宁与马钱子碱的显色反应分别发生在马钱子的什么部位？

**【实训报告】**

1. 记述小茴香、马钱子的性状鉴定特征及理化鉴定方法。

2. 绘出小茴香粉末显微特征图。

（易东阳）

# 第十章

## 全草类中药

**导学情景** V

情景描述:

"没有花香,没有树高,我是一棵无人知道的小草。 从不寂寞,从不烦恼,你看我的伙伴遍及天涯海角……"每当人们听见这首歌时,就会不由想起那默默奉献的小草。

学前导语:

人们赞美小草,是因为小草具有"野火烧不尽,春风吹又生"的顽强生命力。 小草对人类的贡献很大,在防治水土流失的工程中是头等功臣。 另外,小草与人类的生命健康也关系密切,很多中药来自草本植物,我们称中药为"中草药",将收载中药的著作称为"本草"。 在贡献方面,中国科学家屠呦呦从草本植物黄花蒿中提取分离出青蒿素,研制出抗疟新药——青蒿素和双氢青蒿素,这一成就挽救了全球,特别是发展中国家数百万人的生命。2015 年 10 月 8 日,屠呦呦获 2015 年诺贝尔生理学或医学奖,成为第一个获得诺贝尔自然科学奖的中国人。 本节课,让我们一起进入全草类中药的学习。

## 第一节 全草类中药概述

扫 一 扫 知
重点

全草类中药又称草类中药材,是指以草本植物的新鲜品或干燥全体或地上部分药用的一类中药,称为全草类中药。药用新鲜品者如鱼腥草、金钱草等;药用全草者如车前草、蒲公英等;药用地上部分者如薄荷、淫羊藿、益母草等;药用小灌木草质茎者如麻黄。

### 一、性状鉴定

全草类中药材的鉴别,应按其所具有的植物器官,如根、茎、叶、花、果实、种子等分别进行观察。这些器官在观察时应注意的要点,大多在前面各章中已论述,不再重复。

现将草本植物茎在观察时的顺序叙述如下:一般按茎的形状、粗细、颜色、表面特征、叶序、花序、横断面、气、味的顺序进行。值得注意的是,全草类中药主要是由草本植物地上部分或全株直接干燥而成,因此,依靠中药材的性状特征进行鉴别尤为重要。此外,这类药材常因采收加工、包装或运输而皱缩、破碎,如有完整的花、叶,可在水中浸泡后展开进行观察。

## 二、显微鉴定

全草类中药绝大多数为被子植物。被子植物又分为双子叶植物和单子叶植物两大类,它们的显微特征和观察注意点如下：

**1. 双子叶植物草质茎**　组织构造从外向内依次分为表皮、皮层和维管柱三部分。表皮由一层长方形或扁平、排列整齐、无细胞间隙的细胞组成。观察时应注意有无各式毛茸、气孔、角质层、蜡被等附属物。皮层主要由薄壁细胞组成,细胞体大、壁薄、排列疏松。靠近表皮部分的细胞常具叶绿体,故嫩茎呈绿色,有的具厚角组织。观察时应注意有无纤维、石细胞、分泌组织等。维管束柱占较大比例,大多数草本植物茎维管束之间距离较大,即束间区域较宽,呈环状排列,髓部发达,髓射线较宽。

**2. 单子叶植物草质茎**　组织构造最外层为表皮,向内是基本薄壁组织,其中散布多数有限外韧型维管束,无皮层、髓和髓射线之分。观察时应注意有无厚角组织、草酸钙晶体及分泌组织等。

**点滴积累** ∨

1. 以草本植物的新鲜品或干燥全体或地上部分药用的一类中药称为全草类中药。
2. 全草类中药的鉴定主要观察草本植物根、茎、叶的形态,同时应注意花、果实、种子的特征。

# 第二节　全草类中药的鉴定

### 伸筋草
### Lycopodii Herba

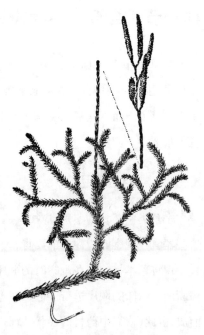

**【来源】** 为石松科植物石松 *Lycopodium japonicum* Thunb. 的干燥全草。

**【性状鉴定】** 匍匐茎呈细圆柱形,略弯曲,长可达 2m,直径 1~3mm,其下有黄白色细根；直立茎作二叉状分枝。叶密生茎上,螺旋状排列,皱缩弯曲,线形或针形,长 3~5mm,黄绿色至淡黄棕色,无毛,先端芒状,全缘,易碎断。质柔软,断面皮部淡黄色,木部类白色。气微,味淡。如图 10-1 所示。

以色绿、身干、无泥土杂质者为佳。

**【化学成分】** 含石松碱、棒石松碱、石松灵碱等。

**【功效】** 祛风除湿,舒筋活络。

图 10-1　伸筋草药材图

## 麻黄
### Ephedrae Herba

【来源】　为麻黄科植物草麻黄 *Ephedra sinica* Stapf、中麻黄 *Ephedra intermedia* Schrenk et C. A. Mey. 或木贼麻黄 *Ephedra equisetina* Bge. 的干燥草质茎。

---

**知识链接：**

#### 麻 黄 碱

麻黄碱也称为麻黄素，它既是多种药品的制药原料，又是《联合国禁止非法贩运麻醉药品和精神药物公约》附表管制品种。2005 年 8 月 26 日，国务院颁布了新的法规《易制毒化学品管理条例》，麻黄素、伪麻黄素以及用化学合成的麻黄素的各种盐类，麻黄浸膏等均被列入第一类可用于制毒的主要原料，其生产、经营、购买、运输和进、出口行为等均受法规约束。

---

【原植物鉴定】

1. **草麻黄**　草本状小灌木，茎高 20~40cm，分枝较少，木质茎短小，匍匐状；小枝圆，对生或轮生，节间长 2.5~6cm，直径约 0.2cm。叶膜质鞘状，上部 2 裂（稀 3），裂片锐三角形，反曲。雌雄异株；雄球花为多数密集的雄花，苞片通常 4 对，雄花有 7~8 枚雄蕊。雌球花单生枝顶，有苞片 4~5 对，上面一对苞片内有雌花 2 朵，雌球花成熟时苞片红色肉质；种子通常 2 粒。花期 5 月；种子成熟期 7 月。如图 10-2 所示。

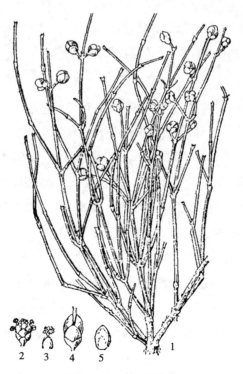

**图 10-2　草麻黄植物图**
1. 雌株　2. 雄球花　3. 雄花　4. 雌球花　5. 种子

**2. 中麻黄**  直立灌木,高达 1m 以上。茎分枝多,节间长 2~6cm。叶膜质鞘状,上部 1/3 分裂,裂片 3(稀 2),钝三角形或三角形。雄球花常数个密集于节上,呈团状;雌球花 2~3 朵生于茎节上,仅先端一轮苞片生有 2~3 朵雌花。种子通常 3 粒(稀 2)。

**3. 木贼麻黄**  直立灌木,高达 1m。茎分枝较多,黄绿色,节间短而纤细,长 1.5~3cm。叶膜质鞘状,上部仅 1/4 分离,裂片 2,呈三角形,不反曲。雌花序常着生于节上成对,苞片内有雌花 1 朵,种子通常 1 粒。

**【产地与采制】** 主产于吉林、辽宁、内蒙古、河北、山西等地。秋季采割绿色草质茎,晒干。

**【性状鉴定】**

**1. 草麻黄**  呈细长圆柱形,少分枝,直径 1~2mm。有的带少量棕色木质茎。表面淡绿色至黄绿色,有细纵棱,触之微有粗糙感。节明显,节间长 2~6cm,节上有膜质鳞叶,长 3~4mm,裂片 2(稀 3),锐三角形,先端灰白色,反曲,基部联合成筒状,红棕色。体轻,质脆,易折断,断面略呈纤维性,周边绿黄色,髓部红棕色,近圆形。气微香,味涩、微苦。如图 10-3 所示。

**2. 中麻黄**  多分枝,直径 1.5~3mm,有粗糙感。节上有膜质鳞叶,长 2~3mm,裂片 3(稀 2),先端锐尖。断面髓部呈三角状圆形。

**3. 木贼麻黄**  较多分枝,直径 1~1.5mm,无粗糙感。节间长 1.5~3cm,节上有膜质鳞叶,长 1~2mm,裂片 2(稀 3),上部为短三角形,灰白色,先端多不反曲,基部棕红色至棕黑色。

以茎粗、色淡绿或黄绿、内心色红棕、味苦涩者为佳。

**【显微鉴定】**

**1. 草麻黄茎横切面**  表皮细胞外被厚的角质层;脊线较密,有蜡质疣状突起,两脊线间有下陷气孔,保卫细胞壁木化。脊线处有下皮纤维束,非木化。皮层较宽,纤维成束,散在。中柱鞘纤维束新月形。维管束外韧型,8~10 个,韧皮部狭小,形成层环类圆形,木质部呈三角状。髓部薄壁细胞含棕色块,偶有环髓纤维。表皮细胞外壁、皮层薄壁细胞及纤维壁均有多数微小草酸钙方晶或砂晶。如图 10-4 所示。

**2. 中麻黄茎横切面**  维管束 12~15 个。形成层环类三角形。环髓纤维成束或单个散在。

**3. 木贼麻黄茎横切面**  维管束 8~10 个。形成层环类圆形。无环髓纤维。

**4. 草麻黄粉末**  棕色或绿色。表皮组织碎片甚多,细胞长方形,含颗粒状晶体,气孔特异,内陷,保卫细胞侧面观呈哑铃形或电话听筒形。纤维壁厚,木化或非木化,胞腔狭小,附有众多细小的草酸钙砂晶或方晶,形成嵌晶纤维。髓部薄壁细胞常含红棕色或棕色物,多散出。导管分子端壁具穿孔板。如图 10-5 所示。

**【化学成分】** 含生物碱。主要为 *l*-麻黄碱、*d*-伪麻黄碱,微量 *l*-N-甲基麻黄碱,*d*-N-甲基伪麻黄碱,*l*-去甲基麻黄碱,*d*-去甲基伪麻黄碱等。

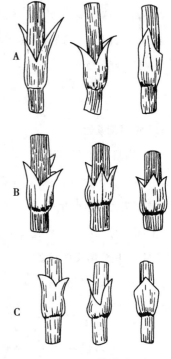

图 10-3  麻黄鳞叶图
A. 草麻黄  B. 中麻黄
C. 木贼麻黄

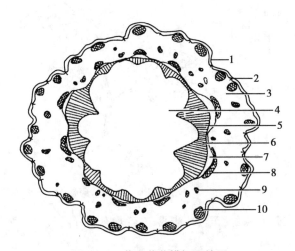

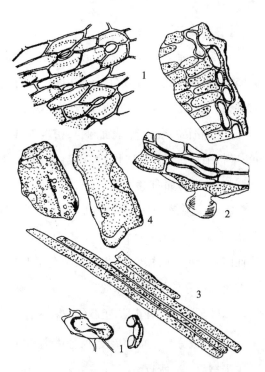

图 10-4　草麻黄茎横切面简图
1. 表皮　2. 气孔　3. 皮层　4. 髓　5. 形成层
6. 木质部　7. 韧皮部　8. 中柱鞘纤维　9. 皮层
纤维　10. 下皮纤维

图 10-5　草麻黄粉末图
1. 表皮细胞及气孔　2. 角质层突起
3. 嵌晶纤维　4. 棕色块

生物碱主要存在于麻黄草质茎的髓部。

【理化鉴定】

1. **检查生物碱**　取麻黄粉末 0.2g,加水 5ml 与稀盐酸 1~2 滴,煮沸 2~3 分钟,滤过。滤液置分液漏斗中,加氨试液数滴使呈碱性,再加三氯甲烷 5ml,振摇提取,分取三氯甲烷液,置 2 支试管中,一管加氨制氯化铜试液与二硫化碳各 5 滴,振摇,静置,三氯甲烷层显深黄色;另一管为空白,以三氯甲烷 5 滴代替二硫化碳 5 滴,振摇后三氯甲烷层无色或显微黄色。

2. **薄层色谱**　以本品作为供试品,以盐酸麻黄碱为对照品。照《中国药典》(2015 年版)薄层色谱法试验,在供试品色谱中,有相对应的红色斑点。

【检查】

1. **水分**　不得过 9.0%。

2. **总灰分**　不得过 10.0%。

【含量测定】　按《中国药典》(2015 年版)规定,以高效液相色谱法测定,含盐酸麻黄碱($C_{10}H_{15}NO \cdot HCl$)和盐酸伪麻黄碱($C_{10}H_{15}NO \cdot HCl$)的总量不得少于 0.80%。

【功效】　发汗散寒,宣肺平喘,利水消肿。

## 鱼腥草

### Houttuyniae Herba

【来源】　为三白草科植物蕺菜 *Houttuynia cordata* Thunb. 的新鲜全草或干燥地上部分。

【性状鉴定】

1. **鲜鱼腥草** 茎呈圆柱形,长 20~45cm,直径 0.25~0.45cm;上部绿色或紫红色,下部白色,节明显,下部节上生有须根,无毛或被疏毛。叶互生,叶片心形,长 3~10cm,宽3~11cm;先端渐尖,全缘;上表面绿色,密生腺点,下表面常紫红色;叶柄细长,基部与托叶合生成鞘状。穗状花序顶生。具鱼腥气,味涩。如图 10-6 所示。

2. **干鱼腥草** 茎呈扁圆柱形,扭曲,表面黄棕色,具纵棱数条;质脆易折断。叶片卷折皱缩,展平后呈心形,全缘;上表面暗黄绿色至暗棕色,下表面灰绿色或灰棕色。穗状花序黄棕色。搓碎具鱼腥气,味涩。

以叶多、色绿、有花穗、鱼腥气浓者为佳。

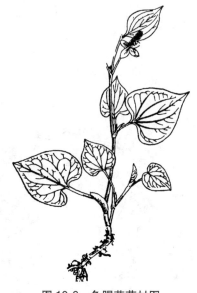

图 10-6 鱼腥草药材图

【化学成分】全草含挥发油,油中主要有效成分为癸酰乙醛、月桂醛,二者均有特异臭气。鱼腥气主为癸酰乙醛所致。

【功效】清热解毒,消痈排脓,利尿通淋。

## 紫花地丁
### Herba Violae

【来源】为堇菜科植物紫花地丁 *Viola yedoensis* Makino 的干燥全草。

---

**知识链接**

被称为"地丁"的几种中药

我们常在临床上遇到"紫花地丁""黄花地丁""甜地丁""苦地丁"和"广地丁"。紫花地丁为堇菜科植物紫花地丁 *Viola yedoensis* Makino 的干燥全草。蒲公英又名"黄花地丁",为菊科植物蒲公英 *Taraxacum mongolicum* Hand. -Mazz.、碱地蒲公英 *Taraxacum borealisinense* Kitam. 或同属数种植物的干燥全草。甜地丁为豆科植物米口袋 *Gueldenstaedtia verna* (Georgi) A. Bor. 的干燥全草。苦地丁为罂粟科植物紫堇 *Corydalis bungeana* Turcz. 的干燥全草。广地丁为龙胆科植物华南龙胆 *Gentiana loureiri* (G. Don) Griseb. 的干燥全草。

---

【性状鉴定】多皱缩成团。主根长圆锥形,直径 1~3mm,淡黄棕色,有细纵皱纹。叶基生,灰绿色,展平后叶片披针形或卵状披针形,长 1.5~6cm,宽 1~2cm,先端钝,基部截形或稍心形,边缘具钝锯齿,两面有毛;叶柄细,长 2~6cm,上部具明显狭翅。花茎纤细;花瓣5,紫堇色或淡棕色,花距细管状。蒴果椭圆形或 3 裂,种子多数,淡棕色。气微,味微苦而稍黏。如图 10-7 所示。

以色绿、根黄色者为佳。

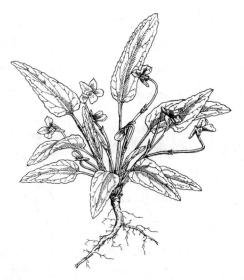

图 10-7 紫花地丁植物图

【化学成分】 含苷类、黄酮类、黏液质及蜡。

【功效】 清热解毒,凉血消肿。

## 金钱草
## Lysimachiae Herba

【来源】 为报春花科植物过路黄 *Lysimachia christinae* Hance 的新鲜或干燥全草。

【原植物鉴定】 多年生草本。茎细长,绿色或带紫红色,匍匐地面生长。叶片、花萼、花冠及果实均具点状及条纹状的黑色腺体。单叶对生,叶片心脏形或卵形,长 1.5～3.5cm,宽 1.3～3cm,全缘,仅主脉明显;叶柄长 1～4cm,花单生于叶腋,花梗长达叶端;萼片线状披针形,花冠长约萼片的两倍,黄色,5 深裂,裂片披针形;雄蕊 5 枚,不等长,均短于花冠,花丝基部连合成筒。蒴果球形,种子小而多,边缘稍具膜翅。花期 4～5 月。如图 10-8 所示。

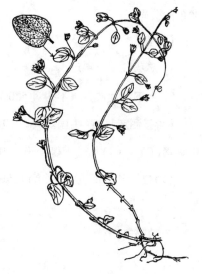

图 10-8 过路黄植物图

【产地与采制】 主产于四川,长江流域及山西、陕西、云南等地亦产。夏、秋二季采集,除去杂质,晒干。

【性状鉴定】 常缠结成团,无毛或被疏柔毛。茎扭曲,表面棕色或暗棕红色,有纵纹,下部节上有时具须根,断面实心。叶对生,多皱缩,展平后呈宽卵形或心形,长 1～4cm,宽 1～5cm,基部微凹,全缘;上表面灰绿色或棕褐色,下表面色较浅,主脉明显突起。叶片用水浸后,对光透视可见黑色或褐色条纹;叶柄长 1～4cm。有的带花,花黄色,单生叶腋,具长梗。蒴果球形。气微,味淡。

以色绿、叶大而完整、叶多、须根少者为佳。

【显微鉴定】

1. **茎横切面** 表皮细胞外被角质层,有时可见腺毛,头部单细胞,柄部 1～2 细胞。栓内层宽广,细胞中有的含红棕色分泌物;分泌道散在,周围分泌细胞5~10个,内含红棕色块状分泌物;内皮层明显。中柱鞘纤维断续排列成环,壁微木化。韧皮部狭窄,木质部连接成环。髓常成空腔。薄壁细胞中含淀粉粒。如图10-9所示。

2. **叶表面观** 腺毛红棕色,头部单细胞,类圆形,直径25μm,柄单细胞。分泌道散在于叶肉组织中,直径45μm,含红棕色分泌物。被疏毛者茎、叶表面可见非腺毛,1~17个细胞,平直或弯曲,有的细胞呈缢缩状,长59~1070μm,基部直径13~53μm,表面可见细条纹,胞腔内含黄棕色物。

【化学成分】全草含黄酮类成分:槲皮素,槲皮素-3-O-葡萄糖苷,山奈素,山奈素-3-O-半乳糖苷等。

【理化鉴定】薄层色谱 以本品作为供试品,以槲皮素、山奈素为对照品。照《中国药典》(2015年版)薄层色谱法试验,在供试品色谱中,有相对应、同颜色的荧光斑点。

【检查】

1. **总灰分** 不得过13.0%。

2. **酸不溶性灰分** 不得过5.0%。

【含量测定】按《中国药典》(2015年版)规定,以高效液相色谱法测定,含槲皮素($C_{15}H_{10}O_7$)和山奈素($C_{15}H_{10}O_6$)总量不得少于0.10%。

【功效】利湿退黄,利尿通淋,解毒消肿。

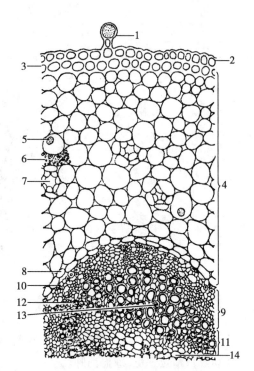

图 10-9 金钱草茎横切面详图
1. 腺毛 2. 表皮 3. 厚角组织 4. 栓内层 5. 栓内层薄壁细胞及红棕色分泌物 6. 淀粉粒 7. 分泌道 8. 内皮层 9. 韧皮部 10. 中柱鞘纤维 11. 木质部 12. 导管 13. 木纤维 14. 髓部

---

**专家教你辨真伪**

**金钱草常见伪品**

连钱草:为唇形科植物活血丹 *Glechoma longituba* (Nakai) Kupr. 的干燥地上部分,其主要区别为:茎呈方柱形,叶展平后呈肾形或近心形,边缘具圆齿;轮伞花序腋生,花冠二唇形。

风寒草:为报春花科植物聚花过路黄 *Lysimachia congestiflora* Hemsl. 的全草。其主要区别为:其茎顶端的叶呈莲座状着生,花通常2~8朵聚生于茎的顶端,茎、叶均被柔毛,叶主、侧脉均明显。

---

# 广藿香

**Pogostemonis Herba**

【来源】为唇形科植物广藿香 *Pogostemon cablin* (Blanco) Benth. 的干燥地上部分。

【性状鉴定】茎略呈方柱形,多分枝,枝条稍曲折,长30～60cm,直径0.2～0.7cm;表面被柔毛;质脆,易折断,断面中部有髓;老茎类圆柱形,直径1～1.2cm,被灰褐色栓皮。叶对生,皱缩成团,展平后叶片呈卵形或椭圆形,长4～9cm,宽3～7cm,两面均被灰白色绒毛,先端短尖或钝圆,基部楔形或钝圆,边缘具大小不规则的钝齿;叶柄细,长2～5cm,被柔毛。香气特异,味微苦。如图10-10所示。

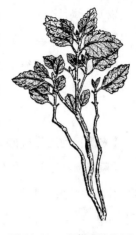

图10-10　广藿香植物图

以茎粗壮、叶质厚柔软、香气浓厚者为佳。

【化学成分】含挥发油,油中的主要成分为广藿香醇(百秋李醇),另含抗真菌有效成分广藿香酮。

【功效】芳香化浊,和中止呕,发表解暑。

## 益母草
## Leonuri Herba

【来源】为唇形科植物益母草 *Leonurus japonicus* Houtt. 的新鲜或干燥地上部分。

【性状鉴定】

1. **鲜益母草**　幼苗期无茎,基生叶圆心形,5～9浅裂,每裂片有2～3钝齿。花前期茎呈方柱形,上部多分枝,四面凹下成纵沟,长30～60cm,直径0.2～0.5cm,表面青绿色,质鲜嫩,断面中央有髓。叶交互对生,有柄,叶片青绿色,质鲜嫩,揉之有汁;下部茎生叶掌状3裂,上部叶羽状深裂或浅裂成3片,裂片全缘或具少数锯齿。气微,味微苦。

2. **干益母草**　茎方柱形,四面凹下,表面灰绿色或黄绿色;体轻,质韧,断面中部有髓。叶片灰绿色,多皱缩、破碎,易脱落。轮伞花序腋生,小花淡紫色,花冠二唇形;花萼筒状,上端5尖刺,小苞片针刺状。气微,味微苦。如图10-11所示。

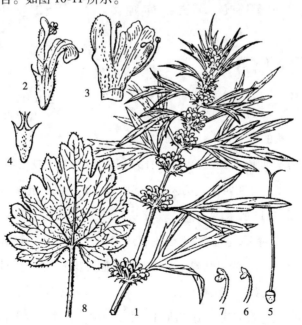

图10-11　益母草植物图
1. 花枝　2. 花　3. 展开的花　4. 花萼　5. 雌蕊　6～7. 雄蕊　8. 基生叶

以质嫩、叶多、色灰绿为佳;质老、枯黄、无叶者不可供药用。

【化学成分】　全草含益母草碱、水苏碱、益母草定及二萜化合物前益母草素等。

【功效】　活血调经,利尿消肿,清热解毒。

中药薄荷的
鉴定

## 薄荷
## Menthae haplocalycis Herba

【来源】　为唇形科植物薄荷 *Mentha haplocalyx* Briq. 的干燥地上部分。

【原植物鉴定】　多年生草本,高 10~80cm。茎方形,被逆生的长柔毛及腺点。单叶叶片短圆状披针形或披针形,长 3~7cm,宽 0.8~3cm,两面有疏柔毛及黄色腺点;叶柄长 0.2~1.5cm。轮伞花序腋生;萼片钟形,5 齿,外被白色柔毛及腺点;花冠淡紫色,4 裂,上裂片顶端微 2 裂;雄蕊 4,前对较长,均伸出花冠外。小坚果卵圆形,黄褐色。花期 7~9 月,果期 10 月。如图 10-12 所示。

【产地与采制】　主产于江苏、浙江、湖南、江西、河南等。江苏省是薄荷的主产区,以南通市所产为道地药材,称为"苏薄荷"。夏、秋二季茎叶茂盛或花开三轮时,选晴天,分次采割,晒干或阴干。

【性状鉴定】　茎呈方柱形,有对生分枝,长 15~40cm,直径 0.2~0.4cm;表面紫棕色或淡绿色,棱角处具茸毛,节间长 2~5cm;质脆,断面白色,髓部中空。叶对生,有短柄;叶片皱缩卷曲,完整者展平后呈宽披针形、长椭圆形或卵形,长 2~7cm,宽 1~3cm,上表面深绿色,下面灰绿色,稀被茸毛,有凹点状腺鳞。轮伞花序腋生,花萼钟状,先端 5 齿裂,花冠淡紫色。揉搓后有清凉香气,味辛凉。

以叶多、色深绿、气味香浓者为佳。

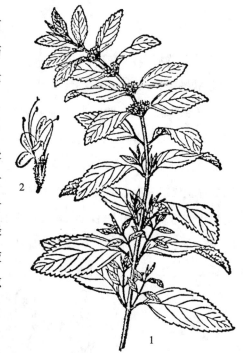

图 10-12　薄荷植物图
1. 茎叶　2. 花

【显微鉴定】

1. **茎横切面**　表皮为 1 列长方形细胞,外被角质层,有扁球形腺鳞、单细胞头的腺毛和 1~8 个细胞组成的非腺毛。皮层为数列薄壁细胞,排列疏松,四棱脊处有厚角细胞,内皮层明显。韧皮部细胞较小,呈狭环状。形成层成环。木质部在四棱处发达。髓部由大型薄壁细胞组成,中心常有空隙。薄壁细胞中含橙皮苷结晶。如图 10-13 所示。

2. **叶表面观**　表皮细胞壁薄,呈波状,下表皮有众多直轴式气孔。腺鳞的鳞头部呈扁圆球形,由 8 个分泌细胞排列成辐射状,腺柄单细胞。腺毛为单细胞头及单细胞柄。非腺毛 1~8 细胞组成,常弯曲,壁厚,微具疣状突起。如图 10-14 所示。

【化学成分】　茎叶中含挥发油(称为薄荷油)1.3%~2.0%。油中主含薄荷脑(62.3%~87.2%)、薄荷酮(10%~12%)及薄荷酯等。叶尚含苏氨酸、丙氨酸、谷氨酸、天冬酰胺等多种游离氨基酸。

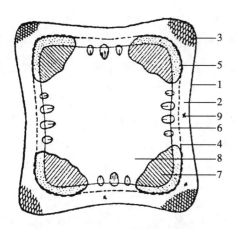

图 10-13　薄荷茎横切面简图
1. 表皮　2. 皮层　3. 厚角组织　4. 内皮层　5. 韧皮部　6. 形成层　7. 木质部　8. 髓部　9. 橙皮苷结晶

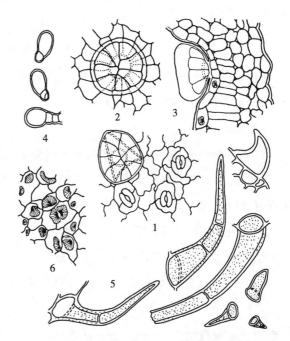

图 10-14　薄荷(叶)粉末图
1. 表皮细胞及气孔　2. 腺鳞(顶面观)　3. 腺鳞(侧面观)　4. 腺毛　5. 非腺毛　6. 橙皮苷结晶

**【理化鉴定】**

1. **检查挥发油**　取本品叶粉末少许,经微量升华得油状物,加硫酸2滴及香草醛结晶少量,初显黄色至橙黄色,再加水1滴,即变紫红色。

2. **薄层色谱**　以本品作为供试品,以薄荷药材作为对照药材,以薄荷脑作为对照品。照《中国药典》(2015年版)薄层色谱法试验,在供试品色谱中,有相对应、同颜色的色谱斑点。

**【检查】**

1. **叶**　不得少于30%。

2. **总灰分**　不得过11.0%。

**【含量测定】** 按《中国药典》(2015年版)规定,照药典挥发油测定法测定,含挥发油不得少于0.80%(ml/g)。

**【功效】** 疏散风热,清利头目,利咽,透疹,疏肝行气。

**专家教你辨真伪**

常见混淆品——留兰香

留兰香与薄荷不仅形态相似、气味也非常接近,容易混淆。留兰香为唇形科植物留兰香 *Mentha spicata* L.(*M. viridis* L.)的地上部分。主要区别为:叶脉明显凹陷,叶片较圆、较厚,轮伞花序密集成顶生的穗状花序,花冠唇形,淡紫色。留兰香不含薄荷的有效成分薄荷醇(薄荷脑),常用于保健品之类的调味,如留兰香型牙膏等。

## 肉苁蓉

### Cistanches Herba

【来源】　为列当科植物肉苁蓉 *Cistanche deserticola* Y. C. Ma 或管花肉苁蓉 *Cistanche tubulosa* (Schrenk)Wight 的干燥带鳞叶的肉质茎。

【性状鉴定】

1. **肉苁蓉**　呈扁圆柱形,稍弯曲,长 3~15cm,直径 2~8cm。表面棕褐色或灰棕色,密被覆瓦状排列的肉质鳞叶,通常鳞叶先端已断。体重,质硬,微有柔性,不易折断,断面棕褐色,有淡棕色点状维管束,排列成波状环纹。气微,味甜、微苦。

2. **管花肉苁蓉**　呈类纺锤形、扁纺锤形或扁柱形,稍弯曲,长 5~25cm,直径 2.5~9cm。表面棕褐色至黑褐色。断面颗粒状,灰棕色至灰褐色,散生点状维管束。

以粗壮肥大、密被鳞叶、表面棕褐色、质柔润者为佳。

---

**专家教你辨真伪**

**肉苁蓉常见伪品**

肉苁蓉药源紧缺,市场上有同科多种植物带鳞叶的肉质茎混作肉苁蓉使用,应注意鉴别。 主要有:盐生肉苁蓉 *Cistanche salsa* ( C. A. Mey. ) G. Beck. 主产甘肃、内蒙古,其肉质茎呈细小圆柱形,鳞叶卵形至矩圆状披针形,表面黄褐色,质硬无柔性,断面有淡棕色维管束,排列为菊花状纹,气微,味微咸苦。 沙苁蓉 *Cistanche sinensis* G. Beck,主产内蒙古、甘肃、宁夏等地,其鳞叶狭窄,中柱点状维管束排列成浅波状。

---

【化学成分】　主要含松果菊苷、毛蕊花糖苷等成分。

【功效】　补肾阳,益精血,润肠通便。

## 穿心莲

### Andrographis Herba

【来源】　为爵床科植物穿心莲 *Andrographis paniculata*( Burm. f. ) Nees 的干燥地上部分。

【原植物鉴定】一年生草本,茎四方形,多分枝且对生,节稍膨大。叶对生,卵状披针形至披针形,纸质,叶面光亮,深绿色,叶柄短。圆锥花序顶生或腋生;花淡紫色,二唇形;花萼 5 深裂,外被腺毛;花冠唇瓣向外反卷,外面有毛,下唇 3 裂,内面有紫色花斑。蒴果长椭圆形至线形,似橄榄状;种子多数。花期 5~9 月,果期 7~10 月。如图 10-15 所示。

【产地与采制】　主产于广东、广西、福建等地。现云

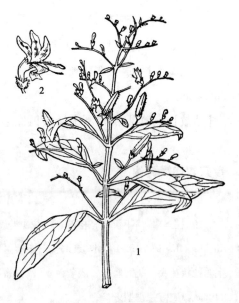

图 10-15　穿心莲植物图
1. 植株　2. 花

南、四川、江西、江苏等省也有栽培。秋初茎叶茂盛时采割,晒干。

**【性状鉴定】** 茎呈方柱形,多分枝,长 50~70cm,节稍膨大;质脆,易折断。单叶对生,叶柄短或近无柄;叶片皱缩、易碎,完整者展开后呈披针形或卵状披针形,长 3~12cm,宽 2~5cm,先端渐尖,基部楔形下延,全缘或波状,上表面绿色,下表面灰绿色,两面光滑。气微,味极苦。

以色绿、叶多、味极苦者为佳。

**【显微鉴定】**

1. **叶横切面** 上表皮细胞类方形或长方形,下表皮细胞较小,上、下表皮均有含圆形、长椭圆形或棒状钟乳体的晶细胞;并有腺鳞,有的可见非腺毛。栅栏组织为 1~2 列细胞,贯穿于主脉上方;海绵组织排列疏松。主脉维管束外韧型,呈凹槽状,木质部上方亦有晶细胞。图 10-16 所示。

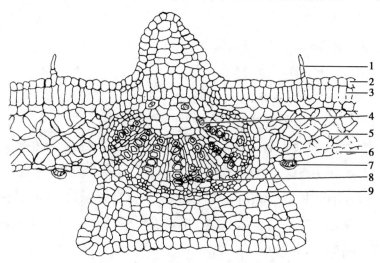

图 10-16　穿心莲叶脉横切面详图
1. 非腺毛　2. 上表皮　3. 栅栏细胞　4. 钟乳体　5. 海绵组织
6. 下表皮　7. 腺鳞　8. 木质部　9. 韧皮部

2. **叶表面观** 上、下表皮均有增大的晶细胞,内含大型螺状钟乳体,直径约至 36μm,长约至180μm,较大端有脐样点痕,层纹波状。下表皮气孔密布,直轴式,副卫细胞大小悬殊,也有不定式。腺鳞头部扁球形,4、6(8)细胞,直径至 40μm;柄极短。非腺毛 1~4 细胞,长约至 160μm,基部直径约至 40μm,表面有角质纹理。

**【化学成分】** 全草含大量苦味素,为二萜内酯类化合物,主要有穿心莲内酯,以叶中含量最高;其次为新穿心莲内酯、去氧穿心莲内酯、高穿心莲内酯等。穿心莲内酯等苦味素是抗菌和抗钩端螺旋体的有效成分。

**【理化鉴定】薄层色谱** 以本品作为供试品,以穿心莲作为对照药材,以脱水穿心莲内酯、穿心莲内酯作为对照品。照《中国药典》(2015 年版)薄层色谱法试验,在供试品色谱中,应有相对应的、同颜色的色谱斑点。

**【检查】叶** 不得少于 30%。

**【含量测定】** 按《中国药典》(2015 年版)规定,以高效液相色谱法测定,含穿心莲内酯($C_{20}H_{30}O_5$)和脱水穿心莲内酯($C_{20}H_{28}O_4$)的总量不得少于 0.80%。

【功效】清热解毒,凉血,消肿。

## 泽兰
### Lycopi Herba

【来源】为唇形科植物毛叶地瓜儿苗 *Lycopus lucidus* Turcz. var. *hirtus* Regel 的干燥地上部分。

【性状鉴定】茎呈方柱形,少分枝,四面均有浅纵沟,长 50~100cm,直径 0.2~0.6cm;表面黄绿色或带紫色,节处紫色明显,有白色茸毛;质脆,断面黄白色,髓部中空。叶对生,有短柄或近无柄;叶片多皱缩,展平后呈披针形或长圆形,长 5~10cm,上表面墨绿色或暗绿色,下表面灰绿色,密具腺点,两面均有短毛,先端尖,基部渐狭,边缘有锯齿。轮伞花序腋生,花冠多脱落,苞片和花萼宿存,小苞片披针形,有缘毛,花萼钟形,5 齿。气微,味淡。

以质嫩、叶多、色绿者为佳。

【化学成分】主要含有挥发油及三萜类化合物。

【功效】活血调经,祛瘀消痈,利水消肿。

## 绞股蓝
### Gynostemmatis Pentaphylli Herba

【来源】为葫芦科植物绞股蓝 *Gynostemma pentaphyllum* (Thunb.) Mak. 的干燥全草。

【性状鉴定】茎纤细,表面棕色或暗棕色,具纵沟,被稀疏毛茸,茎卷须 2 裂或不裂。叶鸟足状,小叶 5~7 片,少数 9 片,叶柄长 2~7cm;小叶膜质,侧生小叶片呈卵状长圆形或披针形;中央小叶较大,长 3~12cm,先端渐尖,基部楔形;表面深绿色,背面淡绿色,两面被粗毛,边缘有锯齿。常可见到球形果实,直径 0.5cm,果梗长 0.3~0.5cm。具草香气,味苦。如图 10-17 所示。

以体干、色绿、叶全、无杂质者为佳。

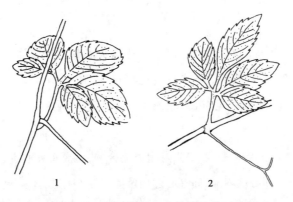

图 10-17　绞股蓝与伪品乌蔹莓植物对比图
1. 绞股蓝　2. 乌蔹莓

【化学成分】含绞股蓝皂苷,人参皂苷类成分,为四环三萜达玛烷型。还含有芦丁、商陆苷、叶甜素、氨基酸、甾醇磷脂、丙二酸、维生素 C 及微量元素等。

【功效】补气生津,清热解毒,止咳祛痰。

**专家教你辨真伪**

**真假绞股蓝，卷须辨真伪**

绞股蓝具有降血压、降血脂、降血糖、延缓衰老等功效，被称为"南方人参"。但由于乌蔹莓很像绞股蓝，生活中不少人错认、错采。

乌蔹莓来源于葡萄科植物乌蔹莓 *Cayratia japonica*（Thunb.）Gagnep. 的干燥全草，两者主要区别为：绞股蓝的卷须为腋生，乌蔹莓的卷须与叶对生；绞股蓝茎全是绿色的，乌蔹莓则是褐红色的，尤其是茎节处褐红色更为明显。以此区别，简单可靠。

## 茵陈
### Artemisiae Scopariae Herba

【来源】为菊科植物滨蒿 *Artemisia scoparia* Waldst. et Kit. 或茵陈蒿 *Artemisia capillaris* Thunb. 的干燥地上部分。春季采收的习称"绵茵陈"，秋季采割的称"花茵陈"。

【性状鉴定】

1. **绵茵陈** 多卷曲成团状，灰白色或灰绿色，全体密被白色茸毛，绵软如绒。茎细小，长 1.5~2.5cm，直径0.1~0.2cm，除去表面白色茸毛后可见明显纵纹。叶具柄，叶片展平后呈一至三回羽状分裂，叶片长 1~3cm，宽约 1cm；小裂片卵形或稍呈倒披针形、条形，先端锐尖。质脆，易折断。气清香，味微苦。如图 10-18 所示。

以质嫩、绵软、色灰白、香气浓者为佳。

2. **花茵陈** 茎呈圆柱形，多分枝，长 30~100cm，直径0.2~0.8cm。表面淡紫色或紫色，有纵条纹，被短柔毛。体轻，质脆，断面类白色。叶密集或多脱落，下部叶二至三回羽状深裂，裂片条形或细条形，两面密被白色柔毛；茎生叶一至二回羽状全裂，基部抱茎，裂片细丝状。头状花序卵形，多数集成圆锥状，长 1.2~1.5mm，直径 1~1.2mm，有短

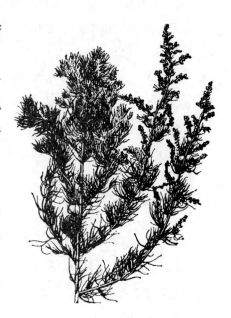

图 10-18 绵茵陈药材图

梗；总苞片 3~4 层，卵形，苞片 3 裂；外层雌花 6~10 个，可多达 15 个，内层两性花 2~10 个。瘦果长圆形，黄棕色。气芳香，味微苦。

【化学成分】含蒿属香豆素、绿原酸、咖啡酸及挥发油等。尚含茵陈色原酮、7-甲基茵陈色原酮、茵陈黄酮、蓟黄素、芫花黄素等。据报道，蒿属香豆素、绿原酸及茵陈色原酮等均为利胆有效成分。

【功效】清利湿热，利胆退黄。

## 青蒿
### Artemisiae Annuae Herba

【来源】 为菊科植物黄花蒿 *Artemisia annua* L. 的干燥地上部分。

【性状鉴定】 茎呈圆柱形,上部多分枝,长 30~80cm,直径 0.2~0.6cm;表面黄绿色或棕黄色,具纵棱线;质略硬,易折断,断面中部有髓。叶互生,暗绿色或棕绿色,卷缩易碎,完整者展平后为三回羽状深裂,裂片及小裂片矩圆形或长椭圆形,两面被短毛。气香特异,味微苦。

以色绿、叶多、香气浓者为佳。

【化学成分】 全草含挥发油 0.3%~0.5%。含有多种倍半萜内酯,为抗疟疾有效成分青蒿素及青蒿甲素、青蒿乙素、青蒿丙素、青蒿丁素和青蒿戊素等。

【功效】 清虚热,除骨蒸,解暑热,截疟,退黄。

---

**专家教你辨真伪**

**中药"青蒿"≠植物"青蒿"**

青蒿、黄花蒿植物名称与药用名称不统一,要注意鉴别应用。 中国著名科学家屠呦呦发现青蒿素,并研制出抗疟新药,获得 2015 年诺贝尔生理学或医学奖。 根据她发表的《中药青蒿的正品研究》(《中药通报》1987 年第 4 期)一文记载:"通过古医药文献考证,原植物、资源、化学成分比较及药理作用、疗效等讨论,认为(青蒿)植物来源应仅以 *Artemisia annua* 一种为正品"。 因而,中药材青蒿和提取青蒿素的原植物,在植物学上是"黄花蒿 *Artemisia annua*"而不是"青蒿",植物学上称为"青蒿 *Artemisia carvifolia*"的植物反而不含青蒿素,并无抗疟作用。

---

## 蒲公英
### Taraxaci Herba

【来源】 为菊科植物蒲公英 *Taraxacum mongolicum* Hand. -Mazz.、碱地蒲公英 *Taraxacum borealisinense* Kitam. 或同属数种植物的干燥全草。

【性状鉴定】 呈皱缩卷曲团块。根呈圆锥状,多弯曲,长 3~7cm;表面棕褐色,抽皱;根头部有棕褐色或黄白色的茸毛,有的已脱落。叶基生,多皱缩破碎,完整叶片呈倒披针形,绿褐色或暗灰色,先端尖或钝,边缘浅裂或羽状分裂,基部渐狭,下延呈柄状,下表面主脉明显。花茎 1 至数条,每条顶生头状花序,总苞片多层,内面一层较长,花冠黄褐色或淡黄白色,有的可见多数具白色冠毛的长椭圆形瘦果。气微,味微苦。

以叶多、色灰绿、根长者为佳。

【化学成分】 主要含蒲公英甾醇、蒲公英赛醇、蒲公英苦素及咖啡酸。

【功效】 清热解毒,消肿散结,利尿通淋。

**点滴积累** ∨ ········································································

1. 麻黄的入药部位为地上部分的草质茎，节上膜质鳞叶是区分其三种麻黄的鉴别要点。

2. 金钱草为单叶对生，主脉明显，叶片水浸后对光透视可见黑色或褐色条纹。

3. 薄荷揉搓有特殊清凉香气，其味辛凉透舌。鱼腥草有鱼腥气；广藿香香气浓；穿心莲味极苦。

4. 麻黄粉末显微特征有：哑铃型或呈电话听筒形保卫细胞、嵌晶纤维、瘤状突起的角质层、棕色块等；薄荷（叶）的粉末显微特征主要有：腺鳞、单细胞腺毛、非腺毛、气孔直轴式、橙皮苷结晶；穿心莲（叶）的粉末显微特征主要有：腺鳞、非腺毛、气孔直轴式或不定式、碳酸钙钟乳体。

5. 麻黄的细胞内含物为草酸钙砂晶和方晶；穿心莲的内含物为碳酸钙钟乳体；薄荷的内含物为橙皮苷结晶。

**其他全草类中药简表**

| 药名 | 来源 | 识别要点 | 功效 |
|---|---|---|---|
| 桑寄生 | 为桑寄生科植物桑寄生 Taxillus chinensis (DC.) Danser 的干燥带叶茎枝 | 茎枝呈圆柱形，长3~4cm，直径0.2~1cm；表面红褐色或灰褐色，并有细纵纹及多数细小凸起的棕色皮孔，嫩枝有的可见棕褐色茸毛；质坚硬，断面不整齐，皮部红棕色，木部色较浅。叶片多卷曲，具短柄；叶片展平后呈卵形或椭圆形，长3~8cm，宽2~5cm；表面黄褐色，幼叶被细茸毛，先端钝圆，基部圆形或宽楔形，全缘；革质。气微，味涩 | 补肝肾，强筋骨，祛风湿，安胎元 |
| 槲寄生 | 为桑寄生科植物槲寄生 Viscum coloratum (Komar.) Nakai 的干燥带叶茎枝 | 茎枝呈圆柱形，常2~5叉状分枝。表面金黄色、黄绿色或黄棕色。节膨大，节上有分枝或枝痕。体轻，质脆，易折断，断面不平坦，皮部黄色，木部色较浅，射线放射状，髓部常偏向一边。叶对生于枝梢，易脱落，无柄；叶片呈长椭圆状披针形；表面黄绿色，有细皱纹，主脉5出，中间3条明显；革质。气微，味微苦，嚼之有黏性 | 补肝肾，祛风湿，强筋骨，安胎元 |
| 仙鹤草 | 为蔷薇科植物龙芽草 Agrimonia pilosa Ledeb. 的干燥地上部分 | 全体长50~100cm，被白色柔毛。茎下部圆柱形，直径4~6mm，红棕色，上部茎方柱形，四边略凹陷，绿褐色，有节；体轻，质硬，易折断，断面中空。单数羽状复叶互生，暗绿色，叶片有大小两种，相间生于叶轴上，顶端小叶较大，皱缩卷曲；质脆，易碎。总状花序细长，花萼下部呈筒状，萼筒上部有钩刺，先端5裂，花瓣黄色。气微，味微苦 | 收敛止血，截疟，止痢，解毒，补虚 |
| 荆芥 | 为唇形科植物荆芥 Schizonepeta tenuifolia Briq. 的干燥地上部分 | 茎呈方柱形，上部有分枝，长50~80cm，直径0.2~0.4cm；表面淡黄绿色或淡紫红色，被短柔毛；体轻，质脆，断面类白色。叶对生，多已脱落，叶片3~5羽状分裂，裂片细长。穗状轮伞花序顶生，长2~9cm，直径约0.7cm。花冠多脱落，宿萼钟状，先端5齿裂，淡棕色或黄绿色，被短柔毛；小坚果棕黑色。气芳香，味微涩而辛凉 | 解表散风，透疹，消疮 |

| 药名 | 来源 | 识别要点 | 功效 |
|---|---|---|---|
| 车前草 | 为车前科植物车前 *Plantago asiatica* L. 或平车前 *Plantago depressa* Willd. 的干燥全草 | **车前**:根丛生,须状。叶基生,具长柄;叶片皱缩,展平后呈卵状椭圆形或宽卵形,长 6~13cm,宽 2.5~8cm;表面灰绿色或污绿色,具明显弧形脉 5~7 条;先端钝或短尖,基部宽楔形,全缘或有不规则波状浅齿。穗状花序数条,花茎长。蒴果盖裂,萼宿存。气微香,味微苦。<br>**平车前**:主根直而长,叶片较狭,长椭圆形或椭圆状披针形,长 5~14cm,宽 2~3cm | 清热利尿通淋,祛痰,凉血,解毒 |
| 大蓟 | 为菊科植物蓟 *Cirsium japonicum* Fisch. ex DC. 的干燥地上部分 | 茎呈圆柱形,基部直径可达 1.2cm;表面绿褐色或棕褐色,有数条纵棱,被丝状毛;断面灰白色,髓部疏松或中空。叶皱缩,多破碎,完整叶片展平后呈倒披针形或倒卵状椭圆形,羽状深裂,边缘具不等长的针刺;上表面灰绿色或黄棕色,下表面色较浅,两面均具灰白色丝状毛。头状花序顶生,球形,羽状冠毛灰白色。气微,味淡 | 凉血止血,散瘀解毒消痈 |
| 石斛 | 为兰科植物金钗石斛 *Dendrobium nobile* Lindl. 鼓槌石斛 *Dendrobium chrysotoium* Lindl. 或流苏石斛 *Dendrobium fimbriatum* Hook. 的栽培品及其同属植物近似种的新鲜或干燥茎 | **鲜石斛**:呈圆柱形或扁圆柱形,长约 30cm,直径 0.4~1.2cm。表面黄绿色,光滑或有纵纹,节明显,色较深,节上有膜质叶鞘。肉质,多汁,易折断。气微,味微苦而回甜,嚼之有黏性。<br>**金钗石斛**:呈扁圆柱形,长 20~40cm,直径 0.4~0.6cm,节间长 2.5~3cm。表面金黄色或黄中带绿色,有深纵沟。质硬而脆,断面较平坦而疏松。气微,味苦。<br>**鼓槌石斛**:呈粗纺锤形,中部直径 1~3cm,具 3~7 节。表面光滑,金黄色,有明显凸起的棱。质轻而松脆,断面海绵状。气微,味淡,嚼之有黏性。<br>**流苏石斛**:呈长圆柱形,长 20~150cm,直径 0.4~1.2cm,节明显,节间长 2~6cm。表面黄色至暗黄色,有深纵槽。质疏松,断面平坦或呈纤维性。味淡或微苦,嚼之有黏性 | 益胃生津,滋阴清热 |

## 目标检测

一、选择题

（一）单项选择题

1. 气孔特异,保卫细胞侧面观呈电话听筒形的药材是（　　）

   A. 薄荷　　　　　　　　B. 麻黄　　　　　　　　C. 金钱草

   D. 广藿香　　　　　　　E. 番泻叶

2. 除哪项外,均为草麻黄的性状特征（　　）

   A. 茎细长圆柱形,节明显　　　　　　　　B. 表面黄绿色,有细纵脊

C. 节上有膜质鳞叶,基部联合成筒状　　　　D. 体轻,折断面绿黄色,髓中空

E. 髓部红棕色,近圆形

3. 穿心莲抗菌的主要有效成分为(　　)

A. 穿心莲内酯等苦味素　　　B. 鞣质　　　　　　C. 穿心莲黄酮

D. 香豆素　　　　　　　E. 多糖

4. 鱼腥草的植物来源是(　　)

A. 堇菜科　　　　　　　B. 三白草科　　　　　C. 蔷薇科

D. 罂粟科　　　　　　　E. 唇形科

5. 下列气微,味极苦的药材是(　　)

A. 青蒿　　　　　　　　B. 石斛　　　　　　　C. 益母草

D. 穿心莲　　　　　　　E. 鱼腥草

6. 广藿香的性状特征是(　　)

A. 茎方形,表面密被柔毛,中实　　　　B. 茎方形,表面无毛,中空

C. 茎方形,表面无毛,中实　　　　　　D. 茎近圆形,密被柔毛,中空

E. 茎圆柱形,表面无毛,中实

7. 用水浸后,对光透视可见黑色或褐色条纹(腺体)的药材是(　　)

A. 金钱草　　　　　　　B. 连钱草　　　　　　C. 广金钱草

D. 小金钱草　　　　　　E. 风寒草

8. 茎方形,四面凹下成沟,不空心;轮伞花序,花萼宿存,顶端刺状,气微的药材为(　　)

A. 香薷　　　　　　　　B. 泽兰　　　　　　　C. 广藿香

D. 益母草　　　　　　　E. 荆芥

9. 药用部位为肉质茎的是(　　)

A. 紫花地丁　　　　　　B. 仙鹤草　　　　　　C. 肉苁蓉

D. 蒲公英　　　　　　　E. 益母草

10. 茎圆柱形,黄绿或棕黄色,具纵棱线,断面中部有髓,叶互生的药材是(　　)

A. 穿心莲　　　　　　　B. 荆芥　　　　　　　C. 益母草

D. 青蒿　　　　　　　　E. 茵陈

(二) 多项选择题

1. 药材麻黄的原植物包括(　　)

A. 丽江麻黄　　　　　　B. 草麻黄　　　　　　C. 木贼麻黄

D. 中麻黄　　　　　　　E. 木贼

2. 来源于唇形科的全草类药材,其共有的鉴定特征为(　　)

A. 茎方柱形、叶对生　　　　　　　　　B. 花唇形、小坚果、多有香气

C. 具腺鳞　　　　　　　　　　　　　　D. 有腺毛

E. 气孔直轴式

3. 味极苦的药材有(　　)

    A. 黄连　　　　　　　　　B. 黄柏　　　　　　　　　C. 山豆根

    D. 穿心莲　　　　　　　　E. 马钱子

4. 薄荷的叶粉末显微特征有(　　)

    A. 腺鳞头部有 8 个细胞,柄为单细胞

    B. 腺毛的头部和柄部均为单细胞

    C. 非腺毛有 1~8 个细胞

    D. 气孔直轴式

    E. 橙皮苷结晶

5. 金钱草的性状鉴定特征有(　　)

    A. 花多朵集生于茎端

    B. 叶呈肾形或近心形,边缘具圆齿

    C. 叶对生,呈宽卵形或心形,全缘

    D. 叶互生,小叶 1 或 3,下表面具灰白色紧贴的绒毛

    E. 叶片水浸后对光透视,可见黑色或褐色条纹

二、 简答题

1. 简述双子叶植物草质茎与单子叶植物茎的组织构造的区别。

2. 简述麻黄的来源与性状鉴定要点。

3. 试从性状上区分下列各组药材:

(1)肉苁蓉与锁阳

(2)青蒿与花茵陈

4. 试从显微上比较下列各组药材:

(1)麻黄与甘草

(2)薄荷与穿心莲

三、实例分析题

1. 某药商最近采购一批金钱草,发现此批金钱草茎叶均被柔毛,叶卵形或长卵形,主侧脉均明显,花多朵集生于茎端,遂认为该批药材为伪品。请分析该药商的结论是否正确,应该怎样区分正伪品金钱草?

2. 俗语说"正月茵陈二月蒿,三月四月当柴烧",这句话是否正确?

# 实训项目十四 麻黄的鉴定

**【实训目的】**

1. 熟悉麻黄的理化鉴定方法。

2. 掌握麻黄的显微特征。

**【实训内容】**

（一）实训仪器、试剂、材料

生物显微镜、紫外分析仪、临时制片用具、常用学习用具。

水合氯醛试液、稀甘油、蒸馏水。

麻黄的横切面永久制片，麻黄粉末等。

（二）实训操作

**1. 性状鉴定** 观察麻黄药材或饮片，注意表面颜色、手的触感、膜质鳞叶的分裂数目、断面髓部颜色等，学会区分三种麻黄。

**2. 显微鉴定**

（1）茎横切面观察：麻黄茎横切片：观察横切面的形状、表皮、气孔、皮层、韧皮部、形成层、木质部、髓的特征，要注意三种麻黄在组织构造上的区别。

（2）粉末观察：麻黄粉末显微鉴定：取麻黄粉末适量，制作水装片，置于显微镜下观察：注意气孔、表皮细胞角质层突起、气孔形状及嵌晶纤维和棕色块的特征。

**3. 理化鉴定** 荧光分析：麻黄药材的纵剖面置紫外光灯（365nm）下观察，边缘显亮白色荧光，中心显亮棕色荧光。

**【实训注意】**

1. 横切组织片的观察，一般在低倍镜下进行观察，细胞及内含物等的特征可用高倍镜进行观察。

2. 荧光分析须在暗室进行，注意对眼睛和皮肤的保护，避免长时间接触。

**【实训检测】**

1. 在显微镜下，找出麻黄粉末中的气孔及嵌晶纤维。

2. 三种不同来源的麻黄如何区分？

**【实训报告】** 绘出草麻黄茎的组织构造简图及粉末显微鉴定特征图，并写出其理化鉴定结果。

## 实训项目十五 薄荷的鉴定

**【实训目的】**

1. 熟悉薄荷的理化鉴定方法。

2. 掌握薄荷的性状及显微鉴定特征。

**【实训内容】**

（一）实训仪器、试剂、材料

生物显微镜、升华装置、临时制片用具、常用学习用具。

水合氯醛试液、稀甘油、硫酸、香草醛、蒸馏水。

薄荷的横切面永久制片，薄荷叶粉末等。

（二）实训操作

1. **性状鉴定** 观察薄荷药材或饮片，注意观察茎的形状、颜色，茎棱角处的茸毛，叶形，花序类型和着生部位，气味等特征。

2. **显微鉴定**

（1）茎横切面观察：薄荷茎横切片：观察横切面的形状、表皮、皮层、韧皮部、形成层、木质部和髓的特征。要注意厚角组织、木质部存在的部位以及腺鳞、腺毛和非腺毛的观察。

（2）粉末观察：薄荷叶粉末显微鉴定：取薄荷叶粉末适量，制作水装片，置于显微镜下观察：注意表皮细胞、气孔轴式、腺鳞、腺毛、非腺毛和橙皮苷结晶等特征。

3. **理化鉴定** 按照教材薄荷项下的"检查挥发油"的方法操作。注意实验结果及颜色变化。

**【实训注意】**

1. 横切组织片的观察，一般在低倍镜下进行观察，细胞及内含物等的特征可用高倍镜进行观察。

2. 薄荷叶粉末显微鉴定中的腺鳞，因观测的方向不同，形态差异较大；气孔存在于叶片的表皮细胞中，观察时易受叶绿素、橙皮苷结晶的干扰。

**【实训检测】** 在显微镜下，找出薄荷叶粉末中的腺鳞、气孔及橙皮苷结晶。

**【实训报告】** 绘出薄荷茎的横切组织简图及粉末显微特征图，并写出其理化鉴定结果。

（杨成俊）

# 第十一章

# 藻、菌、树脂及其他类中药

**导学情景** ∨

情景描述：

"西湖春色归，春水绿于染"是宋代著名诗人欧阳修的诗句。为什么春天到来，湖水、江水变成绿色呢？这是因为春天气温升高，江河湖水中有大量藻类植物的缘故。

学前导语：

藻类植物主要分布于淡水或海水中，藻体的大小、形态差异很大，小者直径只有 1～2μm，只有借助显微镜才能看清，而大者可长达 60 多米。藻类植物属于低等植物，其结构简单，没有根、茎、叶的分化，实际上藻体就是一个简单的叶。因此，藻类植物的藻体统称为叶状体。菌类植物与藻类最大的区别在于：菌类不含叶绿素，不能进行光合作用。本节课，让我们一起进入藻、菌、树脂及其他类中药的学习。

## 第一节　藻、菌、树脂及其他类中药概述

扫一扫知
重点

### 一、藻类中药

以藻类植物的干燥藻体为主要药用部位的中药称为藻类中药。

藻类植物约有 3 万种，绝大多数是水生的。其中，供药用的海产藻类有 30 多种。其形态千差万别，植物体大小不一，有的个体很小，由单细胞组成，而有的个体由多细胞组成，可长达数米以上，重数百斤。能进行光合作用，生活方式为自养。藻类常含多聚糖、糖醇、糖醛酸、氨基酸、胆碱、蛋白质以及碘、钾、钙、铁等无机元素，其细胞内多含有色素（如叶绿素、胡萝卜素、叶黄素），不同的藻类还含有各种不同的特殊色素（即副色素，如藻蓝素、藻红素、藻褐素等），使藻体显不同的颜色。一般将藻类植物分为蓝藻门、绿藻门、金藻门、甲藻门、红藻门、褐藻门、轮藻门、裸藻门八个门，与药用关系密切的藻类主要在褐藻门和红藻门，少数在绿藻门，如药用的海藻、昆布等为褐藻，海人草等为红藻，石莼及孔石莼等为绿藻。

1. **性状鉴别**　藻类形状多样，多为丝状体、叶状体和枝状体等，无根茎叶分化，大小各异。常含有不同的色素和不同的副色素，因此，应特别注意其颜色。多气腥，味咸。

2. **显微鉴别**　藻类构造简单，多为单细胞、多细胞群体，仅少数具有组织分化和类似根、茎、叶的构造。除按一般显微鉴别方法观察外，应特别注意细胞和孢子的形状、藻淀粉及色素颗粒等特征。

## 二、菌类中药

以菌类的菌核、子实体或子座与幼虫尸体的复合体为主要药用部位的中药称为菌类中药。菌类一般不含有光合作用的色素,不能进行光合作用,生长方式为寄生、腐生和共生,营养方式为异养。与药用关系最为密切的是真菌门。

菌核是真菌在休眠期由菌丝组成的坚硬核状体。有些真菌的菌丝密集成颜色深,质地坚硬的核状体,为菌丝抵抗外界不良环境的休眠体,当条件良好时能萌发产生子实体。子实体是真菌(多是高等真菌)经过有性过程,形成能产生孢子的菌丝体结构。子座是容纳子实体的菌丝褥座,是从营养阶段到繁殖阶段的一种过渡的菌丝组织体,子座形成后,常在其上或其内产生子实体。贮存的营养物质是肝糖、油脂和菌蛋白,不含淀粉。真菌门通常分为四个纲,其中药用以子囊菌纲和担子菌纲植物为最多。子囊菌的主要特征是在特殊的子囊中形成子囊孢子来繁殖,如冬虫夏草、蝉花、竹黄等药用菌。担子菌的主要特征是在特殊的担子上形成担孢子来繁殖。药用部分主要是子实体,如马勃、灵芝等;菌核,如猪苓、茯苓、雷丸等。

菌类常含多糖、氨基酸、生物碱、蛋白质、蛋白酶、甾醇和抗生素等成分。其中多糖类成分越来越受到重视,如银耳多糖、灵芝多糖、云芝多糖、茯苓多糖、猪苓多糖等具有增强免疫功能及抗肿瘤作用。

1. **性状鉴别** 菌类的药用部位主要有子实体、菌丝体或菌核体,其形态各异,无根茎叶分化。应重点观察药材的形状和表面特征。

2. **显微鉴别** 真菌具有细胞核,细胞壁大多具有几丁质、少数含有纤维素。除按一般显微鉴别方法观察外,主要注意孢子、子囊壳、菌丝、有无草酸钙晶体等特征。菌核是由疏丝组织(组成菌丝体的菌丝为长形细胞,且菌丝或多或少相互平行排列,这种菌丝组织叫疏丝组织)和拟薄壁组织(组成菌丝体的菌丝为椭圆形、近圆形或近多角形细胞,这种菌丝组织叫拟薄壁组织)组成。

---

**知识链接**

**地衣——藻类和真菌类的共生体**

地衣是藻类和真菌类的共生体,多生活在树干、岩石上,具独特的形态、结构、生理和遗传特性。组成地衣的真菌多为子囊菌,藻类多为蓝藻及绿藻。 按形态可将地衣类分为壳状、叶状和枝状地衣3种类型。 地衣类中药含特有的地衣色素、地衣酸、地衣淀粉、地衣多糖、蒽醌类等成分。 地衣类多数含有抗菌活性成分,如松萝中含有抗菌消炎作用的松萝酸,从石蕊中提取的小红石蕊酸对革兰阳性菌和结核杆菌有高度抗菌活性。 地衣还可以指示空气污染,空气中二氧化硫的含量超过一定的浓度,地衣就不能生存。

---

## 三、树脂类中药

药用部位为植物分泌或经提取、精制而成树脂的一类中药称为树脂类中药。

树脂类中药具有良好的防腐、抗菌、消炎、活血化瘀、消肿止痛等功效,目前仍在医药上被广泛应用。中成药中应用树脂类中药的较多。近年来,对活血化瘀的树脂类药物进行了深入研究。有些树脂类中药还可作为填齿料和硬膏制剂的原料。

**（一）树脂的通性**

树脂通常为无定形固体,表面微有光泽,质硬而脆,少数为半固体甚至流体。不溶于水,也不吸水膨胀;易溶于醇、乙醚、三氯甲烷等大多数有机溶剂;在碱性溶液中能部分或完全溶解,在酸性溶液中不溶。加热至一定的温度,则软化,最后熔融;燃烧时有浓烟,并有特殊的香气或臭气。将树脂的乙醇溶液蒸干,则形成薄膜状物质。

树脂的商品名称常易与树胶混淆,如加拿大树脂常误称为"加拿大树胶"。实际上,树脂和树胶是化学组成完全不同的两类化合物。树脂属于高分子脂肪族化合物,性质稳定。树胶属于多糖类,能溶于水或吸水膨胀,或能在水中成为混悬液,不溶于有机溶剂,加热后最终焦炭化而分解,发出焦糖样气味,无一定的熔点。

**（二）树脂的鉴定**

除了进行性状鉴别外,还可进行显微鉴别和一般的理化定性反应来鉴定其真实性。

树脂类的鉴别主要依靠外形、气味和化学反应。此外,也可测定树脂的酸值、皂化值和碘值。其中酸值对于树脂的真伪和掺假的鉴定较为重要,而皂化值和碘值的意义较小,因为正品树脂的各批样品,其皂化值与碘值往往也有较大的差异。

由于树脂中常含有树皮、泥土、沙石及色素等杂质,所以药典通常规定树脂中醇不溶物的限量,以保证其纯度。有些树脂的品质优良度和纯度可用化学方法测定,如香树脂类可测定其中香脂酸的含量。

含树脂的植物性药材的组织切片显微观察时,树脂通常呈黄棕色的不规则颗粒状或团块状物质,存在于分泌组织的树脂道、分泌细胞或导管中,以水合氯醛液加热透化或以稀醇封藏则多少溶解,并可被苏丹Ⅲ试液或紫草试液染成红色。

## 四、其他类中药

其他类中药直接或间接来源于植物,由于其本身的特殊性,不便按药用部位分类,随作者意愿编排,所以没有共同特征可以综述,故自成一类。主要包括:直接由某一植物的全部或某些部分,直接或间接的加工品,如儿茶、青黛、芦荟、樟脑和冰片等;蕨类植物的成熟孢子,如海金沙等;某些昆虫寄生在植物体上所形成的虫瘿,如五倍子、没食子等;植物体分泌或渗出的非树脂类混合物,如天竺黄;植物经燃烧后的残留物,如百草霜;某些发酵制品,如神曲等。

1. **性状鉴定**　其他类中药常采用性状鉴定法,除了应注意其形状、大小、颜色、表面特征、质地、断面、气味以外,还应特别注意其水试和火试的特征。

2. **显微鉴定**　在显微鉴定方面要依据中药的类型决定其鉴别特征点,例如蕨类的孢子,应注意孢子的形状、大小、颜色、裂隙以及外壁的特征等;而虫瘿则可观察其横切面结构的组织特点;如为蒸馏提炼物,可注意观察其升华物的形状、颜色等;若为水浸出物,可将其粉末制成乙醇片观察等。

3. **理化鉴定**　理化鉴定方法较为常用,尤其对一些加工品,如青黛、芦荟、冰片等,可依据其有效成分或特征性成分的性质,采用不同的化学分析或仪器分析的方法进行定性鉴别和质量评价。

点滴积累 ∨

1. 藻类形状多样,多为丝状体、叶状体和枝状体等,无根、茎、叶分化,大小各异。 常含有不同的颜色。 多气腥,味咸。
2. 真菌主要以子实体和菌核入药;其他类中药包括植物的加工品、孢子、虫瘿、病理产物等。
3. 树脂通常为无定形固体,表面微有光泽,质硬而脆,少数为半固体或流体,不溶于水,也不吸水膨胀。 易溶于大多数有机溶剂。 加热至一定温度则软化,最后熔融。 燃烧时有浓烟,并有特殊的香气或臭气。

# 第二节　藻、菌、树脂及其他类中药的鉴定

**昆布**

Laminariae Thallus

Eckloniae Thallus

【来源】 为海带科植物海带 *Laminaria japonica* Aresch. 或翅藻科植物昆布 *Ecklonia kurome* Okam. 的干燥叶状体。前者习称"海带",后者习称"黑昆布"。

【性状鉴定】

1. **海带**　卷曲折叠成团状,或纠缠成把。全体黑褐色或绿褐色,表面有白霜。浸胀后呈扁平长带状,长 50~150cm,宽 10~40cm,中部较厚,边缘渐薄,有波状褶皱,类革质,残存柄部扁圆柱状。气腥,味咸。如图 11-1 所示。

2. **昆布**　卷曲皱缩成不规则团状。全体黑色,较薄。膨胀后呈扁平叶状,长、宽 16~26cm,厚约 1.6mm,两侧羽状深裂,裂片长舌状,边缘有小齿或全缘。质柔滑。如图 11-2 所示。

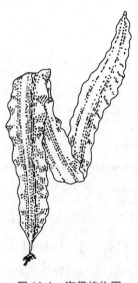

图 11-1　海带植物图

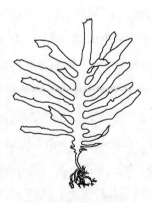

图 11-2　昆布植物图

以片大、整齐、体厚、无杂质者为佳。

【化学成分】

1. **海带**　富含海带聚糖,藻胶酸,昆布素,海带氨酸,甘露醇,维生素类以及碘、钾等。

2. **昆布**　含藻胶酸、藻氨酸、昆布糖、氨基酸、多聚糖及钾、碘、溴等。

【功效】　消痰软坚散结,利水消肿。

## 冬虫夏草
### Cordyceps

冬虫夏草的鉴定

【来源】　为麦角菌科真菌冬虫夏草菌 *Cordyceps sinensis* ( Berk. ) Sacc. 寄生在蝙蝠蛾科昆虫幼虫上的子座及幼虫尸体的复合体。

【原植物鉴定】　子座出自寄主幼虫的头部,单生,细长呈棒球棍状,长 4~11cm,上部为子座头部,稍膨大,呈圆柱形,长 1.5~4cm,褐色,除先端小部分外,密生多数子囊壳,顶部不育部分长 1.5~5.5mm;子囊壳基部大部分陷入子座中,先端凸出于子座外,卵形或椭圆形,每一子囊壳内有多数长条状线形的子囊,每一个子囊内有 2~8 个具有横隔膜的子囊孢子,一般只有 2 个成活。子座比较特殊,显微鉴定常采用其子座(或菌核)部分。

【产地与采制】　主产于四川、西藏、青海等省区。甘肃、云南、贵州等省亦产。夏初子座出土、孢子未发散时挖取,晒至六七成干,除去似纤维状的附着物及杂质,晒干或低温干燥。

【性状鉴定】　由虫体与从虫体头部长出的真菌子座相连而成。虫体似蚕,长 3~5cm;表面深黄色至黄棕色,有 20~30 条环纹,近头部环纹较细;头部黄红色至红棕色。全身有足 8 对,近头部 3 对,中部 4 对,近尾部 1 对,以中部 4 对较明显。质脆,易折断。断面略平坦,淡黄白色。子座细长圆柱形,长 4~7cm;表面深棕色至棕褐色,有细纵皱纹,上部稍膨大;质柔韧,断面纤维状,类白色。气微腥,味微苦。如图 11-3、彩图 39 所示。

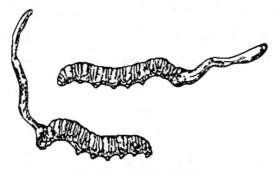

图 11-3　冬虫夏草药材图

以完整、虫体丰满肥大、外色黄亮、内部色白、子座短者为佳。

**专家教你辨真伪**

"三看一捏" 鉴别冬虫夏草

冬虫夏草为名贵药材,伪品及掺假情况比较多见,可用"三看一捏"法鉴别。 一看头:正品头部红棕色,大部分包埋在子座内,伪品多黑色、紫色。 二看体:正品表面深黄色至黄棕色,有环纹20~30条,常3密1疏。 三看足。 正品足8对,中部4对较明显,伪品足常常多于8对,一般大小均匀。 四用手捏:正品质脆而稍有韧性,手捏可弯曲,而插有铁丝或竹签的劣质品,手捏较硬,不易弯曲。

【显微鉴定】 子座头部横切面:周围由1列子囊壳组成,子囊壳卵形至椭圆形,下半部埋生于凹陷的子座内。子囊壳内有多数线形子囊,顶部壁厚,每个子囊内又有2~8个线形的具横隔膜的子囊孢子。子座中央充满菌丝,其间有裂隙。如图11-4所示。

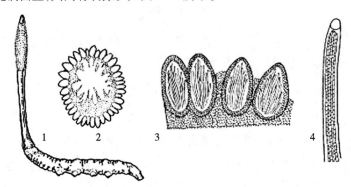

图 11-4 冬虫夏草横切面图
1. 全形(上部为子座,下部为被有幼虫表皮的菌核) 2. 子座横切面(示子囊壳)
3. 子囊壳放大(示子囊) 4. 子囊放大(示子囊孢子)

【化学成分】 核苷类:如腺苷等;粗蛋白(水解得多种游离氨基酸);D-甘露醇(即虫草酸);麦角甾醇;虫草多糖;生物碱等。

【理化鉴别】

1. **薄层色谱** 以本品作为供试品,以冬虫夏草药材作为对照药材。照《中国药典》(2015年版)薄层色谱法试验,在供试品色谱中,应有相对应、同颜色的色谱斑点。

2. **检查甾醇** 取粉末1g,用乙醚溶出杂质后,用三氯甲烷提取,滤过,滤液挥去三氯甲烷,滴加冰醋酸2滴,再加乙酸酐2滴,最后加浓硫酸1~2滴,显棕黄色,渐变红紫色,最后显污绿色。

【含量测定】 按高效液相色谱法测定,本品含腺苷($C_{10}H_{13}N_5O_4$)不得少于0.010%。

【功效】 补肾益肺,止血化痰。

## 灵芝
### Ganoderma

【来源】 为多孔菌科真菌赤芝 *Ganoderma lucidum*(Leyss. ex Fr.)Karst. 或紫芝 *Ganoderma sinense* Zhao,Xu et Zhang 的干燥子实体。

【性状鉴定】

1. **赤芝** 形如伞状,子实体由菌盖和菌柄组成。菌盖半圆形、肾形、近圆形,直径10~18cm。皮壳(上表面)坚硬,黄褐色或红褐色,有光泽,具环状棱纹和辐射状皱纹,边缘薄而平截,常向内卷。菌肉(下表面)白色至浅棕色,有极细小的针眼状小孔(菌管口)。菌柄圆柱形,侧生,少偏生,表面红褐色至紫褐色,有漆样光泽。孢子细小,黄褐色。气微香,味苦涩。如图11-5所示。

2. **紫芝** 外形与赤芝极相似,皮壳与菌柄表面紫黑色,有漆样光泽。菌肉锈褐色。如图11-6所示。

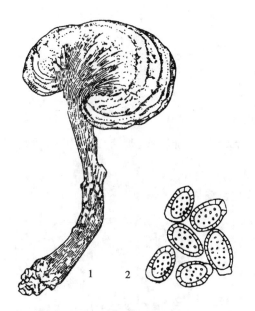

图11-5 赤芝药材图
1. 子实体 2. 孢子

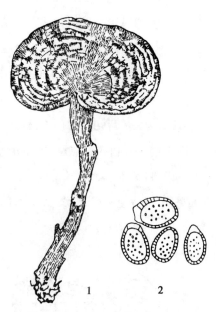

图11-6 紫芝药材图
1. 子实体 2. 孢子

3. **栽培品** 子实体较粗壮、肥厚。皮壳外常被有大量粉尘样的黄褐色孢子。

以形大、体灵、色艳、光亮者为佳。

【化学成分】

1. **赤芝** 含灵芝多糖、麦角甾醇、苦味的三萜化合物(如灵芝酸、赤芝酸、灵赤酸等)、水溶性蛋白质、氨基酸、多肽、生物碱等。孢子中含多种氨基酸、甘露醇、海藻糖等。

2. **紫芝** 含灵芝多糖、麦角甾醇、海藻糖、有机酸、树脂等。

灵芝的药理成分非常丰富,其中苦味的三萜化合物和灵芝多糖具明显的延缓衰老、抗肿瘤、免疫调节、降血糖、降血脂等作用。

【功效】补气安神,止咳平喘。

## 茯苓
## Poria

【来源】为多孔菌科真菌茯苓 *Poria cocos*(Schw.)Wolf 的干燥菌核。

【原植物鉴定】寄生或腐寄生。菌核埋于土内,有特殊臭气,球形、卵形、椭圆形至不规则形,大小不一,小者如拳,大者直径达20~30cm或更大,重量也不等。新鲜时质软,干后变硬。子实体伞形,生于菌核表面,全平伏,直径0.5~2mm,初白色,肉质,老后或干后变为浅褐色。

　　【产地与采制】　主产于安徽、云南和湖北。河南、贵州、四川等省亦产。以云南产者质量最佳,习称"云苓";安徽产量大,习称"安苓"。多人工栽培。多于7~9月采挖,挖出后除去泥沙,堆置"发汗"后,摊开晾至表面干燥,再"发汗",反复数次至现皱纹,内部水分大部散失后,阴干,称为"茯苓个";或将鲜茯苓按不同部位切制,阴干,分别称为"茯苓块""茯苓片"和"茯苓皮"。

　　【性状鉴定】

　　1. 茯苓个　呈类球形、椭圆形、扁圆形或不规则团块,大小不一。外皮薄而粗糙,棕褐色至黑褐色,有明显的皱缩纹理及缢缩,有时部分脱落。体重,质坚实,断面颗粒性,有的具裂隙,外层淡棕色,内部白色,少数淡红色,有的中间抱有松根(习称茯神)。气微,味淡,嚼之粘牙。如图11-7所示。

　　2. 茯苓块　为去皮后切制的茯苓,呈立方块状或方块状厚片,大小不一。白色、淡红色或淡棕色,据色泽不同又分为"白茯苓(近白色部分切成的片块)"和"赤茯苓(带淡红色或淡棕色部分切成的片块)"。如图11-8所示。

　　以体重坚实、外皮色棕褐、皮纹细、无裂隙、断面白色细腻、粘牙力强者为佳。

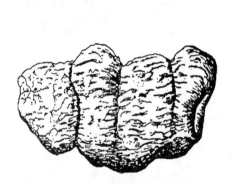 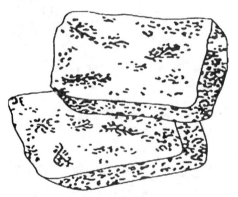

　　　　图11-7　茯苓药材图　　　　　　　　　　　图11-8　茯苓饮片图

　　【显微鉴定】　茯苓粉末　呈灰白色。用水装片,可见无色不规则颗粒状菌丝团块或末端钝圆的分枝状菌丝团块。用水合氯醛液或5%氢氧化钾液装片,菌丝团块逐渐溶化露出菌丝。菌丝呈姜状,分枝末端钝圆,无色(内层菌丝)或淡棕色(外层菌丝)。粉末加α-萘酚及浓硫酸,菌丝团块即溶解,可显橙红色至深红色(多糖类反应)。如图11-9所示。

　　【化学成分】　多糖,主含β-茯苓聚糖;多种四环三萜酸类化合物:如茯苓酸、齿孔酸、块苓酸、松苓酸等;麦角甾醇;胆碱、腺嘌呤;卵磷脂等。

　　茯苓聚糖无抗肿瘤活性;若切断其支链,则成为茯苓次聚糖,显抗肿瘤活性。

　　【理化鉴定】

　　1. 检查多糖类物质　取本品粉末少量,加碘化钾碘试液1滴,显深红色(多糖类反应)。

　　2. 取本品粉末1g,加稀盐酸10ml,水浴煮沸15分钟,搅拌,不呈黏胶状。另取粉末少量,加5%氢氧化钠溶液适量,搅拌,呈黏胶状(区别猪苓)。

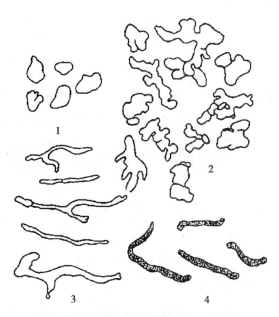

图 11-9　茯苓粉末图
1. 颗粒状团块　2. 分枝状团块　3. 无色菌丝　4. 棕色菌丝

**3. 薄层色谱**　以本品作为供试品,以茯苓药材作为对照药材。照《中国药典》(2015 年版)薄层色谱法试验,在供试品色谱中,应有相对应、同颜色的色谱斑点。

【检查】

**1. 水分**　不得过 18.0%。

**2. 总灰分**　不得过 2.0%。

【浸出物】照醇溶性浸出物测定法(热浸法,用稀乙醇作溶剂)不得少于 2.5%。

【功效】利水渗湿,健脾,宁心。茯苓皮偏于渗湿健脾,茯神用于宁心。

**猪苓**

Polyporus

【来源】为多孔菌科真菌猪苓 *Polyporus umbellatus*(Pers.)Fries 的干燥菌核。

【性状鉴定】呈不规则条形、类圆形或扁块状,有的有分枝,长 5~25cm,直径 2~6cm。表面黑色、灰黑色或棕黑色,皱缩或有瘤状突起。质地致密而体轻,能浮于水面,断面类白色或黄白色,略呈颗粒状。气微,味淡。如图 11-10 所示。

以个大、皮黑、肉白者为佳。

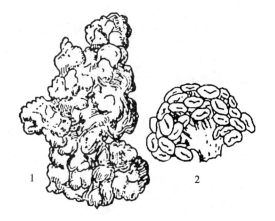

图 11-10　猪苓药材与子实体图
1. 药材　2. 子实体

**专家教你辨真伪**

真假猪苓快速鉴别

猪苓的真伪鉴别，着重观察正品猪苓的"形、色、质、断面"四方面主要特征：呈不规则条形或扁块状；皮黑内白，表面黑色、皱缩或有瘤状突起；体轻致密、能浮于水面；断面类白色，细腻，略呈颗粒状。

【显微鉴定】**猪苓粉末**　呈黄白色。水装片可见散在的菌丝和多糖黏结的菌丝团块，大多无色（内层菌丝），少数黄棕色或暗棕色（外层菌丝）。菌丝细长，弯曲，有分枝，直径 1.5~13μm，横壁不明显。草酸钙方晶极多，多呈正方八面体、双锥八面体或不规则多面体，直径 3~60μm，有时可见数个结晶集合。如图 11-11 所示。

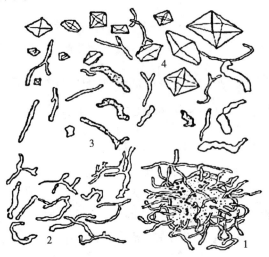

图 11-11　猪苓粉末图
1. 菌丝团　2. 无色菌丝　3. 棕色菌丝　4. 草酸钙结晶

【化学成分】含水溶性多聚糖化合物猪苓聚糖Ⅰ、麦角甾醇、α-羟基二十四碳酸、生物素如维生素 H、粗蛋白等。

猪苓多糖有抗肿瘤作用，对细胞免疫功能的恢复有明显的促进作用。

【理化鉴定】

1. 取本品粉末少量，加碘化钾碘试液 1 滴，显棕褐色（多糖类反应）。

2. 取本品粉末 1g，加稀盐酸 10ml，水浴煮沸 15 分钟，搅拌，呈黏胶状。另取粉末少量，加 5%氢氧化钠溶液适量，搅拌，呈悬浮状，不溶成黏胶状（区别茯苓）。

3. **薄层色谱**　以本品作为供试品，以麦角甾醇作为对照品。照《中国药典》（2015 年版）薄层色谱法试验，在供试品色谱中，应有相对应、同颜色的色谱斑点。

【检查】

1. **水分**　不得过 14.0%。

2. **总灰分**　不得过 12.0%。

3. **酸不溶性总灰分**　不得过 5.0%。

【含量测定】　按高效液相色谱法测定,本品含麦角甾醇($C_{28}H_{44}O$)不得少于 0.050%。

【功效】　利水渗湿。

---

**专家教你识优劣**

**不小心地里长出了劣质品**

　　猪苓种植需要"种苓"、菌棒、蜜环菌及腐殖质土,只要将"种苓"放在已发好的菌棒上,用透气性强的腐殖质土掩埋后,在合适的气候环境下就可生长。 但部分药农没有掌握栽培技术,只考虑到土壤的透气性,用沙子或沙土掩埋"种苓",刚生长的"幼苓"质地柔软,顶土力弱,使得沙子长到"幼苓"表皮内。 这样种植的猪苓虽有效成分含量不低,但其重金属含量严重超标,导致外贸部门及各制药厂拒收,正经的道地药材变成了劣质品! 劣质猪苓是目前市场出现的一种新情况,若仔细观察,劣质猪苓表面有明显的"沙窝"。

---

## 乳香
### Olibanum

【来源】　为橄榄科植物乳香树 *Boswellia carterii* Birdw. 及同属植物 *Boswellia bhaw-dajiana* Birdw. 树皮切伤后渗出的油胶树脂。

【性状鉴定】　呈长卵形滴乳状、类圆形颗粒或黏合成大小不等的不规则块状物。大者长达 2cm(乳香珠)或 5cm(原乳香)。表面黄白色,半透明,被有黄白色粉末,久存则颜色加深。质脆,破碎面有玻璃样或蜡样光泽。具特异香气,味微苦,嚼之软化成胶块样,黏牙。与少量水共研,能形成白色或黄白色乳状液(可与伪品洋乳香相区别)。遇热软化,烧之有香气(但不应有松香气),显油性,冒黑烟,并遗留黑色残渣。

以色淡黄、颗粒状、半透明、无杂质、气芳香者为佳。

【化学成分】　树脂、$\alpha$-乳香酸、$\beta$-乳香酸、$\alpha$-香树脂酮、树胶、挥发油,$\alpha$-蒎烯、柠檬烯等。

【功效】　活血定痛,消肿生肌。

## 没药
### Myrrha

【来源】　为橄榄科植物地丁树 *Commiphora myrrha* Engl. 或哈地丁树 *Commiphora molmol* Engl. 树干皮部渗出的油胶树脂。分为天然没药和胶质没药。

【性状鉴定】

1. **天然没药**　呈不规则颗粒性团块或黏结成块状,大小不等,大者直径长达 6cm 以上。表面黄棕色或红棕色,近半透明,部分呈棕黑色,凹凸不平,被有黄色粉尘。质坚脆,破碎面不整齐,有油样光泽,常伴有白色小点或线纹,打碎后的薄片有亮光或半透明。有特异气香,味苦而微辛。

2. **胶质没药**　呈不规则块状和颗粒,多黏结成大小不等的团块,大者直径长达 6cm 以上。表面棕黄色至棕褐色,不透明。质坚实或疏松。有特异香气,味苦而有黏性。与水共研,形成黄棕色乳状液。

以块大、色红棕、半透明、香气浓而持久、杂质少者为佳。

**【化学成分】** 树脂25%~40%：含没药酸、α-没药树脂酸、β-没药树脂酸、γ-没药树脂酸、次没药脂酸、α-罕没药脂酚、β-罕没药脂酚等；树胶57%~61%（类似阿拉伯树胶，水解后得阿拉伯糖、木糖、半乳糖等）；挥发油7%~17%：油中含丁香油酚、间苯甲基酚等。

**【功效】** 散瘀定痛，消肿生肌。

## 血竭
### Draconis Sanguis

**【来源】** 为棕榈科植物麒麟竭 *Daemonorops draco* Bl. 果实渗出的红色树脂经加工而成。

**【原植物鉴定】** 多年生常绿藤本，长达10~20m。羽状复叶在枝梢互生，在下部有时近对生；小叶互生，线状披针形。肉穗花序，花单性，雌雄异株；花被6；雄蕊6，雌蕊1，子房略呈卵状。果实核果状，卵状球形，具黄色鳞片，果实内含深赤色的液状树脂，常由鳞片下渗出，干后如血块样。种子1枚。如图11-12所示。

**【产地与采制】** 主产于印度尼西亚的爪哇、苏门答腊及马来西亚和印度等地。采集成熟果实，充分晒干，加贝壳同入笼中强力振摇，松脆的红色树脂块即脱落，除去果实鳞片及杂质，用布包起，入热水中使软化成团，取出放冷，即为原装血竭；原装血竭经加入辅料加工炼制后成为加工血竭，常见的商品有手牌及皇冠牌等，均在血竭底部印有金色商标。进口血竭尚有太阳牌、金星牌、AA牌、AAA牌等。

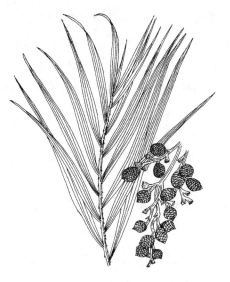

图11-12 麒麟竭植物图

**【性状鉴定】**

1. **原装血竭** 略呈类圆四方形或方砖形，大小不等。表面铁黑色或黑红色，有光泽，常附有因摩擦而产生的红粉。质硬而脆，破碎面红色。研成粉末血红色。气微，味淡。在水中不溶，在热水中软化。用火点燃，冒烟呛鼻，有苯甲酸样香气。

2. **加工血竭** 呈类圆四方形或方砖形。表面暗红色，有光泽，附有因摩擦而成的红粉，底部平圆，顶端有加工成型而形成的折纹。质硬而脆，破碎面红色。粉末砖红色。

以外色黑似铁、研粉红似血、火燃呛鼻、有苯甲酸样香气者为佳。

---

**专家教你辨真伪**

血竭真伪鉴别

血竭为贵重药材，市场上常见血竭伪品。血竭伪品多由松香、红色染料、石粉和泥土等混合制成，形似血竭，表面暗红色，用刀刮之起白色粉痕；研成粉末不呈血红色；有松香气，火烧之气更浓；置白纸上用火烘烤，油迹会扩散或有不溶物。

【化学成分】 含红色树脂酯（为血竭树脂鞣醇与苯甲酸及苯甲酰乙酸的化合物）约57%，从中分离出结晶形红色素：血竭素、血竭红素；黄烷类色素：如去甲血竭素、去甲血竭红素、黄烷醇等；三萜类：如海松酸、异海松酸等。

【理化鉴定】

1. 取药材粉末少许，置白纸上，用火烘烤即熔化，但无扩散的油迹，对光照视呈鲜艳的血红色。以火燃烧则发生呛鼻烟气，但不应有松香气味。

2. **检查松香** 取药材粉末0.1g，置具塞试管中，加石油醚（60~90℃）10ml，振摇数分钟，滤过，取滤液5ml，置另一试管中，加新配制的0.5%乙酸铜溶液5ml，振摇后，静置分层，石油醚层不得显绿色。

3. **薄层色谱** 以本品作为供试品，以血竭药材作为对照药材，以血竭素高氯酸盐作为对照品。照《中国药典》（2015年版）薄层色谱法试验，在供试品色谱中，应有相对应、同颜色的色谱斑点。

【检查】

1. **总灰分** 不得过6.0%。

2. **醇不溶物** 不得过25.0%。

【含量测定】 按高效液相色谱法测定，本品含血竭素（$C_{17}H_{14}O_3$）不得少于1.0%。

【功效】 活血定痛，化瘀止血，生肌敛疮。

---

**知识链接**

### 龙　血　竭

龙血竭（国产血竭、广西血竭）为百合科植物剑叶龙血树 *Dracaena cochinchinensis*（Lour.）S. C. Chen. 的含脂木质部提取而得的树脂。呈不规则块状。表面红棕色至黑棕色，有光泽，有的附少量红棕色的粉末。质脆，断面有空隙。气特异，微有清香，味微涩，嚼之有炭粒感并微黏牙齿。药理作用与进口血竭相似。此外尚有海南龙血树 *Dracaena cambodiana* Pierre ex Gagnep. 的树脂亦供药用。但与进口血竭（麒麟竭）成分完全不同，不能混淆，应注意鉴别。

---

### 海金沙
### Lygodii Spora

【来源】 为海金沙科植物海金沙 *Lygodium japonicum*（Thunb.）Sw. 的干燥成熟孢子。

【性状鉴定】 呈粉末状，为棕黄色或淡棕黄色的细小颗粒。体轻，用手捻之有光滑感，置手中易从指缝滑落。气微，味淡。撒在水中则浮于水面，加热逐渐下沉。置火中易燃烧，发生轻微爆鸣声且有闪光，无灰渣残留（若烧后有残渣或撒于水面，易下沉者表明有泥土掺杂）。

以质轻、色黄棕、有光滑感、无杂质者为佳。

【显微鉴别】 孢子为四面体，三角状圆锥形，可见三叉状裂隙，侧面观类三角形，底面观类圆形，直径60~85μm，外壁有颗粒状雕纹。如图11-13所示。

【化学成分】 孢子含脂肪油、海金沙素等。

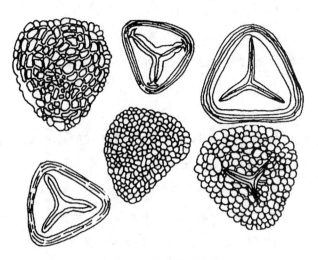

图 11-13　海金沙粉末图

【功效】 清利湿热,通淋止痛。

▶▶ 课堂活动

1. 什么叫菌核? 从性状、显微和理化三方面上鉴别茯苓与猪苓。

2. 区别外形相似容易混淆的乳香与没药。

3. 通过哪两种方法鉴别海金沙中是否掺有泥土。

### 冰片(合成龙脑)
### Borneolum Syntheticum

【来源】 为樟脑、松节油等用化学方法合成的结晶,又称"机制冰片"。

【性状鉴定】 为无色透明或白色半透明的片状松脆结晶。质松脆,可剥离成薄片,手捻即粉碎。气清香,味辛、凉。具挥发性,点燃发生浓烟,并有带光的火焰。在乙醇、三氯甲烷或乙醚中易溶,在水中几乎不溶。

以片大而薄、色洁白、质松脆、清香气浓者为佳。

---

**知识链接**

#### 天然冰片、艾片和梅片

冰片的商品除冰片外尚有天然冰片、艾片和梅片。 天然冰片(右旋龙脑)为樟科植物樟 *Cinnamomum camphora* (L.) Presl 的新鲜枝、叶经提取加工制成的结晶,药材为白色结晶性粉末或片状结晶, 气清香, 味辛、凉; 具挥发性, 点燃时有浓烟, 火焰呈黄色。 艾片(左旋龙脑)为菊科植物艾纳香 *Blumea balsamifera* (L.) DC. 的新鲜叶经提取加工制成的结晶, 药材为白色半透明片状、块状或颗粒状结晶, 质稍硬而脆, 手捻不易碎; 具清香气, 味辛、凉, 具挥发性, 点燃时有黑烟, 火焰呈黄色, 无残迹遗留。 梅片(龙脑香片)为龙脑香科植物龙脑香 *Dryobalanops aromatica* Gaertner. f. 树干经水蒸气蒸馏所得的结晶, 药材为半透明块状、片状或颗粒状结晶, 类白色至淡灰棕色; 气清香, 味清凉, 嚼之则慢慢溶化, 燃烧时无黑烟或微有黑烟。

【化学成分】　主为消旋龙脑。尚含异龙脑,是与天然冰片的主要区别。

【功效】　开窍醒神,清热止痛。

## 五倍子
## Calla Chinensis

【来源】　为漆树科植物盐肤木 *Rhus chinensis* Mill.、青麸杨 *Rhus potaninii* Maxim. 或红麸杨 *Rhus punjabensis* Stew. var. *sinica*( Diels) Rehd. et Wils. 叶上的虫瘿,主要由五倍子蚜 *Melaphis chinensis* ( Bell) Baker 寄生而形成。按外形不同,分为"肚倍"和"角倍"。

【性状鉴别】

1. **肚倍**　呈长圆形或纺锤形囊状,长 2.5~9cm,直径 1.5~4cm。表面灰褐色或灰棕色,微有灰黄色柔毛。质硬而脆,易破碎,断面角质样,有光泽,壁厚 0.2~0.3cm,内壁平滑,有黑褐色死蚜虫及灰色粉末状排泄物。气特异,味涩。

2. **角倍**　呈菱形,具不规则的钝角状分枝,柔毛较明显,壁较薄。其余特征同肚倍。如图 11-14 所示。

以个大、完整、色灰褐、壁厚者为佳。

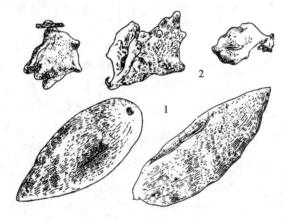

图 11-14　五倍子药材图
1. 肚倍　2. 角倍

【显微鉴别】

1. **角倍横切面**　外表皮细胞 1 列,类方形,其间有多数非腺毛。基本薄壁组织细胞含糊化淀粉粒,少数有草酸钙小棱晶。微管束众多,外韧型,散在,外侧大而稀,向内渐小而密,每个维管束外侧均有 1~2 个大型树脂道,直径 50~200~350μm。鞣质多存在于外表皮细胞,尤以短角状突起处更为集中。

肚倍组织构造与角倍相似。

2. **角倍粉末**　棕黄色,味极苦。非腺毛众多,长 80~150~180μm,1~2~4 个细胞,单列,先端有的弯曲成鸟喙状。薄壁细胞多含糊化淀粉粒,个别含草酸钙小棱晶,长 10~15μm。树脂道均已破碎,树脂块散在,黄棕色。导管多为螺纹,直径 10~15μm。

【化学成分】　主含五倍子鞣质 50%~70%,肚倍含量高,角倍含量低,另含没食子酸 2%~4%。另含树脂、脂肪、蜡质、淀粉等。

【功效】敛肺降火,涩肠止泻,敛汗,止血,收湿敛疮。

点滴积累 ∨

1. 冬虫夏草虫体似蚕,有 20~30 条环纹,全身有足 8 对,以中部 4 对较明显。

2. 与水共研,乳香形成白色或黄白色乳状液,没药形成黄棕色乳状液。

3. 血竭外色黑似铁、研粉红似血、火燃呛鼻、有苯甲酸样香气。取本品粉末,置白纸上,用火隔纸烘烤即熔化,而无油迹扩散,对光照视呈鲜艳的红色。

4. 海金沙与冰片注意其水试和火试的特征。

其他藻、菌、树脂及其他类中药简表

| 药名 | 来源 | 识别要点 | 功效 |
|---|---|---|---|
| 海藻 | 为马尾藻科植物海蒿子 *Sargassum pallidum*(Turn.) C. Ag. 或羊栖菜 *Sargassum fusiforme*(Harv.) Setch. 的干燥藻体。前者称"大叶海藻",后者称"小叶海藻" | **大叶海藻**:主干圆柱形,具圆锥状突起,主枝及侧枝具短小的刺状突起。初生叶披针形或倒卵形,次生叶条形或披针形。气囊黑褐色,球形或卵圆球形,有的具柄。质脆,潮湿时柔软,水浸后膨胀,肉质,黏滑。气微腥,味微咸<br>**小叶海藻**:主干较小,无刺状突起。叶条形或细匙形,先端稍膨大,中空。气囊腋生,囊柄较长。质较硬,余同大叶海藻 | 软坚散结,消痰,利水 |
| 雷丸 | 为白蘑科真菌雷丸 *Omphalia lapidescens* Schroet. 的干燥菌核 | 呈类球形或不规则块状。表面黑褐色或灰褐色,有略隆起的网状细纹。质坚实而重,断面常有黄白色大理石样纹理。气微,味微苦,嚼之初有颗粒感,微带黏性,久嚼无渣 | 杀虫消积 |
| 马勃 | 为灰包科真菌脱皮马勃 *Lasiosphaera fenzlii* Reich、大马勃 *Calvatia gigantea*(Batsch ex Pers.) Lloyd 或紫色马勃 *Calvatia lilacina*(Mont. et Berk) Lloyd 的干燥子实体 | 呈扁球形或类球形,包被灰棕色至黄褐色,常破碎呈块片状,孢体紧密有弹性,用手撕之,内有灰褐色棉絮状的丝状物。触之则孢子呈尘土样飞扬,手捻有细腻感。气似尘土,无味。取本品置火焰上,轻轻抖动,可见微细的火星飞扬 | 清热利咽,止血 |
| 苏合香 | 为金缕梅科植物苏合香树 *Liquidambar orientalis* Mill. 的树干渗出的香树脂经加工精制而成 | 为半流动性的浓稠液体,棕黄色或暗棕色,半透明。质黏稠,较水为重。气芳香,味苦辣 | 开窍,辟秽,豁痰,止痛 |
| 安息香 | 为安息香科植物白花树 *Styrax tonkinensis*(Pierre) Craib ex Hart. 的干燥树脂 | 为不规则的小块,稍扁平,常黏结成团块。表面橙黄色,有蜡样光泽(自然出脂);或为不规则的圆柱状、扁平块状。表面灰白色至淡黄白色(人工割脂)。质脆,易碎,断面平坦,白色,放置后逐渐变为淡黄棕色至红棕色。加热则软化熔融。气芳香,味微辛,嚼之有沙粒感 | 开窍醒神,行气活血,止痛 |

| 药名 | 来源 | 识别要点 | 功效 |
|---|---|---|---|
| 青黛 | 为爵床科植物马蓝 *Baphicacanthus cusia*(Nees)Bremek、蓼科植物蓼蓝 *PoLygonum tinctorium* Ait. 或十字花科植物菘蓝 *Isatis indigotica* Fort. 的叶或茎叶经加工制得的干燥粉末、团块或颗粒 | 为极细的深蓝色的粉末,体轻,易飞扬,撒于水中能浮于水面;或呈不规则多孔性的团块、颗粒,用手搓捻即成细末。微有草腥气,味淡。用微火灼烧,有紫红色烟雾发生 | 清热解毒,凉血消斑,泻火定惊 |
| 儿茶 | 为豆科植物儿茶 *Acacia catechu*(L. f.)Willd. 的去皮枝、干的干燥煎膏,习称"儿茶膏"或"黑儿茶" | 呈方形或不规则块状,大小不一。表面棕褐色或黑褐色,光滑而稍有光泽。质硬,易碎,断面不整齐,具光泽,有细孔。遇潮有黏性。气微,味涩、苦、略回甜 | 活血止痛,止血生肌,收湿敛疮,清肺化痰 |
| 天竺黄 | 为禾本科植物青皮竹 *Bambusa textiles* McClure 或华思劳竹 *Schizostachyum chinense* Rendle 等秆内的病理分泌液经干燥后的块状物 | 呈不规则片块或颗粒,大小不一。表面灰蓝色、灰黄色或灰白色。质坚脆,易折断,断面灰白色。气微,味淡,舐之有吸舌感。置于水中产生气泡,不溶于水,原为象牙色者逐渐变为淡绿色或天蓝色 | 清热豁痰,凉心定惊 |
| 芦荟 | 为百合科植物库拉索芦荟 *Aloe barbadensis* Miller、好望角芦荟 *Aloe ferox* Miller 等同属近缘植物叶的汁液浓缩干燥物,前者习称"老芦荟",后者习称"新芦荟" | **老芦荟**:呈不规则块状,常破裂为多角形,大小不一,表面暗红褐色或深褐色,无光泽。体轻,质硬,不易破碎,断面粗糙或显麻纹。富吸湿性。有特殊臭气,味极苦。<br>**新芦荟**:表面呈褐色,略显绿色,有光泽。体轻,质松,易碎,断面玻璃样而有层纹 | 清肝热,通便 |
| 琥珀 | 为古代松科松属植物的树脂埋藏地下经年久转化而成。从地下挖出者称"琥珀",从煤中选出者称"煤珀" | 为不规则块状、颗粒状,表面血红色、黄棕色或黑棕色,透明或半透明,有树脂样光泽,质硬而脆,易破碎,断面具玻璃样光泽,摩擦带电,能吸灯草或薄纸。手捻有涩感。燃之易熔,稍冒黑烟,刚熄灭时冒白烟,微有松香气(琥珀)或煤油气(煤珀)。以水煮沸不得溶化变软 | 镇惊安神,利小便,散瘀血 |

## 目标检测

一、选择题

(一)单项选择题

1. 树脂与树胶的区别哪项是错误的( )

    A. 树脂不溶于水,也不吸水膨胀,而树胶相反

    B. 树胶不溶于水,也不吸水膨胀,而树脂相反

    C. 树脂可溶于有机溶剂,而树胶不能

    D. 树胶加热炭化,树脂加热软化

    E. 树胶加热有焦糖气,树脂为香气或臭气

2. 菌类中药一般不含( )

    A. 叶绿素               B. 多糖               C. 氨基酸

  D. 甾醇      E. 抗生素

3. 下列哪一项不是冬虫夏草的性状特征(   )

  A. 虫体似蚕

  B. 足 8 对,头部 3 对明显

  C. 质脆易断,断面略平坦

  D. 子座细长圆柱形,上部稍膨大,质柔韧

  E. 气微腥,味微苦

4. 茯苓具有抗肿瘤活性的成分是(   )

  A. 茯苓酸    B. 茯苓聚糖    C. 生物碱

  D. 麦角甾醇    E. 茯苓次聚糖

5. 下列哪一项不是猪苓的性状特征(   )

  A. 呈不规则条形、类圆形或扁块状    B. 表面黑色或棕黑色,瘤状突起

  C. 体重质坚实,入水下沉    D. 气微,味淡

  E. 断面类白色或黄白色,略呈颗粒状

6. 取乳香与少量水共研,能形成(   )

  A. 红色乳状液      B. 棕色乳状液

  C. 黄色乳状液      D. 白色乳状液

  E. 橙色乳状液

7. 血竭的石油醚提取液加新配制的 0.5% 乙酸铜溶液,振摇静置分层,石油醚层不得显绿色。是检查(   )

  A. 海松酸    B. 血竭素    C. 血竭红素

  D. 松香    E. 树胶

8. 撒在火上,发出爆鸣声且有闪光的是(   )

  A. 海金沙    B. 冰片    C. 青黛

  D. 蒲黄    E. 松花粉

9. 五倍子的药用部位是(   )

  A. 果实中渗出的红色树脂    B. 蕨类植物的成熟孢子

  C. 虫瘿    D. 叶或茎叶加工的粉末或团块

  E. 子实体

10. 冬虫夏草的入药部位是(   )

  A. 子实体    B. 菌核    C. 子座

  D. 菌核和虫体    E. 子座和虫体

(二)多项选择题

1. 冬虫夏草子座头部横切面可见(   )

  A. 周围由 1 列子囊壳组成

B. 子囊壳下半部埋生于子座内

C. 子囊壳内有多数线形子囊

D. 每个子囊内有 2~8 个线形的子囊孢子

E. 子座中央充满菌丝

2. 冬虫夏草的化学成分有(    )

A. 粗蛋白和氨基酸　　　　B. 核苷类　　　　　　C. 虫草酸

D. 虫草多糖　　　　　　　E. 生物碱

3. 灵芝的性状特征为(    )

A. 外形呈伞状,菌盖肾形、半圆形或近圆形

B. 皮壳坚硬,黄褐色或红褐色,有光泽

C. 皮壳具环状棱纹和辐射状皱纹

D. 菌肉白色至浅棕色

E. 菌柄生于菌盖下部的中央,有漆样光泽

4. 茯苓经过加工后的商品规格有(    )

A. 茯苓个　　　　　　　　B. 云苓　　　　　　　C. 茯苓块

D. 茯苓片　　　　　　　　E. 茯苓皮

5. 茯苓个的性状特征为(    )

A. 类球形、椭圆形、扁圆形或不规则团块

B. 外皮薄而粗糙,棕褐色至黑褐色

C. 表面有细密而深陷的环状横纹

D. 体轻,质脆,断面光滑

E. 气微,味淡,嚼之粘牙

二、简答题

1. 简述茯苓与猪苓的性状区别点。

2. 简述乳香与没药的性状区别点。

3. 简述树脂的通性。

三、实例分析题

猪苓为常用中药,尤为所含的猪苓多糖具有抗肿瘤作用,使得近年来猪苓种植面积大幅度的增加。但制药厂在收购猪苓药材的过程中,发现同一地域药农种植的猪苓有些为优质品,有些重金属含量严重超标,试分析原因。

ER-11章习题

# 实训项目十六　茯苓、猪苓的鉴定

## 【实训目的】

1. 了解菌类中药的鉴定方法。

2. 熟悉茯苓与猪苓的性状区别与理化区别点。

3. 掌握茯苓与猪苓的粉末显微鉴定特征。

## 【实训内容】

（一）实训仪器、试剂、材料

生物显微镜、临时制片用具（载玻片、盖玻片、解剖针、镊子、酒精灯、吸水纸、擦镜纸等）、常用学习用具（铅笔、橡皮等）。

水合氯醛、蒸馏水、稀甘油、5%氢氧化钾溶液、碘化钾碘试液。

茯苓与猪苓药材和粉末等。

（二）实训操作

**1. 性状鉴定**　观察茯苓与猪苓药材或饮片的性状特征：注意形状、表面颜色，质地，断面、气味等。

**2. 显微鉴定**

（1）茯苓的显微鉴定：取茯苓粉末少许，制作水装片、水合氯醛液装片或氢氧化钾溶液装片，置于显微镜下观察：注意菌丝团块及菌丝的形状、大小及颜色。注意观察淀粉粒及草酸钙晶体的有无。

（2）猪苓的显微鉴定：取猪苓粉末少许，制作水装片，置于显微镜下观察：注意菌丝团块情况，菌丝粗细长短、是否弯曲、颜色，草酸钙结晶的形状等。

【理化鉴定】取茯苓、猪苓各少量，加碘化钾碘试液1滴，注意两者颜色的变化。

## 【实训注意】

1. 使用碘化钾碘试液要严格按照操作规程。

2. 用氢氧化钾溶液装片，擦拭干净后，置于显微镜下观察。

## 【实训检测】

1. 简述茯苓与猪苓的性状鉴别要点。

2. 茯苓与猪苓容易混淆，怎样鉴别？

3. 在显微镜下，找到茯苓中菌丝，猪苓中的草酸钙八面体结晶。

## 【实训报告】

1. 记述茯苓与猪苓的性状特征及理化鉴定结果。

2. 绘出茯苓及猪苓粉末显微特征图。

（姚学文）

# 第十二章

## 动物类中药

ER-12PPT

### 导学情景

**情景描述:**

唐代文学家柳宗元的散文名篇《捕蛇者说》中云:"永州之野产异蛇:黑质而白章,触草木尽死;以啮(niè)人,无御之者……可以已大风、挛踠(luán wǎn)、瘘疠(lòu lì),去死肌,杀三虫……",意思为:……可以用来治好麻风病,手脚弯曲不能伸展,颈部脓肿、毒疮,除去坏死的肌肉,杀死各种寄生虫……。可见早在一千多年前我国的唐代,对蛇药的研究已比较全面了。

**学前导语:**

动物类中药的应用有悠久的历史,早在4000年前的甲骨文记载中就有麝、犀、牛、蛇等40余种药用动物,动物的应用至少有3000年的历史。现代研究证明动物药有独特疗效:蛇毒是治疗肿瘤以及心脑血管、血栓相关疾病的良药,水蛭素是迄今为止世界上最强的凝血酶特效抑制剂,斑蝥素有治疗原发性肝癌和病毒性肝炎的作用,蜂毒可治疗风湿关节炎,抗炎作用比同剂量的氢化可的松高100倍……长期以来,过度捕猎,致使野生药用动物资源濒危。由于人工养殖投资高,风险大,市场上动物药的假冒伪劣情况多有发生,已严重影响到人民用药安全及生命健康。本节课,让我们一起进入到动物类中药的学习。

动物类中药是指以动物的全体或某一部分、动物的生理或病理产物及其加工品等入药的一类中药。动物的全体,如全蝎、蜈蚣;动物的某一部分,如鹿茸、海狗肾等;动物的分泌物,如麝香、蟾酥;动物的排泄物,如蚕砂、五灵脂;动物的生理产物,如蛇蜕、蝉蜕;动物的病理产物,如牛黄、珍珠等;动物加工品,如阿胶、鹿角霜等。

ER-12-1

扫一扫知重点

## 第一节　动物类中药概述

动物类中药在我国的应用有着悠久的历史,从本草记载来看,《神农本草经》载有动物药65种,《新修本草》载有128种,《本草纲目》载有461种,《本草纲目拾遗》载有160种。动物药在历代本草中均有记载,据统计,历代本草记载的动物药约有600种。

我国动物类中药资源十分丰富,据《中国动物药志》记载,我国动物药有975种,包括药用动物1546种。

动物类中药因动物的生长年限、生活环境、采收时间和加工方法的不同,药材性状也有很大的差异。动物药采集较难,资源不足,但医药效能显著,导致其价格昂贵,造假掺伪现象十分普遍。近年来,我国在药用动物的家养、人工繁殖、寻找代用品等方面取得了一定成绩,如牛黄的人工培植,鹿的驯化,人工育珠,麝香代用品的开发等,极大缓解了药用资源的不足。

## 一、药用动物的分类

动物分类学是一门识别动物种类,研究动物系统的科学。据统计世界上的动物已达 150 万种以上,动物界的分类也和植物界一样,划分为若干个等级,如门、纲、目、科、属、种,而以种为分类的基本单位。动物界由低等到高等可分为 11 门,可供药用的动物,基本上属于以下 7 门。

**1. 多孔动物门** 又称海绵动物门,是最原始、最低等的多细胞动物,无器官系统和明确的组织分化。如紫梢花。

**2. 腔肠动物门** 为低等后生动物,体形呈辐射对称,具内外两层胚,有原始消化腔、原始的肌肉系统和神经系统。如海蜇、珊瑚等。

**3. 环节动物门** 为真体腔动物,体圆筒形或背腹扁平,分若干同型体节,具有体腔和比较完善的循环系统。如地龙、水蛭等。

**4. 软体动物门** 为动物界第二大门,身体柔软,不分节,由头、足及内脏三部分组成,有外套膜和贝壳。如乌贼、牡蛎、珍珠贝等。

**5. 节肢动物门** 为动物界最大的门,身体通常分为头部、胸部、腹部三部分,附肢也分节。其中与药用关系密切的有四个纲:即甲壳纲、蛛形纲、多足纲和昆虫纲。如全蝎、蜈蚣等。

**6. 棘皮动物门** 全为海生动物,成体呈辐射对称,幼体呈两侧对称,体表有保护性棘状突起的动物。如海燕、海胆、海参等。

**7. 脊索动物门** 为最高等的动物类群,主要特征为有脊索,位于消化管背面,脊索背面有管状神经索。脊索动物门分 4 个亚门,其中与药用关系密切的是脊椎动物亚门,有药用价值的分为五个纲:即鱼纲,如海马;两栖纲,如中华大蟾蜍;爬行纲,如乌梢蛇;鸟纲,如家鸡;哺乳纲,如梅花鹿。

## 二、动物类中药的鉴定方法

动物类中药性状差别较大,各有其特性,鉴别时需具有动物学分类和解剖学的基础知识。对于完整的动物体,可根据其形态特征进行动物分类学鉴定,确定其品种;对于动物体的某一部分,鉴定时要结合解剖学的有关知识;动物的分泌物、排泄物、生理产物、病理产物要认真观察其特征、颜色、质地,嗅气尝味。

动物类中药主要通过性状进行鉴定,必要时利用显微鉴定和理化鉴定,并运用现代科学技术鉴定品质、纯度,同标准品进行对照,辨别真伪优劣,确保中药质量。

### (一) 性状鉴定

首先要注意动物药的类别和药用部位,其次要仔细观察药材的形状、大小、颜色、表面特征等,尤其应注意昆虫类的形状、大小、颜色、特征、气味,蛇类的鳞片特征,角的类型(角质角还是骨质角,洞角还是实角,有无骨环等),分泌物的气味、颜色,排泄物的形状、大小、外表面的纹理等。鉴定时应结合看、尝、嗅、试(手试、火试、水试)等传统经验鉴别法,如熊胆味苦回甜,有钻舌感。

（二）显微鉴定

近年来显微鉴定法越来越多地用于动物药的鉴定,特别是贵重药材。主要进行肌肉、皮肤、毛发、角的组织特征鉴定,粉末特征鉴定及扫描电镜观察。

（三）理化鉴定

理化鉴定在某些含特殊成分的动物药中更加适用。

**1. 物理常数测定**　某些动物药如蜂蜡、虫白蜡等,可测定其熔点、溶解度或酸值、皂化值等物理常数,以控制其质量。

**2. 凝胶电泳检测**　利用动物药所含蛋白质、氨基酸的组成和性状不同,用聚丙烯酰胺凝胶蛋白电泳可成功地将动物药与其类同品、伪品区别开来。如对蛇类药材、昆虫类药材的鉴定等。

**3. 光谱和色谱**　光谱和色谱技术的应用,提高了动物药鉴定的准确性。如应用高效液相色谱对熊胆等多种动物胆汁进行鉴定,发现也存在差异。

动物类中药质量一般以身干、无虫蛀、无霉变、无杂质为合格,以个大、完整,有特异的色、香、味者为佳。以体破碎、有虫蛀、有霉变、杂质多者为质量差。

---

**点滴积累** ∨

1. 动物类中药是指以动物的全体或某一部分、动物的生理或病理产物及其加工品等入药的一类中药。

2. 我国动物类中药资源十分丰富,据《中国动物药志》记载,我国动物药有975种。

3. 动物界的分类也和植物界一样,划分为若干个等级,如界、门、纲、目、科、属、种,而以种为分类的基本单位。

---

# 第二节　动物类中药的鉴定

珍珠的鉴定

### 珍珠
### Margarita

**【来源】** 为珍珠贝科动物马氏珍珠贝 *Pteria martensii*（Dunker）、蚌科动物三角帆蚌 *Hyriopsis cumingii*（Lea）或褶纹冠蚌 *Cristaria plicata*（Leach）等贝壳类动物受刺激而形成的珍珠。前者所产珍珠称海水珍珠,天然和人工养殖均有;后两者所产珍珠称淡水珍珠,多为人工养殖。

**【产地与采制】** 海水珍珠产自广东、广西、海南及台湾等省区。淡水珍珠产自浙江、江苏、江西、湖南等地。

**【性状鉴定】**

**1. 天然珍珠**　呈类球形、长圆形、卵圆形或棒形,直径1.5~8mm。表面类白色、浅粉红色、浅黄绿色或浅蓝色,半透明,光滑或微有凹凸,具特有的彩色光泽,习称"宝气"。质坚硬,破碎面显层纹。

无臭,无味。

**2. 人工养殖珍珠**  呈长圆、扁圆等多种形状,大小不一。表面银白色、浅粉色、黑色等,凹凸不平,珠光淡。质地疏松易碎,断面中央有圆形的贝壳磨制成的核心。无臭,无味。如图 12-1 所示。

以粒大、形圆、色白光亮,破开有层纹无硬核者为佳。

【显微鉴定】

1. **珍珠磨片**  可见粗细两种类型的同心环状层纹,粗层纹较明显,连续成环,层间距离 60~500μm,细层纹多不甚明显,层间距不足 32μm。置暗视野下观察,可见珍珠特有的彩虹般光环。断面应全部具同心层纹。如图 12-2 所示。

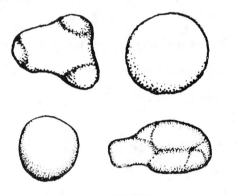
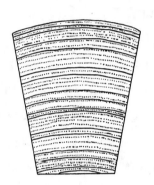

图 12-1  珍珠药材图          图 12-2  珍珠磨片图

2. **珍珠粉末**  类白色。为不规则碎块,半透明,具彩虹样光泽。表面显颗粒性,由数至十数薄层重叠,片层结构排列紧密,可见致密的成层线条或极细密的微波状纹理。如图 12-3 所示。

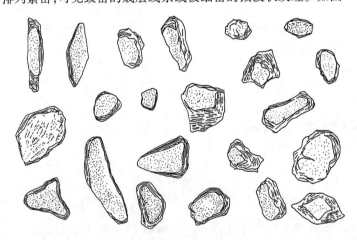

图 12-3  珍珠粉末图

【化学成分】  主要含碳酸钙。并含有多种氨基酸,尚含有少量铅、铜、铁、镁、锰、钠、锌、硅、锶等元素。

【理化鉴定】

1. **荧光试验**  取本品,置紫外灯(365nm)下观察,显浅蓝紫色或亮黄绿色荧光,通常环周部分较明亮。

2. **灼烧试验**　取本品数粒置于石棉网上,用烧杯罩住,用火烧之,有爆裂声,呈层片状分离,碎片内外银灰色,质地松脆。

【功效】　安神定惊,明目消翳,解毒生肌。

---

**专家教你辨真伪**

**真假珍珠如何鉴别?**

珍珠既是中药材,也是美容品和装饰品,市场多有伪品,可用下面方法鉴定。

1. 弹跳法　从60cm高处掉在玻璃板上,海水天然珍珠弹跳高度为15～25cm,淡水养殖珍珠弹跳5～10cm来进行鉴别。伪品弹跳低,在5cm以下。

2. 察孔法　真珍珠因质硬,在钻孔处显得锐利些,仿珍珠质软,孔口处会出现凹隐情况。

3. 洗涤法　用有机溶剂丙酮清洗,伪品可洗脱光泽,正品不能洗脱。

---

## 全蝎
### Scorpio

【来源】　为钳蝎科动物东亚钳蝎 *Buthus martensii* Karsch 的干燥体。

---

**知识链接**

**全蝎品类**

1. 若放到清水中煮沸后,用水漂洗,称为"清水蝎"或"淡水蝎";若放到盐水中煮沸,每斤蝎子用食盐60～90g或100～150g,称为"盐水蝎"。

2. 春季捕捉者称为"春蝎",全蝎未食泥土,腹内空瘪,质量较好;夏季产量较大,称为"伏蝎",腹内有大量泥土,品质较次。

---

【性状鉴定】　头胸部与前腹部呈扁平长椭圆形,后腹部呈尾状,皱缩弯曲,完整者体长约6cm。头胸部呈绿褐色,前面有1对短小的螯肢及1对较长大的钳状脚须,形似蟹螯,背面覆有梯形背甲,腹面有足4对,均为7节,末端各具2爪钩;前腹部由7节组成,第7节色深,背甲上有5条隆脊线。背面绿褐色,后腹部棕黄色,6节,节上均有纵沟,末节有锐钩状毒刺,毒刺下方无距。气微腥,味咸。如图12-4所示。

以完整、色黄褐、腹中无泥土和杂物者为佳。

【化学成分】　含蝎毒素,为一种含碳、氢、氧、氮、硫等元素的毒性蛋白。此外,并含三甲胺、甜菜碱、牛磺酸、软脂酸、硬脂酸、胆固醇、卵磷脂及铵盐等。

【功效】　息风镇痉,攻毒散结,通络止痛。

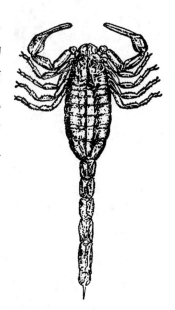

图 12-4　全蝎药材图

**专家教你识优劣**

**腹部鼓起的全蝎有问题**

全蝎为我国传统名贵药材,由于货少价高,掺假增重情况比较多见。 其手法为将蝎子放到食盐和泥土的混合泥浆中,使其喝足盐泥浆再致死晒干,一般可增重全蝎体重三分之一以上。 识别方法为: 正常全蝎干燥后,腹背塌陷、抽沟、干瘪,重量轻。 掺假增重者腹部饱满、腹背向外凸起,质量较重。 简单的鉴别办法为:①将全蝎置于水中,应浮于水面,掺假增重者沉于水底。 ②将腹部刨开,掺假增重者腹内黑色泥状物较多。 ③将全蝎腹内物,置于火上易燃,并发出爆鸣声,并有毛焦臭气;掺假增重者腹内物不燃烧,若燃烧也无毛焦臭气。

也有掺盐增重者,其表面披有盐霜,严重者全体附有盐的颗粒,鉴别方法同上。

## 海马

## Hippocampus

【来源】 为海龙科动物线纹海马 *Hippocampus kelloggi* Jordan et Snyder、刺海马 *Hippocampus histrix* Kaup、大海马 *Hippocampus kuda* Bleeker、三斑海马 *Hippocampus trimaculatus* Leach 或小海马(海蛆) *Hippocampus japonicus* Kaup 的干燥体。

【性状鉴定】

**1. 线纹海马** 呈扁长形而弯曲,体长约30cm。表面黄白色。头略似马头,有冠状突起,具管状长吻,口小,无牙,两眼深陷。躯干部七棱形,尾部四棱形,渐细卷曲,体上有瓦楞形的节纹并具短棘,习称"马头、蛇尾、瓦楞身"。体轻,骨质,坚硬。气微腥,味微咸。如图12-5所示。

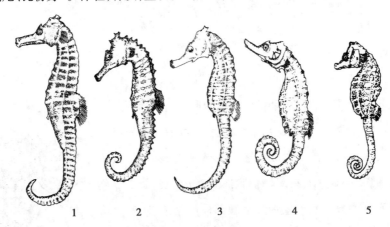

图12-5 海马药材图
1. 线纹海马  2. 刺海马  3. 大海马  4. 三斑海马  5. 小海马

**2. 刺海马** 体长15~20cm,头部及体上环节间的棘细而尖。

**3. 大海马** 体长20~30cm,黑褐色。

**4. 三斑海马** 体长10~18cm,体背部第1、4、7节的短棘基部各有1黑斑。

**5. 小海马** 体形小,长7~10cm,黑褐色,节纹及短棘均较细小。

以体大、坚实、头尾齐全者为佳。

【化学成分】 含乙酰胆碱酯酶、胆碱酯酶、蛋白酶、蛋白质、氨基酸、溶血磷脂酰胆碱、脂肪酸、甾体类化合物及微量元素等。另含胡萝卜素、虾青素等皮肤色素。

【功效】 温肾壮阳,散结消肿。

---

**专家教你识优劣**

### 当心"有馅"的海马

海马由于外形特殊,一般没有混淆品,但由于海马价格很高,市场上有不法商贩对海马进行掺伪,一般是向海马的腹部注入蛋黄粉、鱼粉、水泥、沙子、胶质、铁钉、铅粒等,以增加重量。掺伪品质地特别沉重,腹部鼓起,折断可见异物。

---

### 蕲蛇
### Agkistrodon

【来源】 为蝰科动物五步蛇 *Agkisrrodon acutus* (Guenther)的干燥体。

【性状鉴定】 呈圆盘状,头在中间稍向上,呈三角形而扁平,吻端向上,习称"翘鼻头"。背部两侧各有黑褐色与浅棕色组成的"V"形斑纹 17~25 个,习称"方胜纹"。腹部鳞片较大,有黑色类圆形的斑点,习称"连珠斑";腹内壁黄白色,脊椎骨的棘突较高,呈刀片状上突。尾部骤细,末端有三角形角质鳞片 1 枚,习称"佛指甲"。气腥,味微咸。

【化学成分】 主含蛋白质、脂肪及氨基酸。

【功效】 祛风,通络,止痉。

### 乌梢蛇
### Zaocys

【来源】 为游蛇科动物乌梢蛇 *Zaocys dhumnades* (Cantor)的干燥体。

【性状鉴定】 呈圆盘状,表面黑褐色或绿黑色,密被菱形鳞片,背鳞行数成双,背中央 2~4 行鳞片强烈起棱,形成两条纵贯全体的黑线。头盘在中间,扁圆形,眼大而下凹陷,有光泽。脊部高耸成屋脊状,习称"剑脊"。尾部渐细而长。尾下鳞双行。气腥,味淡。

【化学成分】 主要含氨基酸、蛋白质及无机元素。

【功效】 祛风,通络,止痉。

ER-12-3

蛤蚧的鉴定

### 蛤蚧
### Gekko gecko

【来源】 为壁虎科动物蛤蚧 *Gekko gecko* Linnaeus 的干燥全体。

【性状鉴定】 全体呈扁片状。头部略呈扁三角状,两眼多凹陷成窟窿,口内有细齿,生于颚的边缘,无异型大齿。吻部半圆形,吻鳞不切鼻孔。背部呈灰黑色或银灰色,有黄白色、灰绿色或橙红色斑点散在或密集成不显著的斑纹。全体密被圆形或多角形微有光泽的细鳞。四足具 5 趾,足趾底有吸盘。尾部细而坚实,微现骨节,与背部颜色相同,有 6~7 个明显的银灰色环带,有的再生尾较原生尾短,且银灰色环带不明显。

【化学成分】含肌肽、胆碱、肉毒碱及5种磷脂类成分等。

【功效】补肺益肾,纳气定喘,助阳益精。

## 金钱白花蛇
## Bungarus Parvus

金钱白花蛇
的鉴定

【来源】为眼镜蛇科动物银环蛇 *Bungarus multicinctus* Blyth 除去内脏的干燥体。

【产地与采制】产于广东、广西、安徽等地。在小蛇孵化出壳后,养 10~15 天,使其长度达到 30cm 左右将其捕杀,去除内脏后干燥入药。

【性状鉴定】呈圆盘状,盘径 3~6cm,蛇体直径 0.2~0.4cm。头盘在中央,尾细,常纳于口内。背部黑色或灰黑色,有光泽,有白色环纹 45~58 个,黑白相间,白纹在背部宽 1~2 行鳞片,向腹部逐渐放射增宽,黑纹 3~5 行鳞片,背正中显著突出 1 条脊棱,脊棱扩大呈六角形,背鳞通身 15 行;肛鳞完整;尾下鳞单行;腹面黄白色,鳞片稍大。气微腥,味微咸。如图 12-6、彩图 40 所示。

以身干、头尾俱全、盘径小者为佳。

【化学成分】蛇体含蛋白质、脂肪及鸟嘌呤核苷。头部蛇毒中含多种酶,如三磷酸腺苷酶、磷脂酶等,另含 α-环蛇毒、β-环蛇毒、γ-环蛇毒(为强烈的神经性毒)及神经生长因子。

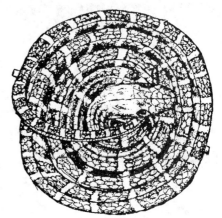

图 12-6　金钱白花蛇药材图

【浸出物】按醇溶性浸出物测定法(热浸法)测定,不得少于 15.0%。

【功效】祛风通络,定惊止痉。

---

**专家教你辨真伪**

### 头部有"骷髅形花纹者"为伪品

金钱白花蛇为常用中药,市场多有伪品出现,常见伪品为游蛇科动物赤链蛇幼蛇的干燥体。识别要点为:赤链蛇虽与正品极为相似,但全体白色花纹较多,约 70 个左右,尤以头部具有"骷髅形白色花纹",而易与正品区别。如彩图 41 所示。

---

## 阿胶
## Asini Colla Corii

【来源】为马科动物驴 *Equus asinus* L. 的皮去毛后熬制而成的胶块。

【性状鉴定】为长方形或方形块,棕色至黑褐色,有光泽。质硬而脆,断面光亮,碎片对光照视呈棕色半透明。气微,味微甘。

以色乌黑、光亮、透明、无腥气者为佳。

【化学成分】含骨胶原蛋白及其部分水解产物赖氨酸、精氨酸等多种氨基酸及多种无机元素。

【功效】补血滋阴,润燥,止血。

# 鹿茸
## Cervi Cornu Pantotrichum

鹿茸的鉴定

【来源】为鹿科动物梅花鹿 *Cervus nippon* Temminck 或马鹿 *Gervus elaphus* Linnaeus 的雄鹿未骨化密生茸毛的幼角。前者习称"花鹿茸"或"黄毛茸"，后者习称"马鹿茸"或"青毛茸"。

【原动物鉴定】

**1. 梅花鹿**　成年公鹿第二年起生角，每年增加1叉，五岁后分4叉止。雌鹿无角。冬夏均有白斑，夏季明显，状若梅花。

**2. 马鹿**　体形高大，成年公鹿角通常分6叉，最多分8叉。体毛红褐色，只有幼鹿身上有斑点，成鹿无白斑。如图12-7所示。

【采收加工】

**1. 锯茸**　梅花二杠鹿茸每年可采收两次，清明后45~55天锯取（头茬茸），采后50~60天锯取第二次（二茬茸）；梅花三叉鹿茸每年则采收一次，约在7月下旬。马鹿茸根据情况可在5~8月间锯取。

**2. 砍茸**　已生长多年的老鹿、病鹿，先将鹿头砍下，再将茸连脑盖砍下，刮净残肉，将脑皮绷紧，进行烫、炸等加工、阴干。

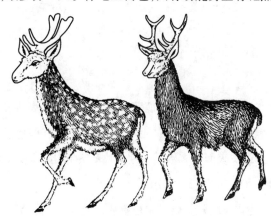

图 12-7　梅花鹿和马鹿动物图
左：梅花鹿　右：马鹿

【性状鉴定】

**1. 花鹿茸**　呈圆柱状分枝，具一个分枝者习称"二杠"，主枝习称"大挺"，长17~20cm，锯口直径4~5cm，离锯口约1cm处分出侧枝，习称"门庄"，长9~15cm，直径较大挺略细。外皮红棕色或棕色，多光润，表面密生红黄色或棕黄色细茸毛，上端较密，下端较疏；分岔间具1条灰黑色筋脉，皮茸紧贴。锯口黄白色或黑褐色，外围无骨质，中部密布细孔。体轻，气微腥，味微咸。

具两个分枝者，习称"三岔"，大挺长23~33cm，直径较二杠略细，略呈弓形，微扁，枝端略尖，下部多有纵棱筋及突起疙瘩,习称"骨豆"。

二茬茸与头茬茸相似,但挺长而不圆或下粗上细,下部有纵棱筋和突起疙瘩。茸皮较薄,茸毛较粗糙,锯口外围多已骨化。体较重,质硬。如图12-8、彩图42、彩图43所示。

2. **马鹿茸**　较花鹿茸粗大,茸毛较长,分枝较多,侧枝一个者,习称"单门",两个者习称"莲花",三个者习称"三岔",四个者,习称"四岔",五个者习称"五岔",最多"六岔"。按产地不同分"东马鹿茸"和"西马鹿茸"。①东马鹿茸:"单门"大挺长25~27cm,直径约3cm。外皮灰黑色,茸毛灰褐色或灰黄色。锯口面外皮较厚,灰黑色,中部密布细孔,质嫩;"莲花"大挺长可达33cm,下部有棱筋,锯口面蜂窝状小孔稍大;"三岔"皮色深,质较老;"四岔"茸毛粗而稀,大挺下部具棱筋及

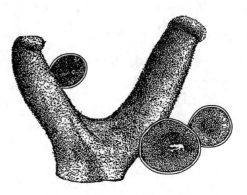

图12-8　花鹿茸药材与饮片图

疙瘩;②西马鹿茸:大挺多不圆,顶端圆扁不一,长30~50cm。表面有棱,多抽缩干瘪,分枝较长且弯曲,茸毛粗长,灰色或黑灰色。锯口色较深,常见骨质。气腥臭、味咸。

---

**专家教你辨真伪**

**"蜂窝孔"让你造假不容易**

鹿茸为贵重药材,市场常有伪品,多见于集市、车站不法游医的地摊。造假者常将鹿腿剥皮后灌鹿血假冒鹿茸出售,其外形相似,容易混淆,但伪品横切面皆无鹿茸特有的蜂窝状小孔,以此鉴别,比较容易。如彩图44所示。

---

【**显微鉴定**】梅花鹿茸粉末　淡黄色。表皮角质层表面颗粒状,毛茸多碎断,表面由扁平细胞(鳞片)呈覆瓦状排列的毛小皮包围,皮质有棕色色素。毛根常与毛囊相连,基部膨大作撕裂状。未骨化组织表面具多数不规则的块状突起物。横断面可见大的圆孔洞,边缘凸凹不平。角化梭形细胞多散在。如图12-9所示。

【**化学成分**】含激素样物质及骨质、胶质、蛋白质等。

【**理化鉴定**】

1. 取本品粉末0.1g,加水4ml,加热15分钟,放冷,滤过。取滤液1ml,加茚三酮试液3滴,摇匀,加热煮沸数分钟,显蓝紫色;另取滤液1ml,加10%氢氧化钠溶液2滴,摇匀,滴加0.5%硫酸铜溶液,显蓝紫色。

2. **薄层色谱**　以本品作为供试品,以鹿茸作为对照药材,以甘氨酸作为对照品。照《中国药典》(2015年版)薄层色谱法试验,应有相对应、同颜色的色谱斑点。

【**功效**】壮肾阳,益精血,强筋骨,调冲任,托疮毒。

【**附注**】鹿茸为贵重药材,以饮片多见,其外面密生红黄色细茸毛,中部密布细孔,但部位不同,鹿茸饮片其形状与名称也不相同。如花鹿茸片就有蜡片、雪片、蜂片和骨片之分。

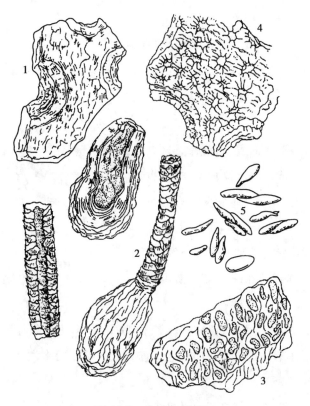

图 12-9　花鹿茸粉末图
1. 表皮角质层　2. 毛茸　3. 未骨化骨组织碎片　4. 骨碎片　5. 角化梭形细胞

　　**1. 蜡片**　又称嘴头片,是鹿茸顶端一段切制而成。切面平滑,无海绵样孔隙,胶质状,黄色或淡黄色,如蜡样光洁,其外部皮层较厚,黄棕色或黄白色,体较重,质略韧。

　　**2. 雪片**　又称特粉片,是鹿茸上中段切制而成,切面白色或淡黄白色,密布海绵样细孔隙,周围茸皮较厚,黄棕色,不骨质化,体轻松,质软。

　　**3. 蜂片**　又称砂片,是鹿茸中下段切制而成,切面黄白色,或中心呈红褐色,海绵样孔隙较大,周围显骨化,外壁皮层较薄,淡黄色或黄白色,体轻松,质较软。

　　**4. 骨片**　又称骨砂片,是鹿茸最下段切制而成,切面外侧为黄白色,中心带有血污色,外围质地细腻已经骨化,从外侧向中心海绵样孔隙渐大,中心呈沙网样,外壁皮层薄,黄棕色,体较重,质硬。

**专家教你识优劣**

**"三法"识别鹿茸片与鹿角片**

　　鹿茸与鹿角价格差异较大,切片后,形态相似,皆有蜂窝状小孔,容易混淆,若仔细观察,可从大小、茸毛、骨化三个方面区别。　一看大小:鹿茸片较小,直径多在 1.5～5.0cm 之间,而鹿角片较大,直径多在 2.0～8.0cm 之间。　二看茸毛:鹿茸外层有黄棕色茸皮,外周可见茸毛,去掉茸皮,有的可见数条纵棱,而鹿角片外壁光滑,已无茸皮及茸毛。　三看骨化:鹿茸片无骨化情况,质地较柔韧,而鹿角片外周为白色致密的骨化层,质地也明显较硬。

## 牛黄
### Bovis Calculus

【来源】　为牛科动物牛 *Bos taurus domesticus* Gmelin 干燥的胆囊或胆管结石,习称"天然牛黄"。商品上胆囊结石称"胆黄",胆管结石称"管黄"。

【性状鉴定】

1. **胆黄**　多呈卵形、类球形或三角状球形,直径 0.6~3(4.5)cm。表面黄红色至棕黄色,有的表面挂一层黑色光亮的薄膜,习称"乌金衣";有的粗糙,具疣状突起,有的具龟裂纹。体轻、质酥脆,易分层剥离,断面金黄色,可见紧密细腻的同心层纹,有的夹有白心。气清香,味苦而后甘,有明显清香凉爽感,嚼之易碎,不粘牙。

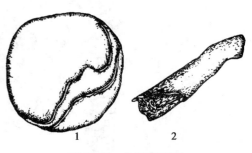

图 12-10　牛黄药材图
1. 胆黄　2. 管黄

2. **管黄**　呈管状,或破碎小片块,长约 3cm,直径 1~1.5cm。表面红棕色或棕褐色,不光滑,或有裂纹及小突起,断面也有较少的层纹,有的中空,色较深,质松脆,手捻易碎,有胆汁渗入的色黑,质坚实。如图 12-10、彩图 45 所示。

以完整、色棕黄、质松脆、断面层纹清晰而细腻者为佳。

### 专家教你辨真伪

#### 牛黄快速鉴别

1. 取牛黄少量,加清水调和,涂于指甲上,能将指甲染成黄色,久不褪色,习称"挂甲";指甲下面有清凉感,习称"透甲"。

2. 取一小针烧红刺入牛黄中,裂片有明显的层纹,质细密而酥脆,内心有白膜或显颗粒状。

【化学成分】　主含胆酸、去氧胆酸,另含胆红素,胆甾醇,麦角甾醇,脂肪,卵磷脂,维生素 D,钙、铁、铜、锌、镁及多种氨基酸和无机盐等。

【理化鉴定】

1. **检查胆红素**　取粉末少量,分别放入白色比色盘中,加入硫酸,显污绿色;如加入浓硝酸,则显红色。

2. **薄层色谱**　取本品作为供试品,取胆酸、去氧胆酸、胆红素对照品作对照,照《中国药典》(2015 年版)薄层色谱法试验,应有相对应、同颜色的色谱斑点。

【检查】

1. **水分**　不得超过 9.0%。

2. **胆酸**　不得少于 4.0%。

3. **胆红素**　不得少于 35.0%。

【功效】　清心,豁痰,开窍,凉肝,息风,解毒。

【附注】

1. **人工牛黄**　用牛胆粉、胆酸、猪去氧胆酸、牛磺酸、胆红素、胆固醇、微量元素等加工制成。多呈粉状,浅棕色或金黄色,质轻松,亦能挂甲。气微腥,味微甜而苦,入口后无清凉感。

2. **体外培育牛黄**　以牛科动物的新鲜胆汁作母液,加入去氧胆酸、胆酸、复合胆红素钙等制成。呈球形或类球形,直径0.5~3cm。表面光滑,黄红色至棕黄色。体轻,质松脆,断面有同心层纹。气香,味苦而后甘,有清凉感,嚼之易碎,不粘牙。也有"挂甲"现象。功效、主治、用法、用量同天然牛黄。

3. **牛黄伪品**　市场上牛黄伪品多以黄连、黄柏及植物黄色素与动物胆汁混合制成。但断面无层纹,无"挂甲"现象,显微镜检查可见植物组织碎片。如彩图46所示。

## 羚羊角
## Saigae Tataricae Cornu

【来源】　为牛科动物赛加羚羊 *Saiga tatarica* Linnaeus 的角。

【性状鉴别】　呈长圆锥形,略呈弓形弯曲,长15~33cm,类白色或黄白色,基部稍呈青灰色。嫩枝对光透视有"血丝"或紫黑色斑纹,光润如玉,无裂纹,老枝则有细纵裂纹。中下部有10~16个隆起环脊,习称为"水波纹",间距约2cm,用手握之,四指正好嵌入凹处,习称"握把"。角的基部横截面圆形,直径3~4cm,内有坚硬质重的角柱,习称"骨塞",骨塞长约占全角的1/3~1/2,表面有突起的纵棱与其外面角鞘内的凹沟紧密嵌合。除去骨塞后,角的下半段成空洞,全角呈半透明,对光透视,上半段中央有一条隐约可见的细孔直通角尖,习称"通天眼"。质坚硬。气微,味淡。如图12-11、彩图47、彩图48所示。

以质嫩、色白、光润、内含红色斑纹、无裂纹者为佳。

【化学成分】　含角蛋白、磷酸钙和不溶性无机盐等。

【功效】　平肝息风,清肝明目,散血解毒。

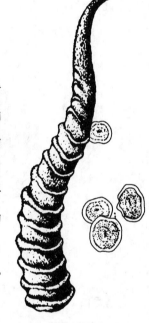

图12-11　羚羊角药材及饮片图

## 麝香
## Moschus

【来源】　为鹿科动物林麝 *Moschus berezovskii* Flerov、马麝 *Moschus sifanicus* Przewalski 或原麝 *Moschus moschiferus* Linnaeus 成熟雄体香囊中的干燥分泌物。

【原动物鉴定】　身长70~90cm。耳长直立,端部稍圆。雄麝上大齿发达,向后下方弯曲,伸出唇外;腹部生殖器前有麝香囊,尾粗短,尾脂腺发达。四肢细长,后肢长于前肢。

【产地与采制】　林麝:主要分布于陕西凤县、太白县等。马麝:分布于青藏高原、甘肃、云南、四川等地。原麝:主要分布于黑龙江、吉林、河北等地。过去的猎麝取香已逐渐被禁止,现多为活麝取香。

**【性状鉴别】**

**1. 毛壳麝香**　为扁平圆形或类椭圆形的囊状体,直径 3～7cm,厚 2～4cm。开口面的皮革质,棕褐色,略平,密生白色或灰棕色短毛,从两侧围绕中心排列,中间有 1 小囊孔。另一面为棕褐色略带紫色的皮膜,微皱缩,偶显肌肉纤维,略有弹性,剖开后可见中层皮膜呈棕褐色或灰褐色半透明,内层皮膜呈棕色,内含颗粒状、粉末状的麝香仁和少量的细毛及脱落的内层皮膜,习称"银皮"。如图 12-12 所示。

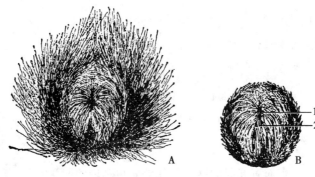

图 12-12　麝香药材图
A. 未修边剪毛　B. 已修边剪毛
1. 囊孔　2. 尿道口

**2. 麝香仁**　野生者质软、油润、疏松,其中颗粒状者习称"当门子"。呈不规则圆球形或颗粒状,表面多呈紫黑色,油润光亮,微有麻纹,断面深棕色或黄褐色。粉末状者多呈棕褐色或黄棕色,并有少量脱落的内层皮膜和细毛。饲养品呈颗粒状,短条形或不规则的团块;表面不平,紫黑色或深棕色,显油性,微有光泽,并有少量毛和脱落的内层皮膜。气香浓烈而特异,味微辣,微苦带咸。

毛壳麝香以饱满、皮薄、有弹性、无皮肉附着、香气浓烈者为佳。麝香仁以颗粒紫黑、粉末色棕褐、质柔油润、香气浓烈者为佳。

**【显微鉴定】** 麝香仁粉末　棕褐色或黄棕色。为无数不定形颗粒状物集成的半透明或透明团块,淡黄色或淡棕色;团块中包埋或散在有方形、柱状、八面体或不规则的晶体;并可见圆形油滴,偶见毛及内皮层膜组织。如图 12-13 所示。

**【化学成分】** 主含麝香酮。此外含多种甾醇和甾体激素、雄甾酮、5β-雄甾酮及脂肪、蛋白质、氨基酸、无机盐等。

**【功效】** 开窍醒神,活血通经,消肿止痛。

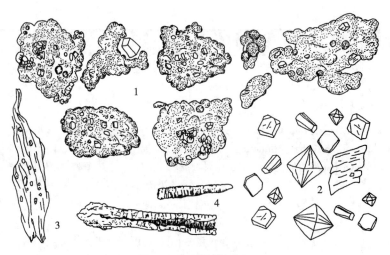

图 12-13 麝香粉末图
1. 分泌物团块　2. 晶体　3. 表皮组织碎片　4. 麝毛

**专家教你辨真伪**

麝香真伪鉴别

麝香为名贵中药，由于价格昂贵，掺假现象比较多见。鉴定麝香真伪的方法很多，完整的毛壳麝香囊手按香囊应有弹性，松手后能弹起。或者用特制槽针从囊孔插入，转动槽针，撮取麝香仁，立即检视，槽内的麝香仁应有逐渐膨胀高出槽面的现象，习称"冒槽"。

现代以显微鉴定简单、实用。在显微镜下麝香仁呈淡黄色不定形颗粒状物，明显不同于其他组织团块。

**点滴积累** ∨

1. 珍珠在紫外灯下显浅蓝紫色或亮黄绿色荧光，通常环周部分较明亮。

2. 海马的特征可概括为"马头、蛇尾、瓦楞身"。

3. 商品鹿茸分为"花鹿茸"和"马鹿茸"，其表面密生细茸毛，中部密布细孔。

4. 牛黄可分为"天然牛黄""人工牛黄""体外培育牛黄"。加清水调和，涂于指甲上，能将指甲染成黄色，久不褪色，习称"挂甲"。

5. 羚羊角药材上半部分光滑，有一条隐约可见的细孔直通角尖，习称"通天眼"，伪品无此特征。

**其他动物类中药简表**

| 药名 | 来源 | 识别要点 | 功效 |
|------|------|----------|------|
| 水蛭 | 为水蛭科动物蚂蟥 *Whitm. aniapigra* Whitman、水蛭 *Hirudo nipponica* Whitman 或柳叶蚂蟥 *Whtimania acranutata* Whitman 的干燥全体 | 呈扁平纺锤形，有多数环节。背部黑褐色或黑棕色，稍隆起，用水浸后，可见黑色斑点排成5条纵纹；腹面平坦，棕黄色。两侧棕黄色，前端略尖，后端钝圆，两端各具1吸盘，前吸盘不显著，后吸盘较大。质脆，易折断，断面胶质状 | 破血通经，逐瘀消症 |

续表

| 药名 | 来源 | 识别要点 | 功效 |
|---|---|---|---|
| 地龙 | 为钜蚓科动物参环毛蚓 *Pheretima aspergilhum*（E. Perrier）等的干燥体 | 呈长条状薄片,弯曲,全体具环节,第14～16环节为生殖带,习称"白颈",较光亮。体轻,略呈革质,不易折断 | 清热定惊,通络,平喘,利尿 |
| 石决明 | 为鲍科动物杂色鲍 *Haliotis diversicolor* Reeve、皱纹盘鲍 *Haliotis discus hannai* Ino 等的贝壳 | **杂色鲍**:呈长卵圆形,内面观略呈耳形。表面有多数不规则螺肋和细密生长线,螺旋部小,体螺部较大,从螺旋部顶处开始向右排列有20余个疣状突起,末端6～9个开孔,孔口与壳面平;内面光滑,具珍珠样彩色光泽。质坚硬,无臭,味微咸<br>**皱纹盘鲍**:呈长椭圆形。表面有多数粗糙而不规则的皱纹,生长线明显,常有苔藓或石灰虫等附着物,末端4～5个开孔,孔口突出孔面 | 平肝潜阳,清肝明目 |
| 海螵蛸 | 为乌贼科动物无针乌贼 *Sepiella maindroni de* Roehebrune 或金乌贼 *Sepia esculenta* Hoyle 的干燥内壳 | 扁长椭圆形,中间厚,边缘薄。背面有瓷白色脊状隆起,两略显微红色,有不甚明显的细小疣点;腹面白色,自尾端到中部有细密波状横层纹;角质缘半透明。体轻,质松,易折断,断面粉质,显疏松层纹 | 收敛止血,涩精止带,制酸止痛,收湿敛疮 |
| 蜈蚣 | 为蜈蚣科动物少棘巨蜈蚣 *Scolopendra subspinipes mutilans* L. koch 的干燥体 | 扁平长条形,由头部和躯干部组成,全体共22个环节。头部暗红色或红褐色,前端两侧有触角一对;自第二节起,每节两侧有步足一对,呈弯钩形,最末一对步足尾状,故又称尾足,易脱落 | 息风镇痉,攻毒散结,通络止痛 |
| 蝉蜕 | 为蝉科昆虫黑蚱 *Cryptotympana pustulata* Fabricius 的若虫羽化时脱落的皮壳 | 略呈椭圆形而弯曲,表面黄棕色,半透明,有光泽。头部复眼突出。额部先端突出,口吻发达,上唇宽短,下唇伸长成管状。胸部背面呈十字形裂开,脊背两旁具小翅2对;腹面有足3对,腹部钝圆,共9节。体轻,中空,易碎 | 散风除热,利咽,透疹,退翳,解痉 |
| 斑蝥 | 为芫菁科昆虫南方大斑蝥 *Mylabris phalerata* Pallas 或黄黑小斑蝥 *Mylabris cichorii* Linnaeus 的干燥体 | 呈长圆形,头及口器向下垂,有较大的复眼及触角各1对,触角多已脱落。背部具革质鞘翅1对,黑色,有3条黄色或棕黄色的横纹;胸腹部乌黑色,胸部有足3对 | 破血逐瘀,散结消癥,攻毒蚀疮 |
| 海龙 | 为海龙科动物刁海龙 *Solenognathus hardwi-ckii*（Gray）、拟海龙 *Syngn athoides biaculeatus*（Bloch）或尖海龙 *Syngnathus acus* Linnaeus. 的干燥体 | 体狭长侧扁,全长30～50cm。表面黄白色或灰褐色。头部具管状长吻,头部与体轴略呈钝角。躯干部五棱形,尾部前方六棱形,后方渐细,四棱形,尾端卷曲 | 温肾壮阳,散结消肿 |
| 蟾酥 | 为蟾蜍科动物中华大蟾蜍 *Bufo bufo gargarizans* Ca-ntor 或黑眶蟾蜍 *Bufo melanostictus* Schneider 的干燥分泌物 | 呈扁圆形团块状或片状。棕褐色或红棕色。团块状者质坚,不易折断,断面棕褐色,角质状,微有光泽;片状者质脆,易碎,断面红棕色,半透明 | 解毒,止痛,开窍醒神 |

续表

| 药名 | 来源 | 识别要点 | 功效 |
|------|------|----------|------|
| 龟甲 | 为龟科动物乌龟 *Chinemys reevesii* (Gray)的腹甲及背甲 | 背甲及腹甲由甲桥相连。背甲呈椭圆形拱状,前端有颈角板1块,脊背中央有椎角板5块,两侧各有对称肋角板4块。<br>腹甲呈板片状,近长方椭圆形,前端平截,后端具三角形缺刻,两侧均有呈翼状向斜上方弯曲的甲桥,有的已除去,角板12块,每块具紫褐色放射状纹理或大部分呈紫褐色。质坚硬,可自骨板缝处断裂 | 滋阴潜阳,益肾健骨,养血补心 |
| 鳖甲 | 为鳖科动物鳖 *Trionyx sinensis* Wiegmann 的背甲 | 呈椭圆形或卵圆形,背面隆起,中间有一条纵棱,两侧各有左右对称的横凹纹8条,外皮脱落后,可见锯齿状嵌接缝。内表面类白色,中部有突起的脊椎骨,颈骨向内卷曲,两侧各有肋骨8条,伸出边缘。质坚硬 | 滋阴潜阳,软坚散结,退热除蒸 |

## 目标检测

### 一、选择题

（一）单项选择题

1. 珍珠在紫外灯下可见(　　)

    A. 浅蓝紫色或亮黄绿色荧光　　　B. 紫色或黄色荧光　　　C. 淡紫色或黄白色荧光

    D. 淡粉色或白色荧光　　　E. 紫色或淡粉色

2. 下列中药材采制时需要煮制的是(　　)

    A. 地龙　　　B. 金钱白花蛇　　　C. 蜈蚣

    D. 蛤蚧　　　E. 全蝎

3. 下列动物类中药材属于生理产物的是(　　)

    A. 牛黄　　　B. 蝉蜕　　　C. 五灵脂

    D. 全蝎　　　E. 珍珠

4. 下列动物类中药材属于排泄物的是(　　)

    A. 鹿茸　　　B. 蝉蜕　　　C. 五灵脂

    D. 珍珠　　　E. 麝香

5. 下列动物类中药材属于分泌物的是(　　)

    A. 牛黄　　　B. 蝉蜕　　　C. 羚羊角

    D. 麝香　　　E. 五灵脂

6. 下列药材中,具有"挂甲"之说的是(　　)

    A. 穿山甲　　　B. 熊胆　　　C. 牛黄

    D. 珍珠　　　E. 麝香

7. 下列药材中,具有"通天眼"之说的是(　　)

    A. 乌梢蛇　　　　　　　　　B. 羚羊角　　　　　　　　　C. 水牛角

    D. 麝香　　　　　　　　　　E. 牛黄

8. 花鹿茸有一个分支者称为(　　)

    A. 莲花　　　　　　　　　　B. 三叉　　　　　　　　　　C. 单门

    D. 二杠　　　　　　　　　　E. 大挺

9. 具有"佛指甲"特征的是(　　)

    A. 蕲蛇　　　　　　　　　　B. 乌梢蛇　　　　　　　　　C. 金钱白花蛇

    D. 穿山甲　　　　　　　　　E. 牛黄

10. "冒槽"是下列哪种药材所特有的现象(　　)

    A. 牛黄　　　　　　　　　　B. 珍珠　　　　　　　　　　C. 海马

    D. 熊胆　　　　　　　　　　E. 麝香

(二) 多项选择题

1. 牛黄的鉴别特征有(　　)

    A. 有的表面具"乌金衣"　　　　　　　　B. 能"挂甲"

    C. 味先苦后微甜具清凉感　　　　　　　D. 质坚体轻

    E. 断面金黄色,有排列整齐的层纹

2. 全蝎性状特点有(　　)

    A. 头胸部与前腹部呈扁平长椭圆形,后腹部呈尾状

    B. 前面有 1 对短小的螯肢及 1 对较长大的钳状脚须,形似蟹螯

    C. 腹面有足 4 对,均为 7 节,末端各具 2 爪钩

    D. 前腹部由 7 节组成,第 7 节色深,背面绿褐色

    E. 后腹部棕黄色,6 节,节上均有纵沟,末节有锐钩状毒刺

3. 鹿茸的原动物有(　　)

    A. 雄性梅花鹿　　　　　　　B. 雄性马鹿　　　　　　　　C. 雌性梅花鹿

    D. 雌性马鹿　　　　　　　　E. 以上均可

4. 麝香的原动物有(　　)

    A. 雄性林麝　　　　　　　　B. 雄性马麝　　　　　　　　C. 雄性原麝

    D. 雌性马麝　　　　　　　　E. 雌性林麝

5. 以下哪些中药属于动物的病理产物(　　)

    A. 牛黄　　　　　　　　　　B. 珍珠　　　　　　　　　　C. 五灵脂

    D. 蝉蜕　　　　　　　　　　E. 麝香

二、简答题

1. 怎样鉴别珍珠的真伪?

2. 简述羚羊角的鉴别要点。

三、实例分析题

今有一鹿茸片，呈椭圆形，外缘可见茸皮及茸毛，茸皮有裂口，中间部分没有蜂窝状的小孔，体较重，质硬。气腥，味微臭。放入水中加热外皮开裂。请依据上述资料分析，如何鉴定鹿茸片真伪？

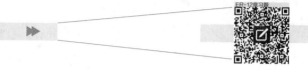

# 实训项目十七 麝香、阿胶的鉴定

【实训目的】

1. 了解阿胶的理化鉴定方法

2. 熟悉麝香、阿胶的性状鉴定。

3. 掌握麝香的显微鉴定特征。

【实训内容】

（一）实训仪器、试剂、材料

生物显微镜、临时制片用具（载玻片、盖玻片、解剖针、镊子、吸水纸、擦镜纸等），教材及相关图谱。放大镜、直尺。

蒸馏水、水合氯醛试液。

麝香仁、阿胶药材、阿胶粉末。

（二）实验操作

1. **性状鉴定** 取麝香仁少许观察，注意形状、表面颜色、油性、是否有掺假情况，气、味，香气是否浓烈而特异。

观察阿胶药材，注意形状、表面、断面色泽，尤以质地是否硬脆，气、味是否有腥浊情况等。

2. **显微鉴定** 少许麝香仁用水或稀甘油装片，或水合氯醛液装片观察，注意分泌物团块形状、颜色、不定形颗粒物，及晶体、表皮组织碎片、麝毛等特征。

3. **理化鉴定** 阿胶鉴别：称取阿胶碎块2g，置坩埚中灼烧，初则崩裂，随后膨胀熔化，冒白烟，有浓烈的胶香气。灰化后，残渣呈灰白色，加稀盐酸有少量气泡。

【实训注意】 麝香显微鉴定时，用水合氯醛制片不要加热，不得检出其他动植物组织碎片。

【实训检测】

1. 说出麝香的识别要点。

2. 简述阿胶与伪品主要区别点。

3. 在显微镜下，找出麝香的主要显微特征。

**【实训报告】**

1. 记述麝香、阿胶的性状鉴定要点。

2. 描绘麝香的显微特征图。

（张　翘）

# 第十三章

## 矿物类中药

**导学情景** ∨

**情景描述：**

《吕氏春秋》记载："石可破也，而不可夺坚；丹可磨也，而不可夺赤"。 这句话的大意是：石头可以被打碎，但绝不能改变它固有的坚硬；丹砂可以被研磨，但绝不会改变它自身的红色。

**学前导语：**

本文以石坚丹赤为喻，说明具有高洁品质的人是不会因外界压力而改变操守，一个意志坚强的人，不会被暂时的困难而改变人生的方向。 作为一名高职高专学生，应当不怕困难，努力提高职业能力与职业素质，充分接触社会，走向社会，把自己所学知识服务于人民的健康事业！ 本节课，让我们一起进入矿物类中药的学习。

扫一扫知重点

矿物是由地质作用而形成的天然单质或化合物。矿物类中药是指以天然单质或化合物、矿物的加工品、动物或动物骨骼的化石入药的一类中药。矿物类中药包括：自然形成的天然矿物，如朱砂、石膏、炉甘石等；以矿物为原料的加工品，如秋石、轻粉、芒硝等；动物或动物骨骼的化石，如石燕、龙骨、龙齿等。

## 第一节　矿物的一般性质

矿物包含无机化合物和少数自然元素，大部分是固体，少数是液体（如水银 Hg）和气体（如硫化氢 $H_2S$）。每一种固体矿物都具有一定的化学组成和结晶构造，这也决定了它们具有一定的形态和物理、化学性质。利用这些性质的不同，可鉴别不同种类的矿物。

**1. 结晶形状**　自然界的矿物是以晶体和非晶体的两种形式存在，且绝大部分为晶体。它们之间的区别在于组成物质的质点是否作有规律的排列，凡质点排列有规律的为晶体，反之为非晶体。根据晶体常数的特点，可将晶体分为等轴晶系、四方晶系、三方晶系、六方晶系、斜方晶系、单斜晶系及三斜晶系等七大晶系。通过结晶形状及 X 射线衍射手段，可以准确地辨认不同的晶体。

矿物除了单体的形态存在外，常常是以许多单体聚集而成的集合体出现，集合体的形态多样，如粒状、晶簇状、放射状、结核状等。

**2. 结晶习性**　多数固体矿物为结晶形，其形状各不相同。其中有些为含水矿物。含水矿物中，水在矿物中存在的形式直接影响到矿物的性质。矿物中的水,按其存在的形式分为两大类:一类是不加入晶格的吸附水或自由水;另一类是加入晶格组成的,包括以水分子($H_2O$)形式存在的结晶水[如石膏($CaSO_4 \cdot 2H_2O$)、胆矾($CuSO_4 \cdot 5H_2O$)]和以 $H^+$、$OH^-$ 等离子形式存在的结晶水如滑石[$Mg_3(Si_4O_{10})(OH)_2$]。

**3. 透明度** 矿物透光能力的大小称为透明度。按矿物磨至 0.03mm 标准厚度时比较其透明度,分为三类:透明矿物(如石英、云母等)、半透明矿物(如辰砂、雄黄等)、不透明矿物(如赭石、滑石等)。透明度是鉴定矿物的特征之一。

**4. 颜色** 矿物的颜色,主要是矿物对光线中不同波长的光波均匀吸收或选择吸收所表现的性质。根据其颜色发生原因的不同,一般分为三类:

(1)本色:矿物的成分和内部构造所决定的颜色(矿物中含有色离子),如朱红色的辰砂。

(2)外色:混入有色物质等原因形成的颜色。外色的深浅,除与有色杂质的量有关外,还与分散的程度有关,如紫石英、大青盐等。

(3)假色:某些矿物中,有时可见变彩现象,这是由于投射光受晶体内部裂缝面、解理面及表面氧化膜的反射所引起光波的干涉作用而产生的颜色,如云母、方解石等(在一些动物药材如石决明中也能见到)。

矿物在白毛瓷板上划过后所留下的粉末痕迹称为条痕,粉末的颜色称为条痕色。条痕比矿物的表面颜色更为固定,因而具有鉴定意义。有的粉末颜色与矿物本身颜色相同,如辰砂。也有是不同色的,如自然铜(黄铁矿)本身为铜黄色而其粉末为黑色。磁石(磁铁矿)和赭石(赤铁矿)两者表面均为灰黑色,不易区分,但磁石条痕为黑色,赭石条痕则为樱桃红色,故可区分。

**5. 光泽** 矿物表面对于投射光线的反射能力称为光泽,反射能力的强弱,就是光泽的强度。矿物的光泽由强至弱分为金属光泽(如自然铜等)、金刚光泽(如朱砂等)、玻璃光泽(如硼砂等)等。如果矿物的断口或集合体表面不平滑,并有细微的裂缝、小孔等,使一部分反射光发生散射或相互干扰,则可形成特殊的光泽。如珍珠光泽(云母等)、绢丝光泽(石膏等)、油脂光泽(硫黄等)、土状光泽(高岭石等)。

**6. 硬度** 矿物抵抗某种外力机械作用特别是刻划作用的程度,称为硬度。不同的矿物有不同的硬度,普通鉴别矿物硬度所用的标准为摩氏斯硬度计,不同硬度的矿物按其硬度分为十级,分别以压入法测得的绝对硬度($kg/mm^2$)列表如下:

| 矿物 | 滑石 | 石膏 | 方解石 | 萤石 | 磷灰石 | 正长石 | 石英 | 黄玉 | 钢玉 | 金刚石 |
|---|---|---|---|---|---|---|---|---|---|---|
| 硬度 | 1 | 2 | 3 | 4 | 5 | 6 | 7 | 8 | 9 | 10 |
| 绝对硬度 | 2.4 | 36 | 109 | 189 | 536 | 756 | 1120 | 1427 | 2060 | 10060 |

鉴别硬度时,可取样品矿石互相刻划,使样品受损的最低硬度等级为该样品的硬度。在实际工作中通常用手指甲(约为2)、铜钥匙(3.5)、小刀(5.5)等刻划矿石,估计其硬度。

精密测定矿物的硬度,可用测硬仪和显微硬度计等。测定硬度时,必须在矿物单体和新解理面上试验。

**7. 矿物的力学性质**　矿物受压扎、锤击、弯曲或拉引等力作用时所呈现的力学性质有下列几种：

（1）脆性：指矿物容易被击破或压碎的性质。如自然铜、方解石等。

（2）延展性：指矿物能被压成薄片或抽成细丝的性质。如金、铜等。

（3）挠性：指矿物在外力作用下趋于弯曲而不发生折断，除去外力后不能恢复原状的性质。如滑石等。

（4）弹性：指矿物在外力作用下变形，外力取消后，在弹性限度内，能恢复原状的性质。如云母等。

（5）柔性：指矿物易受外力切割并不发生碎裂的性质。如石膏等。

**8. 磁性**　指矿物本身可以被磁铁或电磁铁吸引或其本身能吸引铁物体的性质，如磁石（磁铁矿）等。矿物的磁性与其化学成分中含有磁性元素 Fe、Co、Ni、Mn、Cr 等有关。

**9. 比重**　指温度在4℃时，矿物与同体积的纯水的重量比。各种矿物的比重在一定条件下为一常数，有鉴定意义。如石膏的比重为2.3，辰砂为8.09～8.20，水银为13.60。

**10. 解理、断口**　矿物受力后沿一定结晶方向裂开成光滑平面的性质称为解理，所裂成的平面称为解理面。解理是某些结晶物质特有的性质，其形成和晶体构造的类型有关，因此是矿物的主要鉴定特征。如云母可极完全解理；方解石可完全解理；石英没有解理。矿物受力后不是沿一定结晶方向断裂，这种断裂面称为断口。断口形状有：锯齿状（如铜等）、平坦状（如软滑石等）、贝壳状（如胆矾等）、参差状（如青礞石等）。

**11. 气味**　有些矿物有特殊的气味，尤其是受锤击、受热或湿润时较为明显。如雄黄灼烧有砷的蒜臭，胆矾具涩味，石盐具咸味等。有些矿物的气味可借助理化方法加以鉴别。

**12. 发光性**　有些矿物受外界能量的激发，产生发光现象，如方解石产生鲜红色荧光，硅酸矿产生微带黄色的鲜绿色磷光等。

**13. 其他**　少数矿物药材具有吸水分的能力，因此，它可以吸粘舌头或润湿的双唇，有助于鉴别。如龙骨、龙齿、软滑石等。

**点滴积累**

1. 矿物类中药包括自然形成的天然单质或化合物，以矿物为原料的加工品，动物或动物骨骼的化石。
2. 矿物表面的颜色分三类，即本色、外色、假色。矿物在白毛瓷板上划过后所留下的粉末痕迹称为条痕，粉末的颜色称为条痕色。条痕比矿物的表面颜色更为固定，因而具有鉴定意义。

## 第二节　矿物类中药的分类

矿物类中药的分类是以矿物中所含的主要成分为依据的。在矿物学上，矿物的分类方法有多种，但通常是根据矿物所含主要成分的阴离子或阳离子的种类进行分类。

如按阳离子分类,则朱砂、轻粉、红粉等为汞化合物类;磁石、自然铜、赭石等为铁化合物类;石膏、钟乳石、寒水石等为钙化合物类;雄黄、雌黄、信石等为砷化合物类;白矾、赤石脂等为铝化合物类;胆矾、铜绿等为铜化合物类;密陀僧、铅丹等为铅化合物类;芒硝、硼砂、大青盐等为钠化合物类;滑石为镁化合物类等。

如按阴离子分类法,则朱砂、雄黄、自然铜等为硫化合物类;石膏、芒硝、白矾为硫酸盐类;炉甘石、鹅管石为碳酸盐类;磁石、赭石、信石为氧化物类;轻粉为卤化物类等。

《中国药典》(2015 年版)对矿物药采用的分类方法是根据其所含主要成分的阴离子种类分"类",再将化学组成类似、结晶体结构类型相同的种类分为"族",族以下是"种"。种是矿物分类的基本单元,也是对矿物进行具体阐述的基本单位。

**点滴积累** ✓

1. 在矿物学上,通常根据矿物所含主要成分的阴离子或阳离子的种类进行分类。

2. 《中国药典》(2015 年版)对矿物药的分类是根据其所含主要成分的阴离子种类分类。

## 第三节 矿物类中药鉴定的方法

矿物类中药的鉴定,一般采用以下方法:

(一) 性状鉴定

外形明显的矿物类中药,首先应根据矿物的一般性质进行鉴定,除了外形、颜色、质地、气味等,还应检查其硬度、条痕、透明度、解理、断口、有无磁性及比重等。

(二) 显微鉴定

外形无明显特征或呈细小颗粒状,特别是粉末状的矿物中药可用显微镜观察其形状、透明度和颜色等,如朱砂的粉末。

在矿物药的研究中,常使用透射偏光显微镜研究透明的非金属矿物的晶形、解理和化学性质,如折射率、双折射率等;用反射偏光显微镜对不透明与半透明的矿物进行形态、光学性质和测试某些必要的物理常数。矿物药除少数为不透明者外,绝大多数属透明矿物。

(三) 理化鉴定

利用物理和化学分析方法,对矿物类中药所含主要化学成分进行定性和定量分析,鉴定其品质的优良度。对外形和粉末无明显特征或剧毒的矿物类中药,如玄明粉、信石等进行物理和化学分析尤为重要。

**点滴积累** ✓

1. 矿物类中药的鉴定方法有性状鉴定、显微鉴定及理化鉴定。

2. 矿物类中药的性状鉴定除了外形、颜色、质地、气味等,还应检查其硬度、条痕、透明度、解理、断口、有无磁性及比重等。

## 第四节 矿物类中药的鉴定

### 朱砂
### Cinnabaris

【来源】 为硫化物类矿物辰砂族辰砂。

【产地与采制】 主产于贵州、湖南、四川、广西、云南等地。采挖后，选取纯净者，用磁铁吸净含铁的杂质，再用水淘去杂石和泥沙。

【性状鉴定】 为粒状或块状集合体，呈大小不一的块片状、颗粒状或粉末状。鲜红色或暗红色，具金刚光泽，条痕红色至褐红色。体重，质脆，硬度 2~2.5，比重 8.09~8.20。无臭，无味。其中呈细小颗粒或粉末状，色红，有闪烁光泽，触之不染手者，习称"朱宝砂"；呈不规则板片状、斜方形或长条形，大小厚薄不一，边缘不整齐，色红而鲜艳，光亮如镜面而微透明，质松脆而易碎者，习称"镜面砂"；块较大，方圆形或多角形，色发暗或呈灰褐色，质重而坚，不易碎者，习称"豆瓣砂"。

以色红、有光泽、体重质脆者为佳。

【化学成分】 主含硫化汞($HgS$)，含量在96%以上。

【理化鉴定】

1. 取本品粉末，用盐酸湿润后，在光洁的铜片上摩擦，铜片表面显银白色光泽，加热烘烤后，银白色消失。

2. 取粉末 2g，加盐酸-硝酸(3∶1)的混合液 2ml 使溶解，蒸干，加水 2ml 使溶解，滤过，滤液显汞盐及硫酸盐反应。

【功效】 清心镇惊，安神解毒。

---

**知识链接**

#### 天然朱砂与人工朱砂

辰砂：朱砂别名。 古代医家以湖南辰州（今沅陵）产的为好，苏颂谓："今出辰州、宜州、阶州，而辰砂为最……"，故朱砂又称"辰砂"。

灵砂：人工朱砂。 是以水银、硫黄为原料，经加热升炼而成。 含硫化汞在99%以上。 商品完整者呈盆状，多为大小不等的碎块，全体暗红色，条痕朱红色，断面呈纤维柱状，习称"马牙柱"，具有宝石样或金属光泽，质松脆，易破碎。 气微，味淡。

银朱：由水银、硫黄升炼而成。 与人工朱砂是同原料、同方法、在同一罐内制成。 只是结晶的部位不同。 本品为细粒、疏散土状的深红色粉末。 质重，具强光泽。 吸湿易结块，捻之极细而染指。性温，味辛，有毒。 破积滞，散结胸。 疗疥癣恶疮，杀虫及虱。

## 雄黄
### Realgar

**【来源】** 为硫化物类矿物雄黄族雄黄。

**【性状鉴定】** 为块状或粒状集合体,呈不规则块状。深红色或橙红色,条痕淡橘红色,晶面有金刚石样光泽。以手触之易被染成橙黄色。体较重,质脆,易碎,断面具树脂样光泽。硬度 1.5~2.0,比重 3.4~3.6。微有特异的臭气,味淡。本品燃烧易熔融成红紫色液体,并产生黄白色烟和强烈的蒜臭气。其颜色鲜艳、半透明、有光泽、质酥脆者习称"明雄黄"或"雄黄精"。

雄黄的鉴定

以色红、块大、质松脆、有光泽者为佳。

**【化学成分】** 主含二硫化二砷($As_2S_2$),含量不少于 90.0%。

**【功效】** 解毒杀虫,燥湿祛痰,截疟。

---

**知识链接**

#### 雄黄与雌黄

1. 雄黄商品常分为雄黄、明雄黄等。 明雄黄又名"腰黄""雄黄精",为熟透的雄黄,多成块状,色鲜红,半透明,有光泽,松脆,质最佳,但产量甚少。

2. 雌黄 常与雄黄共生,其性状与雄黄相似,不同点是雌黄全体呈柠檬黄色,条痕柠檬黄色。 雌黄含 $As_2S_3$,具有显著的酸性,能溶于碳酸铵中,而雄黄则难溶。

---

## 自然铜
### Pyritum

**【来源】** 为硫化物类矿物黄铁矿族黄铁矿。

**【性状鉴定】** 多呈方块形,直径 0.2~2.5cm。表面亮黄色,有金属光泽,有的表面显棕褐色(系氧化物,即氧化铁所致),无金属光泽。具棕黑色或墨绿色细条纹及砂眼。体重,质硬脆,易砸碎。条痕色棕红色或黑绿色。断面黄白色,有金属光泽,或棕褐色,可见银白色亮星。无臭无味。如图 13-1 所示。

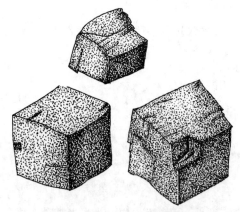

图 13-1 自然铜药材图

以块整齐、色黄而光亮、断面有金属光泽者为佳。

**【化学成分】** 主含二硫化铁($FeS_2$)。

**【功效】** 散瘀止痛,接骨疗伤。

## 赭石
### Haematitum

**【来源】** 为氧化物类矿物刚玉族赤铁矿。

## 传统道地药材——代赭石

赭石为传统药材,始载于《神农本草经》。古代以"代郡"所产质量较优,故称之为"代赭石",即今山西代县一带。

**【性状鉴定】** 为豆状、肾状集合体,多呈不规则扁平块状。暗棕红色或灰黑色,条痕樱红色或红棕色,有的具金属光泽。一面多有圆形乳头状的突起,习称"钉头",另一面与突起的相对应处有同样大小的凹窝。体重,质硬,不易砸碎,砸碎后断面显层叠状。气微,味淡。

以色棕红、断面层次明显、有"钉头"、无杂石者为佳(有钉头的煅后乌黑色,层层脱落,无钉者则为灰黑色)。

**【化学成分】** 主含三氧化二铁($Fe_2O_3$)。

**【功效】** 平肝潜阳,重镇降逆,凉血止血。

## 炉甘石
### Galamina

**【来源】** 为碳酸盐类矿物方解石族菱锌矿。

**【性状鉴定】** 为块状集合体,呈不规则块状,大小不一。灰白色或淡红色,条痕白色,表面粉性,无光泽,凹凸不平,多孔,呈蜂窝状。体轻,易碎。气微,味微涩。

以体轻、质松、色白者为佳。

**【化学成分】** 主含碳酸锌($ZnCO_3$)。本品含氧化锌($ZnO$)不得少于 40.0%。

**【功效】** 解毒明目退翳,收湿止痒敛疮。

## 石膏
### Gypsum Fibrosum

石膏的鉴定

**【来源】** 为硫酸盐类矿物硬石膏族石膏。

**【产地与采制】** 主产于湖北、甘肃、四川、安徽等地。采挖后,除去泥沙及杂石。

**【性状鉴定】** 为纤维状集合体,呈长方块、板块状或不规则块状。白色、灰白色或淡黄色,有的半透明。体重,质软,纵断面具有绢丝样的光泽。气微,味淡。如图 13-2 所示。

以块大、色白、半透明,纵断面如绢丝者为佳。

**【显微鉴定】石膏粉末** 白色。不定形晶体:较大,极多,白色半透明,呈不规则块状,边缘不规则,多层重叠。近方形晶体:不规则方形、长方形,表面光滑或可见斜顺纹,边缘不整齐或有棱角。其余可见颗粒状晶体。如图 13-3 所示。

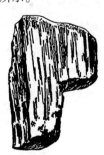

图 13-2 石膏药材图

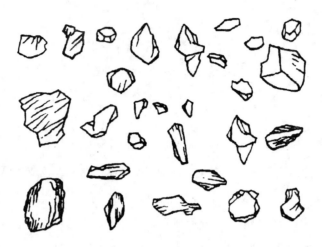

图 13-3　石膏粉末图

【化学成分】 主含含水硫酸钙($CaSO_4 \cdot 2H_2O$)。

专家教你辨真伪

一招区分滑石、石膏与玄明粉

　　滑石、石膏、玄明粉三种粉末皆为白色,极为相似,容易混淆。 但将三者散于水中,则很容易区分：滑石粉浮于水面,不崩散,石膏粉缓缓沉于水底,玄明粉溶解于水中。

【理化鉴定】

1. 取本品一小块(约 2g),置具有小孔软木塞的试管内,灼烧,管壁有水生成,小块变为不透明。

2. 取粉末 2g,于 140℃烘 20 分钟,加水 1.5ml 搅拌,放置 5 分钟,呈黏稠固体。(石膏加热失去一分子结晶水变为熟石膏,遇水变为具有黏性的固体,别的矿物无此特性)。

【功效】 清热泻火,除烦止渴。

知识链接

煅 石 膏

　　煅石膏为石膏烧煅至 225℃时失去部分结晶水而成。 为白色粉末或酥松块状物,表面透出为红色光泽,不透明。 体较轻,质软,易碎,捏之成粉。 气微,味淡。 甘、辛、涩,寒。 收湿,生肌,敛疮,止血。

芒硝

Natrii Sulfsa

【来源】 为硫酸盐类矿物芒硝族芒硝,经加工精制而成的结晶体。

【性状鉴定】 呈棱柱状、长方体或不规则块状及粒状结晶。无色透明或类白色半透明,暴露空气中则表面渐风化而覆盖一层白色粉末(无水硫酸钠)。质脆、易碎,断面不整齐,呈玻璃样光泽。

无臭,味咸。

以无色、透明、呈长条棱柱结晶者为佳。

---

**知识链接**

玄明粉、朴硝与皮硝的区别

1. 玄明粉　为芒硝溶于水中,加 5% ~20%的萝卜共煮,滤过,滤液放冷结晶,经风化干燥而得。为白色结晶性粉末,有吸湿性。无臭,味苦、咸。功效与芒硝同。

2. 朴硝　为较不纯的硫酸钠结晶。一般不作内服,只供制芒硝。

3. 皮硝　为极不纯的硫酸钠,不作药用。

---

【化学成分】　主含含水硫酸钠($Na_2SO_4 \cdot 10H_2O$)。

【功效】　泻热通便,润燥软坚,清火消肿。

### 胆矾
### Chalcanthitum

【来源】　为天然的胆矾矿石或为人工制成的含水硫酸铜。

【性状鉴定】　单晶体呈厚板状或短柱状,集合体呈不规则块状、肾状或粒状。多具棱角,表面不平坦,深蓝色或附有风化物(白色或绿白色粉霜),半透明,具玻璃光泽。条痕无色或带浅蓝色。质脆,易碎。断口贝壳状。气微,味酸涩。

以块大、色深蓝、半透明者为佳。

【化学成分】　主含含水硫酸铜($CuSO_4 \cdot 5H_2O$)。

【功效】　涌吐痰涎,解毒收湿,祛腐蚀疮。

### 龙骨
### Os Draconis

【来源】　为古代哺乳动物如三趾马、犀类、鹿类、牛类、象类等的骨骼化石或象类门齿的化石。前者习称"龙骨",后者习称"五花龙骨"。

【性状鉴定】

1. **龙骨**　呈骨骼状或已破碎呈不规则块状,大小不一。表面白色,灰白色或浅棕色,多较光滑,有的具纵纹裂隙或棕色条纹和斑点。质硬,不易破碎。断面不平坦,色白或色黄,有的中空,摸之细腻如粉质,在关节处有多数蜂窝状小孔。吸湿性强,舐之粘舌。无臭,无味。

2. **五花龙骨**　呈不规则块状,大小不一;偶可见圆柱状或破开的圆柱状,长短不一,直径 6~25cm。表面淡灰白色或淡黄棕色,夹有红、白、黄、蓝、棕、黑或深浅粗细不同的纹理;光滑,略有光泽,有的有小裂隙。质硬,较酥脆,易片状剥落。吸湿性强,舐之粘舌。无臭,无味。

龙骨以质硬、色白、吸湿性强者为佳;五花龙骨以体轻,质脆,分层,有蓝灰、红、棕等色的花纹,吸湿性强者为佳。

【化学成分】　主含碳酸钙($CaCO_3$)、磷酸钙[$Ca_3(PO_4)_2$]。

【功效】镇惊安神,收敛涩精。外用:生肌敛疮。

【附注】**龙齿** Dens Draconis　为龙骨原动物的牙齿化石。呈较完整的齿状或破碎的块状,分为犬齿及臼齿。犬齿呈圆锥状,略弯曲,直径0.5~3.5cm,近尖端处中空。臼齿呈圆柱形或方柱形,略弯曲,一端较细,一般长2~20cm,直径1~9cm。多有深浅不同的棱。其中呈青灰色或暗棕色者,习称"青龙齿",呈黄白色者,习称"白龙齿",有的表面具光泽的珐琅质,质坚硬,断面粗糙,凹凸不平或有不规则的突起棱线。有吸湿性。气微,无味。以吸湿性强者为佳。无吸湿性,烧之发烟有异臭者,不可入药。具镇惊安神、除烦热等功效。

**点滴积累** ∨

1. 朱砂的主要化学成分为硫化汞($HgS$),商品有朱宝砂、镜面砂和豆瓣砂。

2. 雄黄的主要化学成分为二硫化二砷($As_2S_2$),加热易产生剧毒的三氧化二砷,所以忌火煅。

3. 赭石的主要化学成分为三氧化二铁($Fe_2O_3$),一面多有圆形乳头状的突起,习称"钉头",砸碎后断面显层叠状。

4. 石膏主要化学成分为含水硫酸钙($CaSO_4 \cdot 2H_2O$),为纤维状集合体,纵断面具绢丝样光泽。

5. 芒硝主要化学成分为含水硫酸钠($Na_2SO_4 \cdot 10H_2O$),为无色透明或半透明的结晶,暴露空气中则表面渐风化而覆盖一层白色粉末(无水硫酸钠)。

**其他矿物类中药简表**

| 药名 | 来源与主要成分 | 识别要点 | 功效 |
|---|---|---|---|
| 磁石 | 为氧化物类矿物尖晶石族磁铁矿(主含$Fe_3O_4$) | 为块状集合体,呈不规则块状,或略带方形,多具棱角。灰黑色或棕褐色,条痕黑色,具金属光泽。体重,质坚硬,端面不整齐。具磁性 | 潜阳纳气,镇惊安神 |
| 红粉 | 为红氧化汞(主含$HgO$) | 为橙红色片状或粉状结晶,片状的一面光滑略具光泽,另一面较粗糙。粉末橙色。质硬脆。无臭。遇光颜色逐渐变深 | 拔毒,除脓,去腐,生肌 |
| 轻粉 | 为粗制氯化亚汞结晶(主含$Hg_2Cl_2$) | 为片状结晶,状似雪花。色白,有银色光泽。体轻,手捻易碎成白色粉末 | 杀虫,攻毒,利水,通便 |
| 信石 | 为氧化物类矿物砷华或由硫化物类矿物毒砂雄黄、雌黄加工升华制成(主含$As_2O_3$) | 信石有红信石和白信石之分,药用以红信石为主。红信石呈不规则块状。淡黄色、淡红色或红、黄相间;略透明或不透明。具玻璃样或绢丝样光泽或无光泽。质脆,易砸碎,断面凹凸不平或呈层状。气无,稍加热,有蒜臭气和硫黄臭气。本品剧毒,不宜口尝 | 蚀疮去腐,平喘化痰,截疟 |
| 滑石 | 为硅酸盐类矿物滑石族滑石。习称"硬滑石"(主含$[Mg_3(Si_4O_{10})(OH)_2]$) | 多为块状集合体,呈不规则的块状。白色、黄白色或淡蓝灰色,条痕白色,具蜡样光泽。质软,细腻,手摸有滑润感,无吸湿性,置水中不崩散。气微、无味 | 利尿通淋,清热解暑,祛湿敛疮 |

续表

| 药名 | 来源与主要成分 | 识别要点 | 功效 |
|---|---|---|---|
| 寒水石 | 为碳酸盐类矿物方解石（主含 $CaCO_3$）或硫酸盐类矿物红石膏（主含 $CaSO_4 \cdot 2H_2O$） | **方解石**:为规则块状结晶,常呈斜方柱型。有棱角,白色或黄白色。表面平滑,有玻璃样光泽,有完全的解理。质坚硬而脆。条痕白色或淡灰色,敲击多呈小块斜方体破裂,断面平坦,用小刀可以刻画。气微,味淡<br>**红石膏**:为不规则扁平块状,大小不等,半透明。表面粉红色,凹凸不平,常黏附灰色泥土。质硬脆,用手指甲可刻画。敲击垂直断裂,断面有纵纹理。常显绢丝样光泽。略带泥土气,味淡稍咸,嚼之显粉性 | 清热降火,除烦止渴 |
| 硫黄 | 为自然元素类矿物硫族自然硫或含硫矿物加工而制得(主含 S) | 呈不规则块状。表面黄色或略呈绿黄色,不平坦,呈脂肪光泽,常有多数小孔。用手握紧置于耳旁,可闻轻微的爆裂声。体轻,质松,易碎,断面常呈针状结晶形。有特异的臭气,味淡。燃之易熔融,发蓝色火焰,并放出刺激性的二氧化硫臭气 | 外用杀虫,内用补火助阳 |

# 目标检测

## 一、选择题

### （一）单项选择题

1. 矿物的成分及内部构造所决定的颜色是（　　）

　　A. 外色 　　　　　　　　　B. 本色 　　　　　　　　　C. 干涉色

　　D. 假色 　　　　　　　　　E. 表面色

2. 下列哪项不是对矿物类中药性质的检查（　　）

　　A. 比重 　　　　　　　　　B. 透明度 　　　　　　　　C. 光泽

　　D. 硬度 　　　　　　　　　E. 草酸钙结晶形态

3. 下列颜色中对矿物类中药鉴定更具有意义的是（　　）

　　A. 外色 　　　　　　　　　B. 本色 　　　　　　　　　C. 假色

　　D. 条痕色 　　　　　　　　E. 投射色

4. 朱砂中呈细小颗粒或粉末状,色红明亮,有闪烁光泽,触之不染手者,习称（　　）

　　A. "豆瓣砂" 　　　　　　　B. "朱宝砂" 　　　　　　　C. "镜面砂"

　　D. "钉头" 　　　　　　　　E. "夜明砂"

5. 雄黄燃烧时的现象为（　　）

　　A. 燃烧时易熔融成绿色液体,并生成黄白色烟,有强烈蒜臭气

　　B. 燃烧时易熔融成蓝色液体,并生成黑烟,有强烈蒜臭气

　　C. 燃烧时易熔融成紫红色液体,并生成黄白色烟,有强烈蒜臭气

D. 燃烧时有黑烟冒出,并有刺激性气味

E. 燃烧时有油及黑烟冒出,香气浓烈

6. 粉末用盐酸湿润后,在光洁的铜片上摩擦,铜片表面显银白色光泽,加热烘烤后,银白色即消失的矿物药是(　　)

A. 朱砂　　　　　　　　B. 雄黄　　　　　　　　C. 信石

D. 石膏　　　　　　　　E. 芒硝

7. 来源于硫化物类矿物黄铁矿的中药是(　　)

A. 赭石　　　　　　　　B. 自然铜　　　　　　　C. 磁石

D. 滑石　　　　　　　　E. 炉甘石

8. 具有"钉头"的矿物类中药是(　　)

A. 赭石　　　　　　　　B. 自然铜　　　　　　　C. 磁石

D. 滑石　　　　　　　　E. 炉甘石

9. 含锌化合物为主的矿物药为(　　)

A. 赭石　　　　　　　　B. 滑石　　　　　　　　C. 硫黄

D. 芒硝　　　　　　　　E. 炉甘石

10. 关于石膏性状描述正确的是(　　)

A. 条痕色为红色,具有金刚样光泽　　　　B. 条痕色为白色,具有玻璃样光泽

C. 条痕色为金黄色,具有绢丝样光泽　　　D. 条痕色为红色,具有金属光泽

E. 条痕色为白色,具有绢丝样光泽

(二)多项选择题

1. 中药朱砂可分为(　　)

A."豆瓣砂"　　　　　　B."朱宝砂"　　　　　　C."镜面砂"

D."钉头"　　　　　　　E."夜明砂"

2. 芒硝的性状特征有(　　)

A. 无色透明或类白色半透明,条痕白色　　　B. 表面逐渐风化而覆盖一层白色粉末

C. 质脆易碎,断面具玻璃样光泽　　　　　　D. 断口贝壳状

E. 气微,味淡

3. 属于矿物类药物石膏的性状特征的是(　　)

A. 纤维状集合体　　　　B. 块状集合体　　　　　C. 玻璃样光泽

D. 绢丝样光泽　　　　　E. 金刚样光泽

4. 主要成分含砷的矿物类中药有(　　)

A. 朱砂　　　　　　　　B. 赭石　　　　　　　　C. 轻粉

D. 信石　　　　　　　　E. 雄黄

5. 下列矿物类中药中属于氧化物类的有(　　)

A. 信石　　　　　　　　B. 炉甘石　　　　　　　C. 赭石

D. 雄黄　　　　　　　E. 芒硝

## 二、简答题

1. 朱砂与雄黄为何忌火煅?

2. 雄黄与雌黄的区别是什么?

3. 写出朱砂、雄黄、自然铜、赭石、炉甘石、石膏、芒硝的来源及主要化学成分。

## 三、实例分析题

龙骨为古代哺乳动物如象类、犀牛类、三趾马等的骨骼化石。现某药商发现所购龙骨骨骼小或呈不规则块状,表面附着较多白色粉末,砸开可见骨质部分,断面多呈蜂窝状小孔,请分析该批龙骨是否为正品。

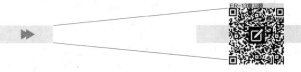

# 实训项目十八　朱砂、石膏的鉴定

**【实训目的】**

1. 熟悉朱砂、石膏的理化鉴定方法。

2. 掌握朱砂、石膏的性状鉴定特征。

**【实训内容】**

**(一) 实训仪器、试剂、材料**

白色毛瓷板、铜片、酒精灯、蒸发皿、小漏斗、试管、坩埚、玻片、钥匙、具小孔软木塞、铂丝。

盐酸、稀盐酸、硝酸、氢氧化钠试液、氯化钡试液。

朱砂药材、石膏药材。

**(二) 实训操作**

**1. 性状鉴定**

(1)朱砂的鉴定:注意形状、表面颜色,质地及是否具有金刚石样光泽,区分"朱宝砂""镜面砂"和"豆瓣砂"。

(2)石膏的鉴定:注意形状、表面颜色,质地,断面纹理及是否具有绢丝样光泽。

**2. 理化鉴定**

(1)朱砂的鉴定

1)检查汞盐:按照"朱砂"项下的"理化鉴定1"操作。

2)检查汞盐及硫酸盐:取粉末2g,加盐酸-硝酸(3:1)的混合溶液2ml使溶解,蒸干,加水2ml使溶解,滤过,滤液分置两试管中,一管中加氢氧化钠试液1~2滴,产生黄色沉淀(检查汞盐),另一管中加氯化钡试液,生成白色沉淀,分离,沉淀在盐酸或硝酸中均不溶解(检查硫酸盐)。

(2)石膏的鉴定

1)检查结晶水:按照"石膏"项下的"理化鉴定1"操作。

2)检查硫酸盐:取本品粉末0.2g,加稀盐酸10ml,加热使溶解,滤过;取滤液2ml,加氯化钡试液生成白色沉淀;分离,沉淀在盐酸或硝酸中均不溶解。

【实训注意】

1. 实验中所用的强酸、强碱必须严格按操作规范。

2. 实验时注意通风,避免有害气体吸入和接触。

【实训检测】

1. 矿物类中药表面颜色和条痕色之间有什么联系和区别?

2. 判断实训材料朱砂属于"朱宝砂""镜面砂""豆瓣砂"中的哪种?

3. 判断实训材料石膏属于"生石膏"还是"熟石膏"。

【实训报告】记述朱砂、石膏的性状鉴定及理化鉴定结果。

(闫志慧)

# 参考文献

［1］金世元.金世元中药材传统鉴别经验.北京:中国中医药出版社,2010.

［2］王满恩.中药饮片鉴别新图说.北京:人民卫生出版社,2010.

［3］国家中医药管理局《中华本草》编委会.中华本草.上海:上海科学技术出版社,1998.

［4］国家食品药品监督管理局执业药师资格认证中心编写组.中药学专业知识(二).北京:中国中医药出版社,2007.

［5］李敏.国家执业药师资格考试考点评析与习题集 中药学专业知识(二).北京:中国医药科技出版社,2012.

# 目标检测参考答案

## 第一章 中药鉴定的基础知识

### 一、选择题

（一）单项选择题

1. D    2. E    3. C    4. A    5. C    6. B    7. D    8. C    9. A    10. B

（二）多项选择题

1. ACE    2. ABCE    3. ADE    4. ABCDE    5. ABCDE

### 二、简答题

答案：略。

### 三、实例分析题

答案：所用丹参虽是正品，但质量低劣。可能是产地的原因，有的地区产的丹参中丹参酮 $II_A$ 含量很低。也可能是采收加工的原因，采的时间、季节不对，造成丹参中丹参酮 $II_A$ 含量低，如 9 月采收的丹参中丹参酮 $II_A$ 含量较低。

## 第二章 中药鉴定的基本方法

### 一、选择题

（一）单项选择题

1. A    2. C    3. B    4. D    5. E

（二）多项选择题

1. BE    2. ABCD    3. CE    4. CDE    5. ABCDE    6. AB    7. CDE    8. ABCDE    9. BCDE    10. ABC

### 二、简答题

答案：略。

### 三、实例分析题

1. 答案：采用了来源鉴定法，通过观察绞股蓝植物形态，核对文献资料中的植物形态进行植物品种鉴定，而达到药材品种鉴定。该办法简便、迅速、准确，不需要仪器设备，也不花费资金，是常用的一种鉴定方法。

2. 答案：中药鉴定的程序为检品登记、取样、真实性鉴定、品质优良度鉴定、纯度及安全性检查、报告六个步骤。甲方只进行了真实性鉴定,而忽视了品质优良度鉴定和纯度及安全性检查。其内容包括纯净度检查(如杂质及水分含量),有害或有毒物的检查,有效成分含量或浸出物含量测定等项目。

# 第三章　中药鉴定的基本操作

## 一、选择题
（一）单项选择题
1. A　2. C　3. D　4. E　5. B　6. C　7. A　8. B　9. E　10. D
（二）多项选择题
1. CDE　2. ACD　3. ABCDE　4. ACD　5. AC

## 二、简答题
答案:略。

## 三、实例分析题
答案:加热透化时火力太大,使其沸腾,会产生很多气泡,妨碍观察。另外,透化不完全,也会出现图像模糊等情况。

# 第四章　根及根茎类中药

## 一、选择题
（一）单项选择题
1. C　2. E　3. B　4. A　5. D　6. B　7. C　8. A　9. E　10. D
（二）多项选择题
1. ACD　2. ABCDE　3. ABCD　4. ABDE　5. ABCDE

## 二、简答题
答案:略。

## 三、实例分析题
1. 答案:
(1)请教中药材专家鉴定。
(2)核对《中国药典》(2015年版)一部中的有关柴胡鉴定方法进行鉴定。
(3)核对有关文献资料及中药材图谱进行鉴定。
中药材的变色或气味改变的确是药材发生变质的重要标志,但药厂购进的主产于南方的柴胡药材,其特征符合《中国药典》中收载的狭叶柴胡根(南柴胡)的特征,应鉴定为正品柴胡,但质量次于北方的柴胡。
2. 答案:采用粉末显微鉴定法和显微化学鉴定法都可以将二者区分开,如果我是公司的质检员

将采用显微化学鉴定法,因此法更迅速简便,具体操作方法为:

将天麻、半夏两种粉末分别制作水装片,在盖玻片边缘滴加稀碘液1~2滴,于显微镜下观察:天麻显红色,半夏显蓝色。

3. 答案:山药为补气药,长于补脾养胃,用于脾虚食少;而天花粉为清热泻火药,用于热病烦渴,疮疡肿毒,尤以其中的天花粉蛋白有引产作用,常用于终止妊娠。山药、天花粉饮片皆白色,富有粉性,两者极为相似,但山药白色,微酸,嚼之发黏;天花粉断面白色,可见黄色导管小孔呈放射状排列,味微苦。

# 第五章　茎木类中药

## 一、选择题

（一）单项选择题

1. A　　2. B　　3. E　　4. D　　5. C　　6. B　　7. D　　8. B　　9. D　　10. E

（二）多项选择题

1. ACD　2. DE　3. BDE　4. ACE　5. ABCDE

## 二、简答题

答案:略。

# 第六章　皮类中药

## 一、选择题

（一）单项选择题

1. B　　2. A　　3. C　　4. A　　5. E　　6. B　　7. D　　8. C　　9. D　　10. E

（二）多项选择题

1. ABD　2. ACD　3. ACDE　4. BD　5. ABCDE

## 二、简答题

答案:略。

## 三、实例分析题

答案:该检验员结论正确。肉桂常见的伪品是桂皮。桂皮皮薄、质硬、不油润、气清香而凉似樟脑。桂皮为樟科樟属植物天竺桂、阴香、细叶香桂等樟属植物的树皮,通常作调料用,不作药用。

# 第七章　叶类中药

## 一、选择题

（一）单项选择题

1. E　　2. B　　3. A　　4. D　　5. C　　6. A　　7. E　　8. E　　9. D　　10. C

（二）多项选择题

1. ABCD  2. ABCE  3. ABCD  4. BDE  5. ABCD

## 二、简答题

答案:略。

## 三、实例分析题

答案:可用性状鉴定、显微鉴定和理化鉴定相结合的方式进行真伪鉴定。番泻叶的常见伪品为耳叶番泻叶,其特征为:小叶呈卵圆形或倒卵形。先端钝圆或微凹陷,叶基对称或不对称,全缘。表面灰绿色或红棕色,密被灰白色茸毛,从资料分析其基本特征符合耳叶番泻叶。结合有关资料进行显微鉴定:耳叶番泻叶单细胞非腺毛细长而密,表面多平滑而不同于番泻叶。

也可根据《中国药典》(2015 年版)进行有效成分含量测定,番泻叶中番泻苷 A($C_{42}H_{38}O_{20}$)和番泻苷 B($C_{42}H_{38}O_{20}$)的总量不得少于 1.1%,而伪品耳叶番泻叶中的番泻苷含量甚微。

# 第八章　花 类 中 药

## 一、选择题

（一）单项选择题

1. E　　2. C　　3. A　　4. C　　5. D　　6. B　　7. B　　8. E　　9. B　　10. D

（二）多项选择题

1. ABCD  2. ABC  3. BCDE  4. ABD  5. BE

## 二、简答题

答案:略。

## 三、实例分析题

答案:正品金银花表面黄白色或黄绿色,密被短柔毛,质轻而柔软,气清香,味淡、微苦。样品易吸潮,质地湿重,手感有黏性、发涩,手搓有颗粒感,味咸而涩,很明显属于掺假的劣质金银花。常见的掺假物为:食盐、白矾、硫酸镁等化学物质,因有吸湿性,所以手感有黏性、发涩,手搓有颗粒感。也可进行简单的理化实验,测其钠、铝、钾、镁盐反应而鉴别真伪。

# 第九章　果实及种子类中药

## 一、选择题

（一）单项选择题

1. B　　2. A　　3. C　　4. E　　5. B　　6. B　　7. D　　8. A　　9. B　　10. C

（二）多项选择题

1. ACE  2. ACD  3. BCD  4. BC  5. ABD

## 二、简答题

答案:略。

## 三、实例分析题

1. 答案:从色泽靓丽,用手揉搓,还有呛鼻酸味,可初步判断为为市场所见的"染色枸杞"或"硫黄枸杞"。其识别办法为:染色的枸杞最怕水,用水浸泡或湿手揉搓会掉色。也可观察枸杞的基部,正品枸杞基部的果柄痕白色,染色者柄痕也被染成红色。若为硫黄熏制者,抓一把用双手捂一阵之后,再放到鼻子底下闻,可闻到刺激的呛味或口尝有酸味。

2. 答案:从以上资料分析,可初步判断为产于云南的滇枣仁,滇枣仁又称为理枣仁,为鼠李科植物滇刺枣的干燥成熟种子。正品酸枣仁多呈扁椭圆形,滇枣仁多呈扁心形;酸枣仁表面紫红色或紫褐色,无斑点,滇枣仁黄棕色至红棕色,仔细观察或放大镜下可见色较浅的斑点。滇枣仁属于伪品,不宜作为酸枣仁药用。

# 第十章 全草类中药

## 一、选择题

（一）单项选择题

1. B    2. D    3. A    4. B    5. D    6. A    7. A    8. D    9. C    10. D

（二）多项选择题

1. BCD    2. ABCDE    3. ABCDE    4. ABCDE    5. CE

## 二、简答题

答案:略。

## 三、实例分析题

1. 答案:结论正确。金钱草为多年生草本,茎细长,但单叶对生,叶片心脏形或卵形,全缘,仅主脉明显,花单生于叶腋,黄色。从以上资料"花多朵集生于茎端"分析,应当为金钱草的常见伪品风寒草。但为确切鉴定,还应当结合显微鉴定、薄层色谱等。

2. 答案:前一句正确,后一句不正确。茵陈的采收有两个季节,春季采收的习称"绵茵陈",秋季采割的称"花茵陈",两者均作茵陈入药。

# 第十一章 藻、菌、树脂及其他类中药

## 一、选择题

（一）单项选择题

1. B    2. A    3. B    4. E    5. C    6. D    7. D    8. A    9. C    10. E

（二）多项选择题

1. ABCDE　　2. ABCDE　　3. ABCD　　4. ACDE　　5. ABCE

## 二、简答题

答案:略。

## 三、实例分析题

答案:种植猪苓需要"种苓"、菌棒、蜜环菌及腐殖质土,在合适的气候环境下就可生长。产生重金属含量超标的原因有两方面,一是土壤严重污染。但猪苓一般种植在山区,其土壤重金属污染的可能性很小。二是种植技术不得法,药农没有掌握栽培技术,只考虑到土壤的透气性,用沙子或沙土掩埋"种苓",刚生长的"幼苓"质地柔软,顶土力弱,使得沙子长入到"幼苓"表皮内。这样种植的猪苓虽有效成分含量不低,但其重金属含量严重超标,还导致正经的道地药材变成了劣质品! 劣质猪苓是目前市场出现的一种新情况,若仔细观察,劣质猪苓表面有明显的"沙窝"。

# 第十二章　动物类中药

## 一、选择题

（一）单项选择题

1. A　　2. E　　3. B　　4. C　　5. D　　6. C　　7. B　　8. D　　9. A　　10. E

（二）多项选择题

1. ABCE　　2. ABCDE　　3. AB　　4. ABC　　5. AB

## 二、简答题

答案:略。

## 三、实例分析题

答案:鹿茸片的鉴别主要从皮毛的有无、中间蜂窝状组织的比例与均匀度、气味等方面进行鉴别。伪品鹿茸片多为:鹿皮包裹普通动物肌腱后,用胶水仔细粘贴制成,干燥后再切成薄片。外缘可见接痕,中间部分没有蜂窝状小孔。放入水中加热搅拌鹿皮开裂,气腥,味微臭。以上资料分析,应属于伪品鹿茸。

# 第十三章　矿物类中药

## 一、选择题

（一）单项选择题

1. B　　2. E　　3. D　　4. B　　5. C　　6. A　　7. B　　8. A　　9. E　　10. E

（二）多项选择题

1. ABC　　2. ABC　　3. AD　　4. DE　　5. AC

## 二、简答题

答案:略。

## 三、实例分析题

答案:如以舌舔之无吸湿力则非正品,表面风尘应是药材外包有滑石粉或石灰粉的增重物。

# 中药鉴定技术课程标准

（供中药制药技术、药品经营
与管理、中药学、中草药栽培技
术、中药生产与加工、药品质量
与安全、药学专业用）

**ER-课程标准**

# 中药材拼音索引

40检

# 中药材彩图精选

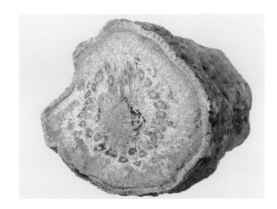

彩图1　大黄

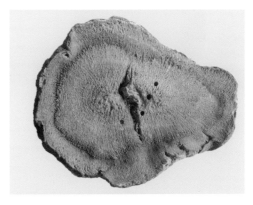

彩图2　大黄伪品

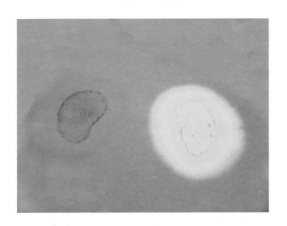

彩图3　大黄(左)与伪品(右)荧光

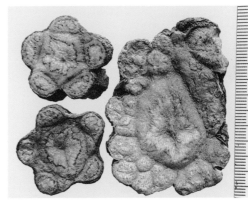

彩图4　何首乌

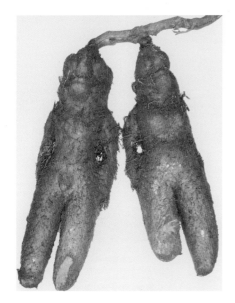

彩图5　伪品何首乌

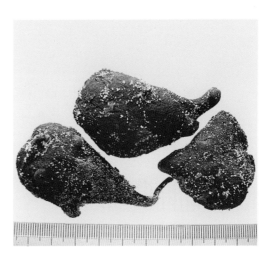

彩图6　盐附子

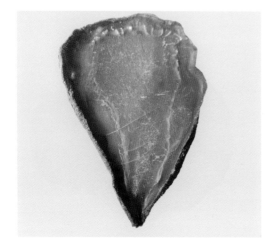

彩图 7　黑顺片

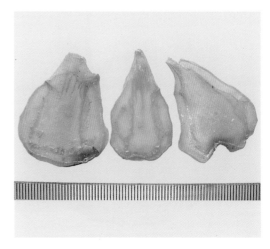

彩图 8　白附片

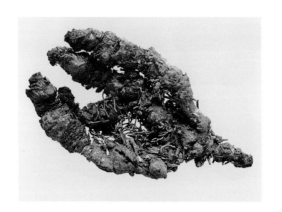

彩图 9　味连

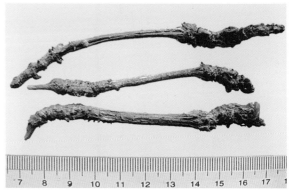

彩图 10　雅连

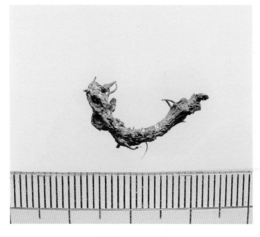

彩图 11　云连

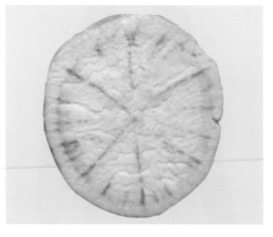

彩图 12　防己

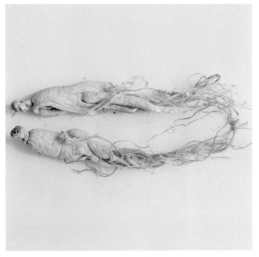

彩图 13　人参

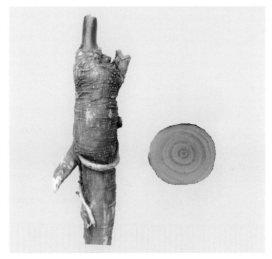

彩图 14　伪品人参（商陆）

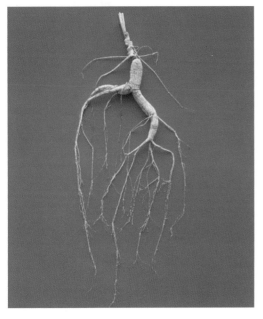

彩图 15　林下山参

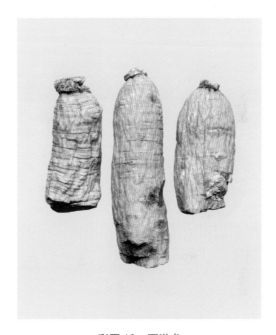

彩图 16　西洋参

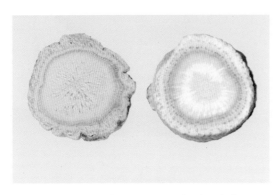

彩图 17　人参（左）与西洋参（右）饮片

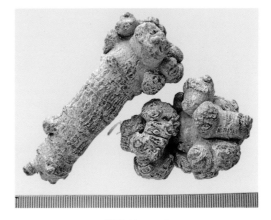

彩图 18　三七

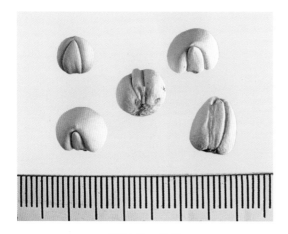

彩图 19　松贝

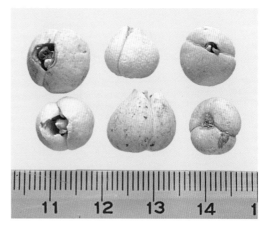

彩图 20　青贝

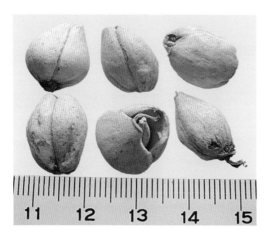

彩图 21　炉贝

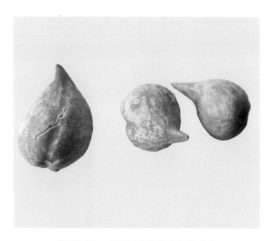

彩图 22　川贝母伪品（光慈菇）

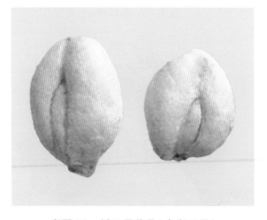

彩图 23　川贝母伪品（小浙贝母）

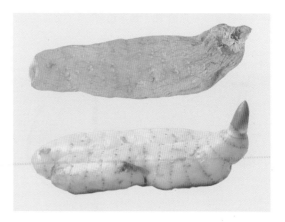

彩图 24　天麻

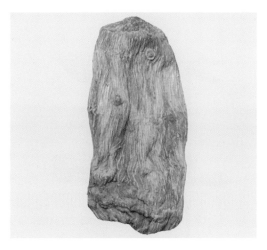

彩图 25　天麻伪品(芭蕉芋)

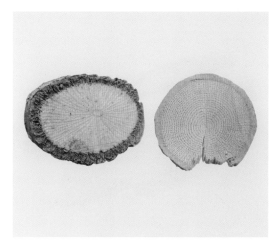

彩图 26　木通(左)与伪品关木通(右)

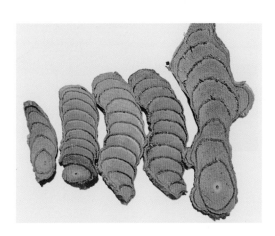

彩图 27　鸡血藤

丹皮酚结晶——

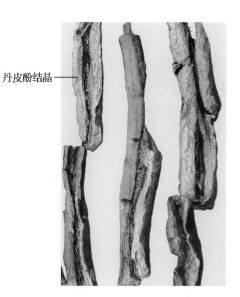

彩图 28　牡丹皮

厚朴酚结晶

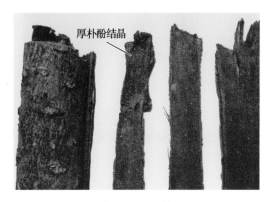

彩图 29　厚朴

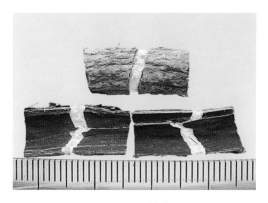

彩图 30　杜仲

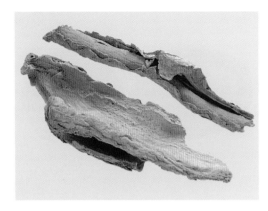

彩图 31　香加皮

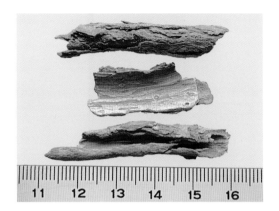

彩图 32　地骨皮

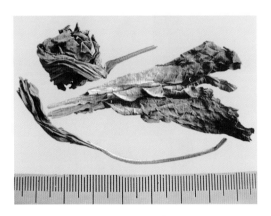

彩图 33　紫苏叶

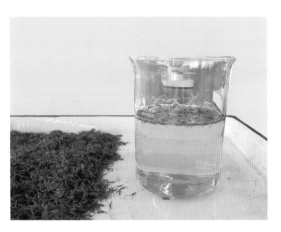

彩图 34　红花

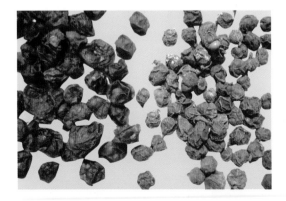

彩图 35　五味子(左)与南五味子(右)药材

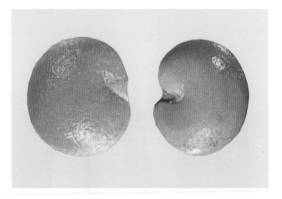

彩图 36　南五味子(左)与五味子(右)种子

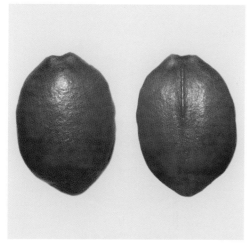

彩图 37　酸枣仁

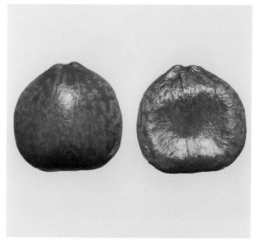

彩图 38　酸枣仁伪品（滇枣仁）

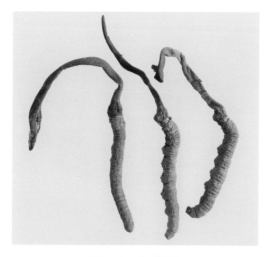

彩图 39　冬虫夏草

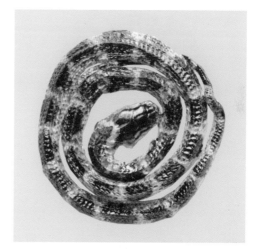

彩图 40　金钱白花蛇

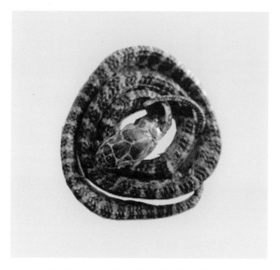

彩图 41　伪品金钱白花蛇（赤链蛇）

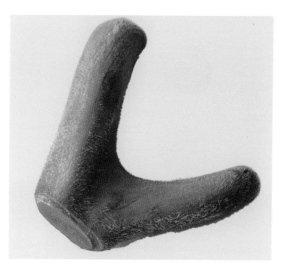

彩图 42　鹿茸

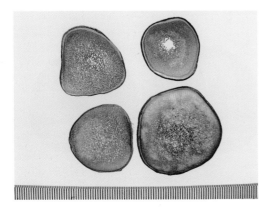

彩图 43　鹿茸片

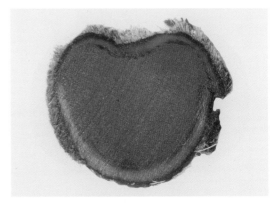

彩图 44　伪品鹿茸

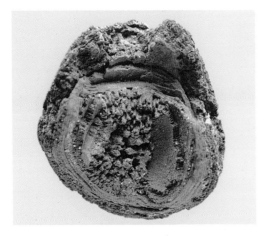

彩图 45　牛黄

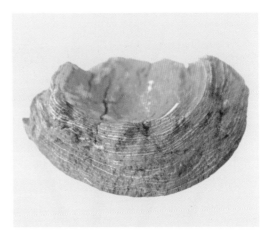

彩图 46　伪品牛黄

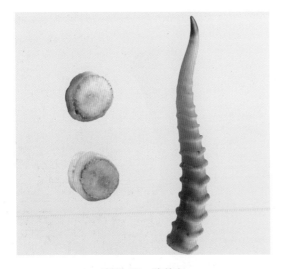

彩图 47　羚羊角

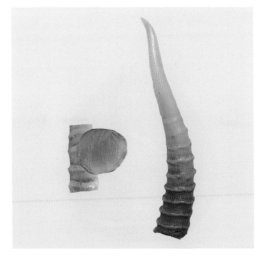

彩图 48　伪品羚羊角（塑料制品）